日本小児科学会新生児委員会編

新生児の
プライマリ・ケア

編集
日本小児科学会新生児委員会

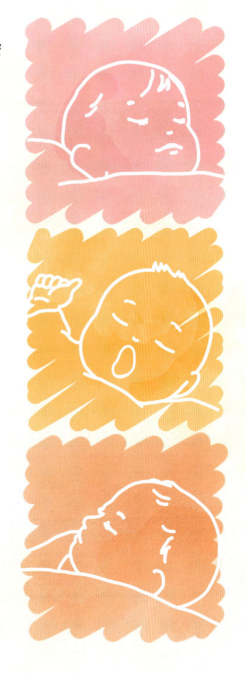

診断と治療社

口絵

- 本項「口絵」は，本書本文中にモノクロ掲載した写真のうち，カラーで呈示すべきものを，本文出現順に並べたものである．
- 本項「口絵」に示したページは当該写真の本文掲載ページを表す．

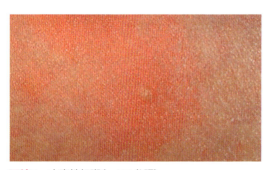

口絵1　中毒性紅斑〔p.166 参照〕

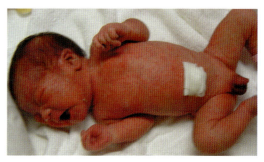

口絵2　重症型真菌性皮膚炎〔p.167 参照〕

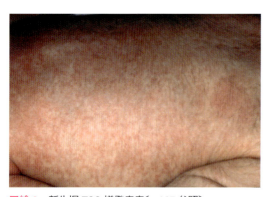

口絵3　新生児 TSS 様発疹症〔p.167 参照〕

〔Takahashi N, et al.：Overall picture of an emerging neonatal infectious disease induced by a superantigenic exotoxin mainly produced by methicillin-resistant Staphylococcus aureus. Microbiol Immunol 57：737-745, 2013〕

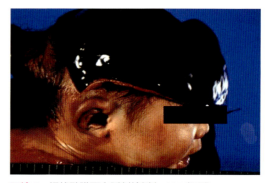

口絵4　帽状腱膜下血腫剖検例〔p.195 参照〕

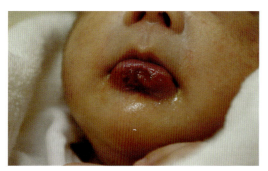

口絵5　潰瘍化した口唇の乳児血管腫〔p.212 参照〕

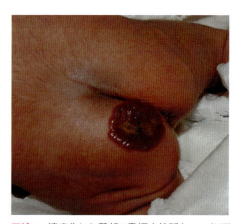

口絵6　潰瘍化した殿部の乳児血管腫〔p.212 参照〕

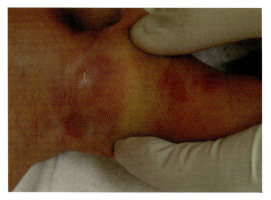

口絵7 右大腿の毛細血管奇形〔p.212 参照〕
異常な毛細血管がはっきりみえるようになった

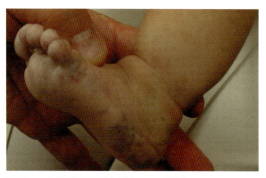

口絵8 左足部の静脈奇形〔p.212 参照〕

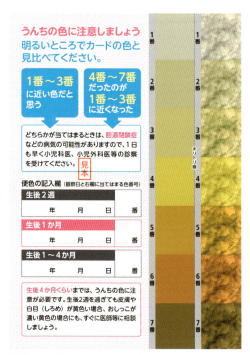

口絵9 便色カード〔p.231 参照〕
実際の使用にあたっては，必ず母子健康手帳に綴じこまれている「便色カード」を用いること
〔松井　陽，他：胆道閉鎖症早期発見のための便色カード活用マニュアル．平成23年度厚生労働科学研究費補助金成育疾患克服等次世代育成基盤研究事業　小児慢性特定疾患の登録・管理・解析・情報提供に関する研究．1-16，2012〕
©国立研究開発法人国立成育医療研究センター

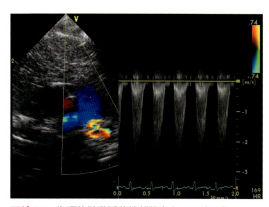

口絵10 生理的肺動脈分岐部狭窄〔p.240 参照〕
カラードプラによる左肺動脈狭窄の心臓超音波所見．主肺動脈では乱流は生じていないが左肺動脈では2 m/sの速い乱流を認める．生理的な心雑音の典型である

◎ 発刊に寄せて

　日本小児科学会新生児委員会が中心になって作成した『日本小児科学会新生児委員会編 新生児のプライマリ・ケア』がこのたび上梓されることを喜ばしく思います．

　小児科医は新生児から思春期の子どもたちまでの総合医として，日々診療に従事しています．小児科医のなかでも新生児科医はリスクの予想される分娩に立ち会い，出生後速やかに病的新生児の診療を行っています．一方，リスクの少ない大多数の新生児の診療は新生児科医だけでなく一般の小児科医あるいは産婦人科医が担当しています．新生児期は人生のスタートをはじめる重要な時期で，この時期の母子相互作用が母性の形成に大きく影響します．さらに，すべての新生児がこの時期に適切なケアを受けられることが，その後の児の人生にとって大変に有益なものとなります．トロント小児病院のスローガンである "Every child deserves a healthy start, a strong mind, and a bright future" はすべての生まれてきた新生児に対して私ども大人が深く認識しなくてはならない言葉です．

　これまでの小児科学はリスクの高い病的新生児の治療に重点がおかれてきました．新生児医療・医学は小児科学のなかでも極めて専門性の高い分野です．先見性にあふれた意欲的で優れた先輩小児科医の御尽力により，人工サーファクタントの開発，優れた人工呼吸療法の導入，効果的な栄養管理の実施，実効性のある感染症対策など，様々な面での医学・医療技術の進歩が未熟児・新生児医療に導入されました．そして，現在ではわが国の未熟児・新生児医療は世界のトップレベルにまで到達しています．

　一方，リスクの少ない大多数の新生児の診療はこれまでは「育児」の範疇に属するとされ，経験が重視され，標準的な診療やケアの仕方について学会レベルで十分に検討されることが少なかったと考えられます．その意味で，今回日本小児科学会新生児委員会が中心になって作成した本書は画期的で，経験だけでなくエビデンスやサイエンスを重視し，リスクの少ない普通の新生児の診療やケアの仕方を示す客観的な指針といえるものとなっています．

　すべての小児科医だけでなく，産婦人科医や新生児を扱う医療関係者にも本書が愛用され，診療の大きな助けになることを願っています．

平成 28 年春

公益社団法人 日本小児科学会会長
国立研究開発法人 国立成育医療研究センター理事長　　**五十嵐　隆**

序

　わが国では施設別分娩件数のうち，約半数が一般病院であり，多くの施設には小児科医が勤務していると思われる．育児のエキスパートであるはずの小児科医ではあるが，わが国の新生児医療の歴史的経緯もあってか，ローリスク新生児のケアや診療体制などについてのかかわりは比較的少ないように思われる．早期新生児期は育児のスタートとして重要な時期であり，この時期の診療やケアのありようは，母性の成熟過程に影響する可能性が高い．現状の保険診療のもとでは，医療的介入がなされない限り，あくまでも新生児は母体の付属物としての対象である．そのため，ローリスク新生児のケアに必要な人員配置は十分とはいいがたいのが現状である．しかしながら，小児科医の本分を考えるならば，産科スタッフとともに安心で安全な医療体制を工夫するとともに，家族が希望をもって育児のスタートを切れるように支援すべきである．

　また，留意しなければならない点として，分娩施設を退院する大部分の新生児は，結果的にローリスクであったということであり，出生直後からローリスク新生児と決まっているわけではない．つまり，いつでもハイリスク新生児に転ずる可能性がある．それゆえ，分娩歴や今回の妊娠・分娩経過，日常診察によりその予兆を察知しなければならない．そのためには，小児科医がローリスク新生児の診療にあたる際に知っておくべきポイントは多々ある．だが，これまで小児科医に対する新生児領域の卒後教育では，おもに新生児集中治療室(NICU)に入院するようなハイリスク新生児をどのように診断・治療するかといった事項に重点がおかれ，ローリスク新生児の診療やケアについては必ずしも十分ではなかった．

　そこで，このような背景をもとに，日本小児科学会新生児委員会において本書の出版が企画された．新生児委員会において数回の会議を経て内容が検討され，最終的に日本小児科学会理事会の承認を得た．本書は新生児委員会のメンバーを中心に執筆を依頼したが，委員以外の方々にも執筆していただいた．さらに，内容の偏りを最小限にするため，一部の新生児委員が原稿を査読し，適宜著者に修正を依頼した．各項目は，原則としてエビデンスをもとに執筆されているが，現時点でエビデンスが不十分な場合にはエキスパートオピニオンとなっている．

　本書は小児科医の卒後教育に役立つように企画されてはいるが，日常的にローリスク新生児の診療に携わる小児科医や産科医，助産師・看護師の方々にも役立つ内容になっており，是非ご一読いただきたい．わが国の新生児のプライマリ・ケアの向上や重要な時期の育児支援に本書が役立つことができれば，執筆者一同，このうえない喜びである．

平成 28 年春

公益社団法人 日本小児科学会新生児委員会委員長　**板橋家頭夫**

執筆者一覧

執筆者(50音順)　*：日本小児科学会新生児委員会委員，**：日本小児科学会新生児委員会委員長

網塚　貴介 *	青森県立中央病院成育科
有光　威志	慶應義塾大学医学部小児科学教室
池田　一成	慶應義塾大学医学部小児科学教室
猪谷　泰史	神奈川県立こども医療センター新生児科
板橋家頭夫 **	昭和大学医学部小児科学講座
市川　知則	さいたま市立病院新生児内科
伊藤　進	香川大学医学部小児科学講座
伊藤　裕司	国立成育医療研究センター新生児科
茨　聡	鹿児島市立病院総合周産期母子医療センター新生児内科
内山　温	東京女子医科大学母子総合医療センター新生児医学科
遠藤　剛	名古屋市立大学大学院医学研究科新生児・小児医学分野
大木　茂 *	聖隷浜松病院総合周産期母子医療センター新生児科
大久保沙紀	兵庫県立こども病院新生児科
加藤　稲子	三重大学大学院医学系研究科周産期発達障害予防学講座
河井　昌彦	京都大学医学部小児科
川村　直人	青森県立中央病院新生児科
北島　博之 *	大阪府立母子保健総合医療センター新生児科
日下　隆	香川大学医学部小児科学講座
楠田　聡 *	東京女子医科大学母子総合医療センター新生児部門
國方　徹也	埼玉医科大学病院新生児科
久保　実 *	石川県立中央病院小児科
五石　圭司	国立国際医療研究センター病院小児科
古庄　知己	信州大学医学部附属病院遺伝子診療部
佐藤　和夫 *	国立病院機構九州医療センター小児科
佐藤　吉壮	富士重工業健康保険組合太田記念病院小児科
澤田　敬	認定NPO法人カンガルーの会
東海林宏道	順天堂大学医学部小児科
城　裕之	横浜労災病院こどもセンター
杉浦　時雄	名古屋市立大学大学院医学研究科新生児・小児医学分野

関　和男	横浜市立大学附属市民総合医療センター総合周産期母子医療センター	
側島　久典	埼玉医科大学総合医療センター総合周産期母子医療センター	
高橋　尚人	東京大学医学部附属病院総合周産期母子医療センター	
高橋　幸博	奈良県立医科大学附属病院総合周産期母子医療センター新生児集中治療部	
田中　太平	名古屋第二赤十字病院新生児科	
田村　正徳[*]	埼玉医科大学総合医療センター総合周産期母子医療センター	
長　和俊[*]	北海道大学病院周産母子センター	
塚本　桂子	国立成育医療研究センター新生児科	
中尾　秀人[*]	兵庫県立こども病院新生児科	
中村　友彦[*]	長野県立こども病院総合周産期母子医療センター	
早川　昌弘[*]	名古屋大学医学部附属病院総合周産期母子医療センター	
林谷　道子	広島市民病院総合周産期母子医療センター	
福原　里恵	県立広島病院新生児科	
藤田　花織	神戸大学大学院医学研究科小児科学分野	
細川　真一	国立国際医療研究センター病院小児科（新生児内科）	
細野　茂春	日本大学医学部小児科学系小児科学分野	
堀内　勁	聖マリアンナ医科大学小児科学教室	
水野　克己	昭和大学江東豊洲病院小児内科	
宮沢　篤生	昭和大学医学部小児科学講座	
森岡　一朗	神戸大学大学院医学研究科小児科学分野	
山口　清次[*]	島根大学医学部小児科	
吉尾　博之	旭川荘療育・医療センター小児科（post-NICU センター）	
与田　仁志	東邦大学医学部新生児講座	
米谷　昌彦	加古川西市民病院小児科	
和田　和子	大阪大学医学部附属病院総合周産期母子医療センター	
和田　雅樹[*]	新潟大学地域医療教育センター魚沼基幹病院新生児科	
渡辺とよ子	東京都立墨東病院新生児科	
渡部　晋一[*]	倉敷中央病院総合周産期母子医療センター	

目　次

□　絵 ……………………………………………………………………………………………… ii
発刊に寄せて …………………………………………………………………… 五十嵐　隆　v
序 ……………………………………………………………………………… 板橋家頭夫　vii
執筆者一覧 ………………………………………………………………………………… viii

第Ⅰ章　総　論

1. 小児科医として新生児を診る・母子にかかわる必要性 ……………………… 堀内　　勤　2
2. 望ましい新生児ケアの体制 ……………………………………………… 佐藤　和夫　4
3. 最近の母子保健統計 ……………………………………………………… 楠田　　聡　8
4. NICU に入院しない正期産新生児の特徴と留意点 …………………… 佐藤　和夫　11
5. ケアに必要な産科情報の利用法 ………………………………………… 佐藤　和夫　13
6. プレネイタルビジット …………………………………………………… 佐藤　和夫　16
7. 母親学級・両親学級 ……………………………………………………… 渡辺とよ子　18
8. 胎児の異常と母体搬送の適応 …………………………………………… 大木　　茂　20
9. 出生前診断への対応 ……………………………………………………… 古庄　知己　24
10. 周産期からの虐待予防 …………………………………………………… 澤田　　敬　29

第Ⅱ章　母体の感染(症)と新生児のリスク

1. B 型肝炎ウイルス，C 型肝炎ウイルス ………………………………… 杉浦　時雄　36
2. HIV ………………………………………………………………………… 細川　真一　40
3. HTLV-1 …………………………………………………………………… 板橋家頭夫　44
4. インフルエンザ …………………………………………………………… 高橋　尚人　48
5. TORCH 症候群 ………………………………………… 遠藤　　剛／杉浦時雄　51
6. 結　核 ……………………………………………………………………… 宮沢　篤生　55
7. B 群溶血性連鎖球菌 ……………………………………………………… 高橋　尚人　57
8. 麻疹，水痘ウイルス ……………………………………………………… 高橋　尚人　60

第Ⅲ章　母体疾患(感染症を除く)と新生児のリスク

1. 特発性血小板減少性紫斑病 ……………………………………………… 高橋　幸博　64
2. 甲状腺機能亢進症，甲状腺機能低下症 ………………………………… 河井　昌彦　66
3. 膠原病 ……………………………………………………………………… 五石　圭司　69
4. 気管支喘息 ………………………………………………………………… 五石　圭司　71
5. 肥　満 …………………………………………………… 伊藤　裕司／塚本　桂子　73
6. 糖尿病 ……………………………………………………………………… 河井　昌彦　76
7. 妊娠高血圧症候群 ……………………………………… 伊藤　裕司／塚本　桂子　79
8. 精神疾患 ………………………………………………… 伊藤　裕司／塚本　桂子　84

第Ⅳ章　分娩室での対応

1. 小児科医の分娩立ち会いの必要性と留意点 …………………………… 田村　正徳　88
2. 分娩室での新生児の評価と蘇生 ………………………………………… 細野　茂春　91
3. 低体温療法の適応 ………………………………………………………… 細野　茂春　95
4. 分娩室内での身体診察 …………………………………………………… 細野　茂春　97
5. 出生時のルーチンケア …………………………………………………… 渡部　晋一　98
6. 早期母子接触の必要性と留意点 ………………………………………… 渡部　晋一　99

7. 前期破水があった新生児の対応 ··· 川村直人／網塚貴介 101
8. 羊水混濁があった新生児の対応 ··· 和田　雅樹 102
9. 染色体異常や先天異常症候群が疑われるときの対応 ··········· 和田　雅樹 104
10. 自施設で入院管理不能な(超)早産児に対する分娩室での対応 ······ 網塚　貴介 106
11. 分娩室内でのパルスオキシメータの使用 ·········· 大久保沙紀／中尾秀人 108
12. 新生児搬送の準備 ··· 中村　友彦 110

第V章　産科入院中のケア

1. 母子同室の意義と留意点 ·· 北島　博之 114
2. 母子同室を推進するにあたっての体制整備のポイント ··········· 田村　正徳 117
3. 出生後の身体診察 ··· 長　　和俊 119
4. 血糖測定の適応と留意点 ·· 河井　昌彦 122
5. 家族の面会と留意点 ·· 吉尾　博之 124
6. 産科病棟(新生児室)のアウトブレイクの対応と予防 ·············· 佐藤　吉壮 126
7. 入院中のルーチンケア
　　A. 沐　浴 ·· 久保　　実 129
　　B. 臍帯のケア ··· 久保　　実 130
　　C. 皮膚のケア ··· 久保　　実 131
　　D. 母乳育児支援 ·· 水野　克己 131
　　E. 補足と人工乳 ·· 水野　克己 134
　　F. ビタミンK投与 ··· 伊藤　　進 136
8. 経皮黄疸計の使用と留意点 ··· 日下　　隆 139
9. 新生児聴覚スクリーニング検査 ··· 長　　和俊 142
10. 新生児マススクリーニングの実施と異常への対応
　　　一特にタンデムマス法について ··· 山口　清次 144
11. 母体に投与された薬剤と新生児のリスク ······································ 関　　和男 148
12. 退院時診察と家族への説明 ··· 長　　和俊 151
13. チャイルドシート ··· 市川　知則 154

第VI章　産科入院中のよくある症状，注意すべき症状への対応

1. 早期新生児期の緊急疾患 ·· 中村　友彦 158
2. 黄　疸 ··· 米谷　昌彦 160
3. 発熱，体温低下 ·· 有光威志／池田一成 163
4. 発　疹 ··· 國方　徹也 166
5. 心雑音 ··· 与田　仁志 169
6. 著しい体重減少，体重増加不良 ··· 和田　和子 172
7. 嘔吐，哺乳不良 ·· 和田　和子 174
8. 排尿遅延，排便遅延 ·· 猪谷　泰史 176
9. 多呼吸，無呼吸 ·· 中村　友彦 179
10. チアノーゼ，motteling ··· 与田　仁志 181
11. 何となく元気がない(not doing well) ··· 城　　裕之 185
12. 低血糖 ··· 河井　昌彦 188
13. 新生児発作 ·· 早川　昌弘 191
14. 吐血，下血 ·· 東海林宏道 193
15. 分娩外傷
　　A. 産瘤，頭血腫，帽状腱膜下血腫 ·· 茨　　　聡 195
　　B. 腕神経叢麻痺 ·· 茨　　　聡 195
　　C. 骨　折 ·· 茨　　　聡 196
16. 頭蓋の異常 ·· 内山　　温 197
17. 正中頸囊胞 ·· 内山　　温 200

18. 口唇顎裂, 口蓋裂 ………………………………………………… 内山 温 202
19. 副耳, 多指症, 合指症 …………………………………………… 林谷 道子 204
20. 先天性歯, 上皮真珠腫 …………………………………………… 林谷 道子 208
21. 血管腫, 血管奇形 ………………………………………………… 田中 太平 210
22. 停留精巣, 尿道下裂 ……………………………………………… 田中 太平 214
23. 鼠径ヘルニア, 陰嚢水腫 ………………………………………… 福原 里恵 218
24. 仙骨皮膚洞 ………………………………………………………… 福原 里恵 220
25. 新生児 TSS 様発疹症 …………………………………………… 高橋 尚人 222

第VII章　退院後

1. 2 週間健診の目的と診療のポイント ………………………… 渡辺とよ子 226
2. 1 か月健診の目的と診療のポイント ………………………… 渡辺とよ子 228
3. 退院後の相談と対応
   A. 黄疸の遷延 …………………………………………………… 米谷 昌彦 230
   B. 体重増加不良 ………………………………………………… 水野 克己 232
   C. 臍ヘルニア, 臍肉芽腫 ……………………………………… 福原 里恵 235
   D. 母乳不足感, 母乳育児支援 ………………………………… 水野 克己 237
   E. 心雑音 ………………………………………………………… 与田 仁志 239

第VIII章　Late preterm 児のケア

1. 定義と疫学 ……………………………………………………… 板橋家頭夫 244
2. 早期新生児期の異常 …………………………………………… 板橋家頭夫 246
3. 産科病棟におけるケアと留意点 ……………………… 藤田花織／森岡一朗 249
4. 退院後のリスクと健診のあり方 ……………………… 藤田花織／森岡一朗 251
5. 育児支援 ………………………………………………………… 水野 克己 253

第IX章　胎児発育不全, SGA 児のケア

1. SGA の定義 ……………………………………………………… 板橋家頭夫 256
2. 早期新生児期のリスク, 産科病棟におけるケアと留意点 ……… 板橋家頭夫 259
3. SGA 児の予後と健診時の留意点 ……………………………… 板橋家頭夫 261

第X章　多胎児のケア

1. 産科病棟におけるケアと留意点 ……………………………… 渡辺とよ子 266
2. 退院後の育児支援 ……………………………………………… 渡辺とよ子 268

第XI章　育児支援, 母子保健

1. 愛着形成 ………………………………………………………… 堀内 勁 272
2. 母子健康手帳の活用 …………………………………………… 佐藤 和夫 275
3. 乳幼児突然死症候群 …………………………………………… 加藤 稲子 278
4. メディアリテラシー …………………………………………… 佐藤 和夫 281
5. 特定妊婦(社会的ハイリスク)から出生した児と母への支援 … 側島 久典 283
6. パリビズマブ投与の適応 ……………………………………… 楠田 聡 285

付　録　1. 産科医療補償制度の補償対象 ……………………………………… 288
　　　　2. 便色カードの使い方 ……………………………………………… 290

索　引 ………………………………………………………………………… 291

第I章 総 論

第Ⅰ章　総　論

1 小児科医として新生児を診る・母子にかかわる必要性

　医療ケアにはアポロ型ケアとよばれる根拠に基づく医療と，ディオニソス型ケアとよばれる物語に基づくものとがある．ギリシャ神話ではアポロは太陽神であり，中庸，知識，冷静さ，論理，技術の象徴である．一方ディオニソスは個人的体験や陶酔，情熱，芸術の象徴である[1]．たとえば，神話上ブドウ酒を作ったのはこのディオニソスである．新生児期の医療ケアは新生児集中治療を代表とする新生児蘇生，人工換気，栄養管理，体温管理，機械的モニタリング，客観的観察などのアポロ型ケアに目がいくことが多い．すなわち医療人としての中庸，知識，冷静さが求められ，自分を失わず，羽目を外さないことが求められている．一方で親子が出会い，男女が親になっていく大きな人生上の転換がこの時期に起きるため新生児を保護し，育児していく能力を開発していくことも不可欠である．関与的観察，授乳・哺乳，悪い世代間伝達の遮断，出産直後の母子接触，母子同室によるケアなどのディオニソス型ケアが提供されなくてはならない．

　小児科医はもちろん小児を対象とした医療を提供することが使命であるが，同時に親子・家族を支援することも大事な役割となるので，妊娠，出産，産褥，泌乳，そしてわが子を迎え育てる身体・心理的準備とその発達についての知識と支援のスキルが必要である．泌乳のプロセスに理解のない小児科医が，新生児の水分バランスの十分な知識なく，母子両面の生理的相互作用を無視して医学的適応とは思えない人工乳補足を処方することをしばしば見聞きする．

知っておきたい母子交流

1. 出生と適応課題[2]
　妊娠期間中に胎児は胎外生活への適応の準備を進めており，胎生32週から正期にかけて出生する

と，その困難度は別として胎外生活に適応していく．その胎内から胎外への移行には，①生理的適応，②行動上の適応，③接近欲求が満たされる，④母親が原初的没頭状態[3]になることが不可欠である．

　生理的適応は呼吸循環をはじめ，体温調節，栄養摂取，代謝などの面で生じ，われわれ医療者の最大の関心事となっている．行動上の適応は胎児の心の発達で述べたように子宮内という限られた液体空間での知覚・行動から，開放された空間での知覚・行動体験へと適応しなくてはならないため，生存本能というべきものからか特定の他者への接近欲求が高まり，分離不安行動が必然的に生じてくる．この接近欲求に応えるべく，妊娠中には意識せずに胎児の様々なニーズに応えていた母体が，原初的没頭とよばれる心理状態に陥り，新生児のニーズに応えるべく成長していくことが不可欠となる．こうした4つの課題はそれぞれが独立して存在しているわけではなく，Winnicottが「単独の赤ちゃんというものは存在しない．ただ1組のお母さんと赤ちゃんが存在するだけだ」と述べている[3]ように，相互に関連していることに意味がある．

2. 新生児の心的発達と状態制御
　新生児が新しい環境を探索し，必要な刺激を取り入れ，過剰刺激を遮断し，自己を守ることが，その後の心的発達に不可欠である．しかし，その能力は未成熟であるため，養育者により，必要な刺激とそれに対する応答を促進され，過剰な刺激を弱められる支援が必要であり，そして，そうした養育者との交流のなかで，養育者の交流原理を取り入れ，内的作業モデルを形成することで自分自身の有能感を発達させていく．

　新生児期の状態は以下に分類される[4]．

　①深睡眠状態：閉眼し，規則的で浅い呼吸，自

2

発運動はなく，急速眼球運動はない．驚愕が約5分ごとに起きることがある．

②軽睡眠状態：閉眼し，不規則な呼吸，調和した運動活動．半笑いや吸啜などの表情を伴う急速眼球運動がある．

③傾眠・半覚醒状態：半開眼か閉眼で活動水準は様々である．

④安静覚醒状態：輝くような表情だが運動活動はわずかである．

⑤動的覚醒状態：開眼し運動活動が高く，機嫌がよいことも不機嫌となることもある．

⑥啼泣

状態変化のサイクルは新生児の内的なエネルギーレベルの変動により生じ，ある程度は自己調整するが，同時に環境からの刺激により状態を変化させ，また，状態の維持がなされる．新生児の状態変動に養育者はしばしば巻き込まれ，新生児の啼泣をいかにコントロールし，睡眠に導入させるかが課題となる．一方，動的覚醒状態にあるわが子との相互交流を行うことで，わが子の内的状態を知り，その内的状態に自分をあわせ，わが子の内的世界が豊かになるように導こうとする．こうした養育者との交流のなかで，児は安心・安全を体感し，積極的に外界にかかわろうとする意欲が育っていく．

3. 母親と新生児の交流

出生直後の新生児にとって最大の環境は母親である．母親という属性は妊娠しさえすれば獲得されるわけではない．母親になることの課題は，①自分自身と赤ちゃんの命を守り抜くこと，②直観的に赤ちゃんのことを感じ取り，親と子の関係性の世界をつくることである．

親と子が安心して同じ場で過ごすとき，お互いの間で身体的・心理的交流が起きる．生後は，新生児はそれなりに自己を調整する力があるが，それは限られたものであり，同時に母親の自己調整力は新生児に勝っているとはいえ，母親のアイデンティティが育ちあがる混沌とした世界からの発達であることから必ずしも万全とはいえない（新生児の母子交流は**第XI章1**を参照）．

母親は新生児の行動やサインに1つ1つ意味を見出そうとするが，肯定的な生気を新生児が発するとき，母親がそれを肯定的にとらえ，それにより母親としての自己効力感が得られたとき，母子の情動の高まりが生じる．

時に，新生児の生気動態やサインを母親が受け止められない事態や，母親の育児行動に新生児がマッチできないことが起きる．そうした状況であっても，母親と新生児が向きあえる環境を支援者が提供できていると，ある瞬間にお互いの情緒状態が噛みあい，腑に落ちることがある．その瞬間に母子の断絶が一気に解消され，関係性の次の高みへのジャンプが起きる．

● 小児科医の役割

小児科医の役割は新生児の病理の有無の理解することだけではなく，出生前から新生児期の母子の生理的，心理的激動と関係性の曙を支えなくてはならない．早期母子接触[5]，母子同室，泌乳・授乳・哺乳の支援[6]，さらに母子のおかれた社会的環境にも目を配り，そのためのシステムづくりと人材の養成にも積極的にかかわっていく必要がある．

文献

1) Trevarthen C：Harmony in Meaning：How Infants Use Their Innate Musicality to Find Companions In Culture. Symposium on "Music and Universal Harmony", 1-36, 2006

2) 堀内　勁：胎児・新生児の精神（心）の発達とディベロップメンタルケア．日本ディベロップメンタルケア（DC）研究会（編），ディベロップメンタルケア．メディカ出版，37-49，2014

3) Winnicott DW：Primary maternal preoccupation. Through PAEDIATRICS to Psycho-Analysis. Basic Books, New York, 300-305, 1975

4) Nugent JK：An Introduction to The Newborn Behavioral Observation System. Understanding Newborn Behavior Early Relationship. Paul H. Bookes Publishing, Baltimore, 1-26, 2007

5) 堀内　勁：出生直後の皮膚と皮膚の接触の意義と安全性．日本母乳哺育学会雑誌4：60-72，2010

6) 林　時仲：出生後退院までの母乳育児推進へのかかわり方－栄養委員会・新生児委員会による母乳育児推進プロジェクト報告；小児科医と母乳育児推進．日本小児科学会雑誌115：1373-1375，2011

[堀内　勁]

第Ⅰ章　総　論

2 望ましい新生児ケアの体制

基本的な考え方

望ましい新生児ケアを実践するための基本的な考え方を述べる.

1. 新生児を独立した存在としてケアする

まず"新生児は母親の付属物ではなく独立した存在である"ことを認識し"1人の人間として尊重される"ことが必要である[1,2]. したがって, 母親とは別に, 適切な看護の配置と診療録(カルテ)が必要である.

1)看護配置

新生児担当の看護スタッフ(助産師・看護師)を配置すること, そして担当できる新生児数あるいは母子数を設定することが求められる.

現在, 医療法・診療報酬上「新生児は, 病院におくべき看護師の算定にあたっては入院患者と同じ取り扱いにする(1名とカウントする)が, 病床数としては入院患者としては扱わない」という, あいまいな扱いになっている[3,4].

看護師・助産師の配置に関して, アメリカ小児科学会/アメリカ産婦人科学会〔American Academy of Pediatrics/American Congress of Obstetricians and Gynecologists(AAP/ACOG)〕は, 健常な新生児6~8名に1名, 健常な母子のカップル3~4組に1名と提言している[5]. この提言を参考に, 新生児に対する(母子に対する)スタッフが配置されることが望ましい.

実際には, 新生児数の変動(日々増減)と看護度の変化(生後数時間と退院前では, 新生児に対する看護度はまったく異なる)の両方を加味して, 柔軟に看護スタッフを配置する工夫と制度上の改善が必要である(案としては, 生後数時間の新生児に対しての配置を手厚くする, 助産師・看護師に手術室勤務のようにオンコール制を導入する, など).

看護配置と関係する課題として, 総合病院で産科混合病棟化が進んでいる現状がある[6]. 混合病棟は"院内感染予防や母子ケアの困難さ"が指摘されており, 健康病棟で母子に配慮されるべき産科病棟は単独病棟(少なくともゾーニングされている)を基本とすべきである.

2)診療録(カルテ)

新生児の診療録(チェックシートや体温経過表等での記載も可)を作成する.

出生と同時に児の診療録を作成する病院も増えてきたが, 多くの病院が電子カルテを導入し, "病院内にいるのにもかかわらず, 入院患者ではないためにシステム上, 病棟患者一覧に表示されない"という事態があった(徐々に改善されつつある). 小児科医は, 電子カルテのシステム導入やバージョンアップの際には, 電子カルテ上での新生児の独立を求めるべきである.

2. 出生に伴う適応過程が順調であること, 疾患がないことを一定期間観察し確認する

新生児は, 正期産で仮死なく出生してもそれだけで正常と判断することはできない. 出生に伴う適応過程が順調に進み, 生後の経過で疾患がないことが確認されることで異常がない新生児と判断される. 呼吸の確立, 胎児循環から新生児循環への移行, 哺乳の確立, 新生児黄疸等の適応過程を評価しながら援助し, 病的問題を判断しながら適切に対応できる体制が必要である.

出生後早期ほど密な観察が必要で, 時間経過とともに観察の必要度は減じていく.

1)出生時の評価

すべての分娩に新生児の初期蘇生ができるスタッフが少なくとも1人, 新生児の責任者として従事し, 新生児の状態をApgarスコアによって評価し記録する. すべての児に1分値, 5分値を記録する. 5分値7点以下の場合はその後も状態が

4

安定するまで記録する．なお，低体温療法の適応を考えるうえでは生後10分でのApgarスコアの記録が必須である．呼吸，心拍・心音，皮膚色，活動性，外表異常の有無(quick check)を確認する．

2) 出生後早期の観察

出生後一定期間(6〜12時間程度)は呼吸・循環動態の適応過程にあり，呼吸，心拍，体温，皮膚色，覚醒状態，活気・筋緊張を一定間隔で観察し記録する．問題がない限り母子接触や母子同室を実施するなかで観察する．AAP/ACOGのガイドラインでは2時間安定した状態が続くまで少なくとも30分ごとに評価して記録するよう提言している[5]．

3) 診　察

生後早期(24時間以内)に，経験を積んだ産科医・助産師あるいは小児科医が系統的診察を行い，疾患がないかどうかを判断する．標準化されたチェックシートを用いるとよい．

4) 生後の経過

哺乳・全身状態が良好であること，生理的体重減少の後の体重増加が適切であること，黄疸の経過が病的でないこと，新生児聴覚スクリーニング(第Ⅴ章9)・新生児マススクリーニング(第Ⅴ章10)に異常がないこと，等を確認する．

3. 母親が主体的にケアできるように支援する

新生児は，独立した存在であると同時に，"母親とともに存在"する．したがって，医療者は，母子の健常性を確認することと平行して，"母親が主体的に養育できる"よう教育・支援することが大切である．

1) ケアの教育と支援

授乳，抱っこ，沐浴，おむつ交換など，基本的なケアについての教育を，出産前(保健指導や母親学級)から行う．そして出産後は母親が実際に児をケアするなかで習得するよう支援する．初産婦の場合，新生児を抱いたこともない母親も多く，極めて基礎的なことから教えることが重要である．

2) 母親による観察と記録

授乳回数，哺乳の具合，尿や便の回数や性状等を母親にも記録してもらうとよい．母親自身の感じる力・観察する力を養い，わが子への関心と安全性を高めることができる．

4. 健康志向・育児支援志向の視点でケアする

疾病をみつけて治療するという疾病志向のケアだけでなく，より健康に育つように，そして母子の愛着を促進し子育てを支援する，健康志向・育児支援志向の視点が重要である．

母乳育児を中心とした授乳指導，そして抱っこや沐浴といった基本的なケアを指導するなかで愛着形成を促進する．

新生児健診では身体的な診察だけでなく，母親に対するエンパワーメント(empowerment；自信をつけ母親が子育てに前向きになるよう促すこと)と子育ての具体的なアドバイスを行うことが大切である．

5. 多職種で連携してケアする

母子の健常性を促進し様々な事態に対応するためには出生前から多職種で継続してかかわることが必要である．

産科医・助産師の妊婦健診や保健指導に加えて，小児科医もプレネイタルビジット(**本章6**)や母親学級(両親学級)(**本章7**)など出生前からかかわることが望ましい．

若年，経済的問題，母の精神疾患等，育児困難が予測される社会的リスクを有する妊婦には，出生前から産科医，助産師，看護師，小児科医・新生児科医，保健師などによるカンファレンスを行い，あらかじめ情報を共有しておく．必要に応じて地域保健師への連絡や養育支援制度を利用するなど地域につなげ，虐待の防止など新生児保護に努める．

出生後の新生児の診察・健診も産科医・助産師と小児科医が連携して行うとよい．

諸外国との比較から考える望ましいケア

アメリカ，ベルギー，オランダ，韓国と日本の分娩・新生児ケアの一覧を**表1**に示す[7]．諸外国との比較から新生児の望ましいケアについて考える．

1. アメリカ

日本とまったく異なる点は公費負担が半分しか

表1　各国の分娩・新生児ケア：2014年時点の概要

	アメリカ	ベルギー	オランダ	韓　国	日　本
新生児の責任者	小児科医	小児科医	助産師，総合診療医	小児科医，産科医，助産師	小児科医，産科医，助産師
分娩場所	病院：95%，分娩センター・自宅：5%	病院：98%	病院：83%，自宅：16%	病院：59%，診療所：41%	病院：52%，診療所：47%
妊娠/分娩費用	公費：50%，私費：50%	公費	公費	ほとんど公費補助	ほとんど公費補助
新生児費用	母体費用に含まれる	公費	公費	母体費用に含まれる	母体費用に含まれる
母子同室	70〜80%	全例	全例	40〜50%	60〜70%
入院日数（経腟）	2〜3日	24時間，3〜4日	数時間，翌日	2〜3日	4〜5日
新生児の診察	24時間以内，小児科医・家庭医	退院前，小児科医	出生直後，小児科医	24時間以内と退院前，小児科医	24時間以内と退院前，小児科医・産科医
退院後	かかりつけ医の健診（3〜5生日，1〜2週間）	看護師の自宅訪問	助産師・総合医の自宅訪問	産後ケアセンター（約2週間滞在）	2週間健診，1か月健診

〔佐藤和夫，他：International Symposium on the Management of Well-babies. 日本新生児成育医学会雑誌 27：235-238, 2015 より改変〕

ないことである．これは福祉制度において民間部門のはたす役割が大きいという自由主義型国家であることが背景にあるが，母子の福祉を保証する意味ではやはり公費が望ましい．もう1つの特徴はほとんどが病院分娩でありながら母子同室などfamily-centered careが進んでいる点である．1970年代に病院での医師に管理される分娩に対抗して自然分娩が一時的にブームとなったが，そのなかで母子の安全面で種々の問題が発生した．その後，自然分娩志向を取り込みながら病院分娩へ回帰したという歴史的経緯がある．病院に自然分娩志向・family-centered careを取り入れていくことは日本でも進めていくべき視点である．

2. ベルギーとオランダ

ベルギーでは24時間以内(short stay)と3〜4日(normal stay)，オランダでは分娩後2〜24時間（病院外来での助産師による分娩で拡大自宅分娩とよばれる）と短い入院期間であること，退院後は看護師・助産師が児の診察と母乳育児の支援のために頻回に自宅を訪問することが特徴である．短すぎる入院期間には生後発症する疾患への対応など課題もあるが，全例母子同室で母乳育児も十分に支援され母親の満足度は非常に高いという．日本の長い入院期間は，生後発症の疾患へ対応できる点や育児支援を十分にできる点ですぐれていると思われるが，病棟運営のために入院期間が徐々に短くなる傾向にある．退院後に母子をきめ細やかにフォローする自宅訪問は，入院期間を短くする場合の対応策の1つと考えられる．

3. 韓　国

産科を退院後に約2週間母子が滞在し24時間体制で様々な母子のケアを提供する"産後ケアセンター"の存在が特徴である．産後ケアセンター滞在中に，母親は授乳や沐浴などの育児の基本を習得して自宅に帰ることができる．食事が提供され骨盤ケアやヨガなど母親の回復を促すプログラムが準備されていて母親はゆっくりと身体の回復を得ることができるが，高額であり母子別室で新生児の世話はスタッフが中心に行う形態である．韓国では里帰り分娩や実家の母親が手伝いにきてくれることが一般的であったが，近年はそういった出産後に育児や家事を手伝ってくれる仕組みがなくなってしまったことが産後ケアセンターの背景にある．この韓国の現状はわが国でもまったく同様の課題となっているので，産後ケアセンターのような産後の母子を支援する体制が必要となっている．現在，わが国でも産後ケア事業が各地で実施され，デイケアや訪問型も含めて全国で産後ケアセンターの運営がはじまりつつある．韓国のような母子分離がなく高額ではない母子をユニットとして広く母子を支援する日本型の産後ケアセンター（産後ケアサポート体制）が求められる．

望ましい新生児ケアの体制のために

NICUやGCUに入院する新生児は主治医が決まり責任体制が明らかであるが，入院しない新生児に関しては，諸外国も含めその責任体制は明確でない現状がある．人生のスタートである新生児を大切にするために，新生児のケアに十分な責任がもてる制度上の改革と社会的投資が必要である．

文献

1) 佐藤和夫, 他：正期産新生児の望ましい診療・ケア. 日本未熟児新生児学会雑誌 24：791-813, 2012
2) 横尾京子：新生児ケアの基本. 新生児のベーシックケア. 医学書院, 11-22, 2011
3) 保医発 0305 第 1 号 第 2-4-(1)ア（平成 22 年 3 月 5 日）
4) 保医発 0319 第 3 号 別紙 1-4（平成 22 年 3 月 19 日）
5) American Academy of Pediatrics/American College of Obstetricians & Gynecologists：Care of the Newborn. Guidelines for Perinatal Care. 7th ed., Amer Academy of Pediatrics, 265-320, 2012
6) 北島博之：全国の総合病院における産科混合病棟と母子同室の状況について. 日本周産期・新生児医学会雑誌 24：661-668, 2012
7) 佐藤和夫, 他：International Symposium on the Management of Well-babies. 日本新生児成育医学会雑誌 27：235-238, 2015

[佐藤和夫]

第I章 総論

3 最近の母子保健統計

わが国は世界最高の母子保健水準を維持しているが，ハイリスク妊婦および新生児の発生数は増加傾向であった．そこで，最近のわが国の母子保健統計について述べる．

ハイリスク新生児の発生数

わが国の出生数は近年減少傾向にあるが，ハイリスク新生児である低出生体重児の出生数は，低出生体重児の出生率の上昇に伴い，むしろ増加傾向にあった（図1）[1]．さらに，低出生体重児の出生率と早産児の出生率の推移を比べると，早産児の増加率に比べて，低出生体重児の増加率のほうが顕著である（図2）．すなわち，近年わが国の新生児は，より軽く，より早く生まれる傾向にあるが，より軽く生まれることが大きな課題となっている．

NICU 病床数

ハイリスク新生児の増加に対応するため，国の周産期医療体制整備指針に基づき，周産期医療ネットワークが構築された[2,3]．このネットワークでは，人口100万人，すなわち年間の出生数1万人の地域をネットワークの単位として，あらゆる重症疾患に対応可能な総合周産期母子医療センターを1か所と，この総合周産期母子医療センターを補完する地域周産期母子医療センターを複数か所整備し，一般の分娩施設も含めてその地域で発生するすべてのハイリスク妊婦と新生児の治療を365日24時間体制で受け入れるものである．したがって，このネットワークのスムーズな運営のためには，NICU病床の整備が必須である．NICU病床数は出生1万あたり25～30床必要といわれているので，各ネットワークにはこの数のNICUの整備が必要である[4]．NICU病床数は，図3に示すように，2013年には2,894床で，出生1万あたり27.9床であり，必要病床数にほぼ達している．しかしながら，都道府県別にNICU病床数を比較すると，図4に示すように，大きな地域間格差が存在することも事実である．

死亡率

母子保健水準を表す指標としては，妊産婦・周産期・新生児・乳児死亡率が用いられる．わが国

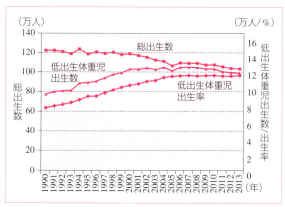

図1　わが国の総出生数，低出生体重児出生率，低出生体重児出生数の推移
〔母子保健事業団：母子保健の主なる統計 平成26年度刊行．2014〕

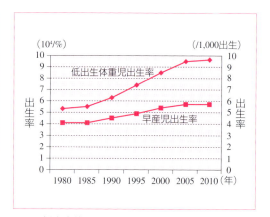

図2　低出生体重児および早産児の出生率の推移
〔母子保健事業団：母子保健の主なる統計 平成26年度刊行．2014〕

では，周産期医療ネットワークの構築と，周産期医療技術の進歩により，これらの母子保健統計は現在世界最高水準を維持している．図5にわが国の，妊産婦，周産期，新生児死亡率の推移を示す．経年的に着実に改善している．さらに，新生児死亡率および乳児死亡率を世界の先進国と比較すると，図6に示すように，わが国の水準が高いことが明らかとなる．

課題

わが国の母子保健は高い水準を維持しているが，大きな課題が2つ存在する．その1つが，NICU病床数でも示した地域間格差である．もう1つは，この高い母子保健水準を維持するために必要な新生児医療を担当する医師の不足である．図7に，日本小児科学会および日本新生児成育医学会(旧・日本未熟児新生児学会)の会員数の推移を示す．日本小児科学会員数の増加に比べて，新生児医療を担当する新生児科医の増加が少ない．さらに，図7に全国のNICU病床数と，日本新生児成育医学会員あたりのNICU病床数の推移を示す．日本新生児成育医学会員あたりのNICU病床

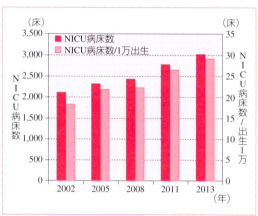

図3　全国のNICU病床数と出生1万あたり病床数の推移
〔母子保健事業団：母子保健の主なる統計　平成26年度刊行．2014〕

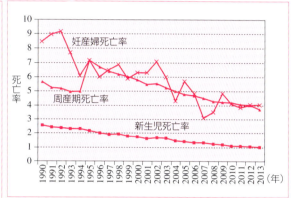

図5　妊産婦，周産期，新生児死亡率の推移
(注)1995年に周産期死亡率の定義が変更
〔母子保健事業団：母子保健の主なる統計　平成26年度刊行．2014〕

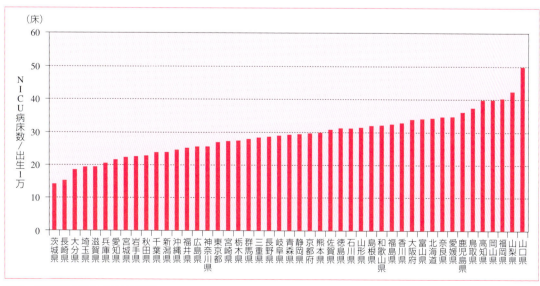

図4　当道府県別のNICU病床数
〔母子保健事業団：母子保健の主なる統計　平成26年度刊行．2014〕

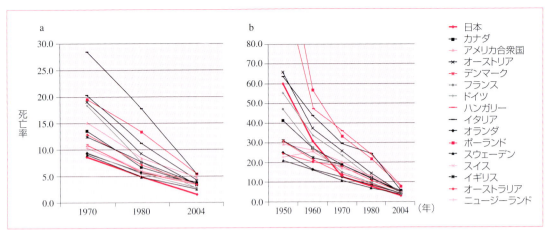

図6 新生児死亡率および乳児死亡率の国際比較
a：乳児死亡率，b：新生児死亡率
〔母子保健事業団：母子保健の主なる統計 平成26年度刊行．2014〕

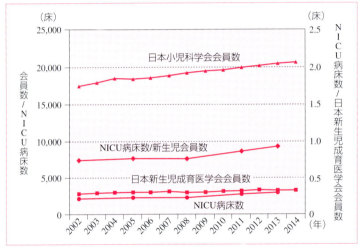

図7 日本小児科学会および日本新生児成育医学会の会員数の推移とNICU病床数および日本新生児成育医学会員数当たりのNICU病床数の推移

数は増加しており，新生児医療を担当する医師の不足が示されている．

◎おわりに

わが国の母子保健統計は世界最高水準である．しかしながら，この水準を今後も維持するためには，国および地方自治体による周産期医療体制整備およびNICUで勤務する新生児科医の養成が不可欠である．

文献

1) 母子保健事業団：母子保健の主なる統計 平成26年度刊行．2014
2) 厚生労働省：周産期医療の確保について．医政発0126第1号，平成22年1月26日
3) 多田 裕：地域周産期医療システムの関する研究．厚生省心身障害研究「ハイリスク児の総合的ケアシステムに関する研究」(主任研究者 小川雄之亮)．平成6年度分担研究報告書
4) 楠田 聡：周産期母子医療センターネットワークによる医療の質の評価とフォローアップ・介入による改善・向上に関する研究厚生労働科学研究費補助金(子ども家庭総合研究事業)「周産期母子医療センターネットワーク」による医療の質の評価と，フォローアップ・介入による改善・向上に関する研(研究代表者 藤村正哲)．平成19年度分担研究報告書

[楠田 聡]

第Ⅰ章 総論

4 NICUに入院しない正期産新生児の特徴と留意点

● 新生児の特徴

まず新生児の医学的特徴について，仁志田が新生児学のバイブル的入門書のなかであげている6つの特徴を紹介する[1]．そして新生児の存在としての特徴を加える．

1. 小さく脆弱である新生児

大人や年長児に比べ"新生児が小さい"ということを理解しておくことは極めて重要である．体液管理も薬物も体重に応じて厳密に計算して行う必要があるし，採血もできるだけ少量にする努力をしなければならない．

採血や点滴，眼底検査やX線撮影などの処置で新生児の状態が不安定になることがある．このように"新生児は極めて脆弱"という認識もまた重要である．できるだけ無用な手を加えず(minimal handling)，できるだけ非侵襲的(non-invasive)な方法で必要な検査や手技を行うこと，そして小さな赤子に対する愛情とやさしさをもった看護(loving tender care)の気持ちをもつことが新生児医療の鉄則である．

2. 未熟性に起因した問題の発生

人間は生理的早産児といわれるように，たとえ正期産児であっても様々な臓器が不十分であり，出生まで母親に任せていた機能は特に未熟である．肝機能や腎機能は成人とは著しく異なり薬物の種類と量には特別な配慮が必要である．

3. 胎内環境から胎外環境への適応時期

出生後は，肺呼吸の確立，胎児循環から新生児循環へ移行，哺乳の確立，血糖や電解質，そしてビリルビンなどの新生児自身の代謝・恒常性維持への移行，といったダイナミックな変化の時期である．したがってこれらの適応過程の障害による問題が出やすい時期でもある．

4. 出生前環境の色濃い影響

母体疾患や妊娠中の感染や薬物の影響を受けることも新生児の大きな特徴である．血糖コントロールが不良であった糖尿病母体から生まれた児は巨大児となり出生後低血糖になりやすいし，自己免疫疾患では母体からの移行抗体によって一時的に母親と同様の疾患を新生児にも引き起こす．アルコールやタバコ，そして風疹やサイトメガロウイルスなどの先天感染も，児に重篤な影響を及ぼすことがよく知られている．

5. 急速な発育・発達

新生児期には，児は胎児とほぼ類似したスピードで発育を続け，生後4～5か月で出生体重の2倍となる．成人の栄養は，生命・生体の維持のためであるが，脳をはじめとして身体が急速に発育する新生児にとって栄養不足は致命的であり"栄養そのものがその児の一生に関与する"ということを認識すべきである．

6. 母子関係確立に最も重要な時期

胎動を感じて胎児に語りかけるなど妊娠中から母親は胎児への愛着を感じている．しかし，「母子分離された母親は児への愛着を失う」という言葉が示すように，出産しただけでは母性が育たないことは未熟児医療の歴史が証明している．出生した後の実際のふれあいこそ母子関係の確立に不可欠である．それゆえに，早期母子接触，授乳，母子同室などの実践が大切である．

7. かわいい，すばらしい存在

赤ちゃんはなんといってもかわいい．すべての大人が赤ちゃんをかわいいと思う．人は幼く小さいものに対する情愛や愛着を抱くようにプログラムされている．つまり，かわいいということが，大人の養育行動を引き出す新生児の大きな武器なのである．

母親は，育児のなかでわが子から絶対的な信頼

11

と無条件の愛を感じ，かつて経験したことのない喜びや感情を抱くようになる[2]．新生児は母親の人生を大きく変えてしまう力を与えてくれるすばらしい存在である．

臨床的な特徴と留意点[3,4]

NICU に入院しない新生児について，臨床的な視点からその特徴と留意点を述べる．

1. 新生児の専門家の必要性

新生児のほとんど，すなわち 90% 以上は健常な正期産新生児であり，NICU や GCU ではなく産科の母親のもとでケアを受けるべきである．しかしこういった新生児に専門的な看護や医療が不必要だということでは決してない．医療スタッフには，新生児の生理と母子関係確立のステップを理解していること，出生に伴う適応過程を適切に評価し援助することができること，母親に基本的なケアの教育を行うことができること，そして児の病的問題を見逃すことなく対応できることが求められる．新生児に習熟した助産師・看護師・産科医・小児科医（つまり新生児の専門家）が必要である．

2. 少なくない医療上の問題

ルーチンケアや新生児健診で，心雑音・血管腫・副耳・先天性歯・停留精巣などの医療上の問題がみつかることも少なくない．両親への説明に際してはタイミングや方法に配慮が必要である．出生後の診察で小さな IV 型心室中隔欠損がみつかったとしても，ただちに告げる必要はなく，愛着形成の時間を過ぎて両親に説明するとよい．副耳や先天性歯など，両親もすぐに気がつく問題に関しては，できるだけ早く治療の見通しも含めて説明したほうがよいし，可能であれば実際に治療を行う医師から説明してもらうことが望ましい．

健常だと思われていた児でも，ごくまれに急変する症例も存在する．早期発見のためには，生後一定時間の酸素飽和度モニターや入院中の無呼吸モニター装着，新生児に対する十分な看護スタッフの配置などの対策が必要である．母親主体のケアや母子関係の確立を促すケアを実践しつつ，新生児の医療安全対策も産科の臨床現場で実践されることが必要である．

3. 母児ともにみられる多様性

初産・経産ではまったく母親の事情が異なる．初産婦の場合，赤ちゃんを抱いたこともない母親も多く，授乳はもちろん，おむつ換えや産着の着せ方など極めて基礎的なことから教えることが必要となる．また乳汁分泌が増えはじめる時期は先がみえない不安と睡眠不足で疲労困憊となる母親が多い．経産婦は，新生児の基本的ケアを習得しているだけでなく出産後の新生児との生活の見通しがついているために育児がスムーズにスタートできることがほとんどで，むしろ上の子への赤ちゃん返りへの対応のほうが課題の場合もある．初産か経産かによって，指導のポイントや説明の仕方をまったく別に考えてよい．

新生児にも個性がある．啼泣が激しくゴクゴクと飲む赤ちゃんもいれば，あまり泣かずに目を開けることも少なく授乳もゆっくりの赤ちゃんもいる．日齢によっても授乳や活動性が変わってくるし，体重減少の程度も様々である．それぞれの児に応じた個別の対応が大切である．

4. 生理的症状に隠れている異常

黄疸，嘔吐，腹部膨満など，出生から 1 か月健診までの新生児にみられる症状のほとんどは生理的であるが，多くの母親が気にする症状でもある．出生前訪問や入院中や退院後の新生児健診等で，新生児によくみられる症状については繰り返し説明するとよい．一方，遷延性黄疸のほとんどは母乳性黄疸であるが，胆道閉鎖症などの異常を見逃さないようにしなければならない．多くの生理的症状に隠れているまれな異常への対応も忘れてはならない．

文 献

1) 仁志田博司：新生児の医学的特徴．新生児学入門．第 4 版，医学書院，10-13，2012
2) American Academy of Pediatrics：Introduction：The Gifts of Parenthood. Caring for your baby and your child. Bantam Books, New York, xxiii-xxxix, 2014
3) Roberton NRC：正常正期産児．竹内 徹（訳），ロバートン正常新生児のケアマニュアル．メディカ出版，1-3, 1997
4) 佐藤和夫：退院後 1 ヶ月健診までにみられる異常．ベッドサイドの新生児の診かた．改訂 2 版，南山堂，277-300, 2009

［佐藤和夫］

第Ⅰ章 総論

5 ケアに必要な産科情報の利用法

　周産期センターでは，リスクを有する母体や胎児について産科医と新生児科医が情報を共有するための定期的なカンファレンスが開催され，周産期の管理方法についても協議される．新生児がNICUに入院する場合は，地域や病院ごとに統一された形式で産科医から新生児科医へ詳細な産科情報が提供される．

　一般の新生児においても，小児科医はあらかじめ産科情報を確認し，診察やケアに活用することが必要である．

● 産科情報の入手

産科情報を得る際のポイントを以下にあげる．
・助産録から必要な情報を得る．産科情報は表1に示すような項目が含まれる[1〜3]．
・内科疾患など助産録で不足する母体の情報（特に自己抗体価など）は，母親の診療録で確認する．
・新生児健診シートなどにチェック式の産科情報の欄を設けておくとよい（図1）．
・特記すべき項目がある場合は，スタッフ全体で共有できるように，赤字で書く，アンダーラインを引く，など目立つように工夫する．
・新生児の診察は，産科情報を確認した後に行う．

● 産科情報の活用

　産科情報で特に問題がない大半の母子は通常のケアでよい．NICUに入院しない一般の新生児で診察やケアに配慮が必要な産科情報は以下のような項目である．

　感染症や母体疾患がある場合はそれぞれ対応がなされる．詳細は各論（第Ⅱ章，第Ⅲ章）を参照されたい．

1. 家族歴

　血族結婚や親戚に遺伝性疾患がある場合はもち

表1　産科情報基本項目

①母体基本情報	・母の氏名，年齢，血液型 ・職業，パートナーの情報 ・家族歴，既往歴 ・薬剤歴，喫煙歴，アルコール歴 ・健康状態，合併疾患
②既往妊娠分娩歴	・妊娠回数，分娩回数 ・同胞の周産期歴，健康状態
③妊娠経過	・単胎か多胎か（種類） ・不妊治療の有無，種類 ・妊娠合併症の有無 ・検査（不規則抗体，他） ・感染症の有無（HIV，HTLV-1，梅毒，HBV，HCV，風疹，GBS，クラミジア，他） ・母体への使用薬剤の有無，種類
④分娩経過	・羊水の量と性状，胎盤・臍帯の所見 ・破水時刻，前期破水の有無 ・分娩様式，胎位 ・胎児モニタリング
⑤出生児の情報	・性別 ・出生時刻 ・在胎週数 ・出生体重，身長，頭囲，胸囲 ・Apgarスコア ・蘇生の有無

ろんであるが，原因不明の乳児期死亡例がある場合にも，児に何らかの遺伝性疾患がある可能性を念頭において診察する．

2. 母親の年齢や生活歴

　高齢初産の場合，新生児に何ら異常がなくともDown症候群を心配されていることがある．新生児健診では，その心配がないことを伝えるとよい．また，母乳育児を強く望んでいるにもかかわらず分泌が遅れがちで疲労もしやすいので，助産師はよりていねいな個別支援に心がける．一方，若年特に18歳未満の場合は，身体は十分に成熟して体調や母乳分泌はよいことが多いが，精神的・

＜新生児健診シート＞

産科情報

氏名　＿＿＿＿＿＿＿＿＿＿　○男性　○女性　　母体：年齢＿＿＿歳・血型：A，B，AB，O　Rh（＋，－）

感染症　○すべて陰性　　HBsAg（＋　－　未），HCVAb（＋　－　未），HTLV-1（＋　－　未），HIV（＋　－　未），
　　　　　　　　　　　GBS（＋　－　未），風疹（＋　－　未），クラミジア（＋，治療済み，－　未）

既往妊娠分娩歴　　G＿＿＿　P＿＿＿　→　特記すべき事項＿＿＿＿＿＿＿＿＿＿＿＿＿＿＿＿＿＿＿＿＿＿＿

妊娠経過　切迫早産（－，＋）　　妊娠高血圧症候群（－，＋）　　その他（－，＋）；
　　　　→＿＿＿

母体疾患（－，＋）；＿＿

薬剤投与（－，＋）；＿＿＿＿＿＿＿＿＿＿＿＿＿＿　　既往歴（－，＋）；＿＿＿＿＿＿＿＿＿＿＿＿＿＿＿

分娩予定年月日　20＿＿＿年＿＿＿月＿＿＿日

生年月日　　　20＿＿＿年＿＿＿月＿＿＿日　　出生時刻＿＿＿時＿＿＿分

在胎週数　　　　　　　　　　＿＿＿＿週＿＿＿日

分娩様式　□自然頭位　□吸引　□圧出　□誘導　□促進
　　　　　□帝切（既往帝切　　骨盤位　　その他　　　　　　　　　　　　　　　）

出生体重＿＿＿＿＿g　身長＿＿＿＿cm　頭囲＿＿＿＿＿cm　胸囲＿＿＿＿＿cm

（○ light-for-dates，○ AFD，○ heavy-for-dates）

Apgar スコア　1分＿＿＿＿点　　5分＿＿＿＿点　（10分＿＿＿＿点）

出生後健診　＿＿＿＿月＿＿＿＿日（日齢　　　　）

　　啼泣　　　　　　□異常なし　　　□その他
　　皮膚　　　　　　□異常なし　　　□サーモンパッチ　　□ウンナ母斑　　□その他

図1　新生児健診シートの一部

社会的に未熟な面があり，実母などのサポートが得られるかなど養育体制について確認しておく必要がある．

　経済的問題（生活保護者など）・知的障害や精神障害などを有する特定妊婦は，妊娠中から行政がかかわっていることが多いが，未受診妊婦は出生後に，医療ソーシャルワーカーや産科師長などが行政と連携をとって支援体制を整える．

3. 初産か経産か，同胞の周産歴

　初産婦と経産婦はまったく違うと考えてよい．初産婦は，はじめは新生児を抱くことさえおぼつかない場合も少なくない．育児にかかわるすべてを1つ1つ教えてていねいに指導する必要がある．母親は児をケアすることで母親らしくなるので，自信をつける言葉がけ・エンパワーメントが大切である．経産婦は，たとえ上の子が学童で間隔があいていても育児を身体が覚えているのでスムーズにスタートすることが多い．多くの経産婦にはむしろ最小限の指導でよい．経産婦の共通の課題は上の子への対応であり，健診では必ず赤ちゃん返りへのアドバイスを行う．また経産婦であっても上の子を病気で亡くしたり障害があったりする

場合もあるので，産科情報で把握しておき健診等で配慮する．

4. 双　胎

　双胎の多くはNICUに入院することなく一般新生児としてケアを受ける〔双胎間輸血症候群（twin-to-twin transfusion syndrome：TTTS）などNICUに入院する双胎，ほぼ全例入院する品胎については割愛する〕．母子に問題がなくても，育児の身体的な負担が大きいので養育に関するより手厚いサポートが必要である．まず父親の育児参加が必須であること，祖父母など家族の手助けを上手に受けること，地域の社会資源の具体的利用方法を情報提供する．新生児健診では，それぞれ1人の人格であるので，2人を同じように扱ったり比較したりしないようにアドバイスする．診察も1人ずつ2人分の時間をかけて実施する．

5. 陣痛抑制薬の既往

　塩酸リトドリンが投与されていた母体から出生した新生児は低血糖をきたすリスクがある．分娩前日まで内服していた場合などは，血糖のモニタリングが必要である．

6. 在胎週数と出生体重

全身状態のよい 36 週以上の早産児や 2,000 g 以上の低出生体重児は入院せずに産科で通常の母子同室となることがある（late preterm は**第Ⅷ章**参照）．早産や低出生体重児そして不当軽量（light for dates）児は低血糖のリスクがあるので，血糖チェックもルーチンケアとする．またいわゆる"水筒とお弁当"（水分とカロリーの蓄積）が少ないので，哺乳状態もよりていねいに確認し搾乳や人工乳の補足を早めに行う．

7. 分娩経過

前期破水，羊水混濁を有しても症状のない児は一般新生児としてケアされるが，生後数時間のバイタルチェックで感染症と呼吸障害を念頭において観察する．吸引分娩の児は同様に帽状腱膜下血腫がないかどうかを注意深く観察する．

8. Apgar スコア

1 分値のみ低 Apgar スコアの児（出生直後ぐったりして 1 分値が 4〜6 点で刺激や短い陽圧換気ですぐに回復し 5 値分は 8 点以上，分娩 2 期の短時間のストレスのためと思われる）は比較的多いが，仮死児として NICU に入院することは少ない．これらの児は低血糖のリスクがあり生後もより注意深く観察する必要があるので，血糖のモニタリングと生後数時間の頻回のバイタルチェックをルーチンケアとし，問題がないことを確認する．

文 献

1) 仁志田博司：母体・胎児情報の読み方．新生児学入門．第 4 版，医学書院，75-80，2012
2) 新生児医療連絡会（編）：母の既往歴，現病歴．NICU マニュアル．第 5 版，金原出版，7-9，2014
3) 日本助産師会：助産録．
   http://www.midwife.or.jp/pdf/jyosanroku_kaitei_2015.pdf

[佐藤和夫]

第Ⅰ章　総　論

6 プレネイタルビジット

プレネイタルビジットとは[1~4]

アメリカで生まれたプレネイタルビジット(prenatal visit)は，文字どおり，出生前に妊婦あるいは夫婦が小児科クリニックを訪れることである．アメリカ小児科学会(American Academy of Pediatrics：AAP)のガイドラインでは，その主目的は「妊婦が"将来のかかりつけ医"と顔なじみになること」と述べている．

日本の母子健康手帳にも「◎赤ちゃんのかかりつけ医：妊娠中に，産科医から紹介を受けるなどして，軽い風邪や発熱などで気軽にいつでもみてもらえるよう，かかりつけの小児科医をきめておくと安心です」とプレネイタルビジットの意義が記載されている．

1. アメリカでのプレネイタルビジット

子どもの健康診査(well baby clinic)の一環として位置づけられている．AAP は，その意義を，①小児科医と家族の良好な関係を築く，②家族から様々な情報を得る，③育児の情報を知らせることで育児の技量を育てる，④ハイリスクの家族をみつけ出し支援につなげる，としている．

2. 日本でのプレネイタルビジット

日本では出産前小児保健指導と訳され，1992 年に厚生省により子育て支援の一環としてモデル事業が開始された．産婦人科医が小児科を紹介し，小児科医による育児指導や育児相談によって育児不安を解消し良好な親子関係の育成を図ることを目的とした，市町村単位の実施であった．残念ながら事業は頓挫してしまい，2001 年に再び医師会単位(46 地域医師会)でモデル事業が実施されたが，多くは 1 年で終了し，一部の地域のみで実施されている．大分県では，妊娠期のみならず産後早期まで期間を延長しペリネイタルビジット(周産期小児科指導事業)として初産婦全例に全県で事業を展開している．

親と小児科医がお互いをきちんと評価し理解し合うことはきめ細やかな小児医療を行ううえで不可欠の要素であり，プレネイタルビジットが有意義であることは疑う余地はない．大分県の報告でも育児不安が軽減されることが示されている．プレネイタルビジットが定着するために，乳幼児健康診査受診票に組み込むなど子どもの健康診査の一環として位置づけられることが望まれる．

プレネイタルビジットの実際

本項では病院の小児科医が行うことを前提に，通常のローリスク児に行うプレネイタルビジットと，ミドルリスク児の分娩立ち会いの前に行うプレネイタルビジットの実際を紹介する．新生児健診の一環としてそれぞれの施設で実践することが必要である．

1. ローリスク児へのプレネイタルビジット

1) 実施に際して

①予約制で(30~40 分程度)静かな部屋で行う．

②小児科医が産科に出向いて少人数の妊婦(両親)に実施するほうが実際的である．妊婦が内科疾患で通院している場合などは，後で個別の相談の時間をもつ．

③助産師や看護師の保健指導にあわせて行う．話す内容は妊婦へ渡すパンフレット等のなかに文書として渡し，帰宅後に読めるようにする．

④母親学級や出生後の健診でも繰り返す内容もあるので，まず信頼できる小児科医がいることを感じてもらうよう心がける．

2) 妊娠への祝福とアイスブレイク

①自己紹介をしてまず妊娠への祝福を伝える．

②初産か経産か，予定日がいつか，経産婦には上の子どもの年齢や性別などを聞いて，アイスブレイクを図る．

3）指導内容

①母乳育児の勧め：母乳が赤ちゃんに最も安全で最も適切であることを小児科医として勧める（栄養，免疫，母子の絆）．

②アルコールとタバコ：胎児に悪影響があることを伝え，禁酒・禁煙（父親にも）を勧める．

③感染予防対策：手洗い・うがいの励行，動物や上の子どもの体液（便・唾液・尿）に注意すること，肉の加熱等を指導する．赤ちゃんとお母さんの感染予防対策5ヶ条（日本周産期・新生児医学会他）をプリントして渡すとよい（http://www.jspnm.com/topics/data/topics20130515A.pdf）．

④母子健康手帳の利用：最も信頼できる育児の情報であることを説明し，ゆっくり読んで利用するように指導する．

⑤新生児のスケジュール：新生児健診，ビタミンKの投与，新生児聴覚スクリーニング，新生児マススクリーニングなど，新生児の医学的なルーチンの検査や処置を説明する．

⑥新生児のケア：助産師と一緒に行いながら，自分の赤ちゃんをよく知りケアを主体的にできるように勧める．

⑦新生児の特徴：生理的体重減少，新生児黄疸などを説明する．出生後の疾病発症の可能性とその場合に小児科医が対応することも伝えておく．

⑧上の子どもへの対応：妊娠中から赤ちゃん返りがはじまることを伝え，1対1で愛情を注ぐ時間をもつように指導する．

4）質疑応答とメッセージ

質疑応答をした後，無事の出産を願うメッセージを伝えて終了とする．

5）ハイリスク妊婦のチェック

服装や表情や態度等から気になった妊婦は，訪問後に助産師と情報を共有する．対面しての印象は重要で，病歴等に加えて継続支援が必要な妊婦のスクリーニングとなりうる．

2. ミドルリスク児へのプレネイタルビジット

NICUやGCUがある周産期センターでは，早産をはじめとする様々なハイリスク児に対しては，分娩立ち会いの前に新生児科医が母親に会いに行くプレネイタルビジットがなされている．

一般の総合病院でも，ミドルリスク児（late preterm や双胎など）の分娩には小児科医が立ち会うので，事前に母体情報や妊娠経過等を把握したうえで母親の病室に出向いてプレネイタルビジットを行う．ローリスク児の場合と同様に，"わが子を診療してくれる医師や医療スタッフ"を知ってもらいラポールを築くことを主眼においてよい．

1）祝福とねぎらい

自己紹介し，妊娠への祝福を述べると同時に，母親に対してねぎらいの言葉をかける．

2）分娩立ち会いと入院する可能性

分娩の際に小児科医が立ち会い，必要があれば出生直後から対応すること，入院する可能性があること（高次医療機関へ搬送する可能性も）を説明する．

3）疾病や診療の説明

質問に応じる形で児の疾患や予想される診療について説明を行う．出生後に児の状況をふまえて詳しく説明することを伝える．

4）緊急帝王切開の場合

タイミングをみてわずかな時間でも声をかけ自己紹介をしておく．小児科医が分娩に立ち会うことを知ってもらうことで不安の軽減につながる．

文献

1）アメリカ小児科学会：出生（出産）前の来院．伊藤助雄（訳），育児指導ガイドライン．日本医事新報社，11-14，1992

2）日本医師会乳幼児保健検討委員会：出産前小児保健指導（プレネイタル・ビジット）事業 Q&A．日本医師会，2006 https://www.med.or.jp/kodomo/sqa.pdf

3）東保裕の介：ペリネイタルビジットからみた妊産婦ハイリスク事例スクリーニング．母子保健情報 67：51-57，2013

4）新津直輝：分娩前に果たすべき小児科医の役割．周産期医学 42：167-171，2012

［佐藤和夫］

第Ⅰ章　総　論

7 母親学級・両親学級

　母親学級・両親学級は，はじめて妊娠を経験している妊婦とその夫（あるいはパートナー）を対象として，妊娠分娩に向けた講義や実習を通じてグループで学ぶ場である．分娩施設で開催される他に，市区町村などでも行われる．母親学級・両親学級の目的は，妊娠中から分娩，出産後についての正しい知識を伝えて疑問や不安に答えることにあるが，親になる自覚を深め，仲間づくりなどの効果も期待している．

　施設により母親学級と両親学級とを内容により使いわけているところもあれば，すべてを含めて両親学級としているところもある．時期は，妊娠が確定して順調に経過してきた前期（20週前半）と30週を超えた後期の2回もしくは数回にわけて開催する．講師は助産師と産科医師，栄養士が分担して行うが，新生児科医師が加わることもある．

妊娠に伴う身体の変化

　女性にとって自分の身体のなかに新しい「いのち」が芽生えていることを知ることは，必ずしも喜びだけではない未知の体験であり，親になることへの不安を抱えている．妊娠するとホルモンの分泌に変化が生じ，今までの自分とは違う身体になっていくことを説明し，食事や体重管理などにも気をつけるよう指導する．夫（あるいはパートナー）にも理解してもらうことで，これからの妊娠期間を妻とともに歩むパートナーとしての自覚をもつ機会となる．

妊娠中に気をつけるべき症状

　突然の出血や腹痛は，妊娠初期であれば流産や子宮外妊娠の可能性，中期以降であれば切迫早産，常位胎盤早期剝離，前置胎盤からの出血など，適切な医療処置が必要な重大な合併症であるため，そのような症状があれば速やかに病院を受診

することを周知する．

仕事を続けるために

　妊娠が確定したら職場の上司に妊娠と予定日を告げて，出産休暇や育児休業などについても相談する必要がある．産前6週間・産後8週間の出産休暇は，労働基準法で保障されているが，その他，通勤時間や勤務時間など勤務軽減措置なども確保できる．

出産の準備

　後期の母親学級では入院に向けて持ち物や新生児用品の準備を説明する．具体的な準備をするなかで子どもが生まれる心構えができてくる．母親学級では陣痛の間のリラックス方法や呼吸法などを実際に練習する．無痛分娩や夫（あるいはパートナー）立ち会い分娩などの選択肢を検討して，自分自身の出産をどのようにしたいのかを具体的にイメージすることが必要となる．

　入院するタイミングについてはその施設なりの決まりごとに従うが，おおむね初産婦では規則的な痛み（陣痛）の間隔が10分間隔，経産婦では15分間隔になったら，分娩施設に連絡して入院する．破水や出血があったときも，病院に連絡して指示に従う．

新生児について

　新生児の生理について講義を受けて，人形で赤ちゃんの抱き方や，おむつ交換，沐浴練習などを体験することを通じて赤ちゃんのイメージをもてるようにする．男性もこのような体験を通じて父親になる実感が育っていく．母乳で育てる準備として乳首の手入れが必要であることなども，助産師が具体的に説明する．

事務手続き

1. 出産育児一時金の医療機関等への直接支払い制度

妊婦が加入している医療保険者に，分娩機関が妊婦に代わって出産育児一時金を請求することができる制度で，利用の申請を分娩予定機関に提出する．

2. 産科医療補償制度と登録

分娩に関連して発症した重度脳性麻痺児とその家族の経済的負担を速やかに補償するとともに，脳性麻痺発症の原因分析を行い，同じような事例の再発防止に資する情報を提供することなどにより，紛争の防止・早期解決および産科医療の質の向上を図ることを目的とする制度である（付録1参照）．本制度に加入している分娩機関では，妊産婦にこの制度の対象となることを示す「登録証」を交付し，必要事項を記入した「登録証」を母子健康手帳に挟み込むなどして，出産後5年間は大切に保管するよう説明する．

小児科医が母親学級・両親学級で話す場合のポイント

母親学級・両親学級での小児科医の役割は，出生前小児保健指導の一環であると考える．新生児・育児に関する正しい医学情報を提供することで，妊娠中から育児への心構えをもたせて育児不安の軽減を図ることが望まれる．

講義の範囲は出生直後から入院中の期間に加えて1か月健診までとして，新生児の生理や検査などについて解説する．母子健康手帳を参考にして説明するとよい．以下に話すポイントを列挙する．

①新生児は出生の瞬間から子宮外の生活に適応していく過程にあり，特に最初の数日は呼吸や栄養摂取について適応障害や病的な症状がみられることもあること．

②母乳が大切であることの医学的意義．

③ビタミンK投与による重篤な出血性疾患の予防や早期に診断・治療するため新生児マススクリーニングや新生児聴覚スクリーニング検査を実施すること．

④生理的黄疸についての説明と検査・治療の必要性について．

⑤新生児のケアについては，感染予防，保温，栄養が大切であること．

⑥新生児期は親子のふれあいを通じて愛着形成がなされていく大切な時期であり，そのために児を迎える環境と心の準備が大切であること．

⑦その他，出産後の小児科医の診察の予定を示し，退院後も2週間健診，1か月健診などの機会に新生児の健康と成長発達を見守っていくこと．

育児は母親が1人でできることではなく，周りの支援を得ることが必要であることも話す．家族の不安や質問にはその都度対応できることなどを説明する．

［渡辺とよ子］

第Ⅰ章 総 論

8 胎児の異常と母体搬送の適応

母体搬送の定義は昭和63年度厚生省「周産期医療をめぐる諸問題に関する研究班」（主任研究者：竹村 喬）の報告書での「母体搬送とは，母体・胎児管理を行うため，妊婦を高度医療機関に搬送することをいい，胎児医療と高度の母体管理の対象となる疾患を有する妊産婦（母体・胎児）の搬送と定義する．すなわち，母児の救命を目的に，必要な人員・設備をもつ医療機関への妊産婦（母体・胎児）の搬送を意味し，緊急時のみでなく非緊急時の搬送を含んだ概念である」が多く引用されており，実態を言い表している．

通常，母体搬送の最終決断を下すのは産科医であり，一般小児科医に判断を委ねられる状況は多くはない．しかし母体要因での搬送は産科医の領分であったとしても，胎児要因で出生後に検査治療やモニタリングを含む医療処置を必要とする可能性がある場合は，自施設で責任をもって提供できる新生児医療水準に鑑みて，必要なら毅然と母体搬送を提案すべきである．「生まれてから搬送すればよい」という安易な選択は児を危険に晒すのみならず無用な母子分離を強いることになるし，地域の周産期センターの負担も大きく誰の益にもならない．

施設により提供できる新生児医療水準は様々であり，すべてに適合する搬送基準の提示はできないため，本項では小児科常勤医不在の助産所/一般産科クリニックおよびNICU（新生児医療に特化したチーム）をもたず新生児医療に精通した小児科医が常時は不在の総合病院を想定した搬送適応を述べる．

● 病態別の母体搬送適応に関して

1. 多 胎

多胎分娩では母体リスクのみならず胎児においても早産/低出生体重の他，胎位異常，胎盤嵌頓，

縣鉤，娩出遅延，臍帯脱出，胎盤早期剝離など仮死のリスクは著しく高まる．分娩時には新生児蘇生に熟練したスタッフが胎児人数に相応して立ち会う必要があるため，多胎の診断がついた時点で周産期センターでの管理を検討するべきである[1]．品胎以上は早産低体重が必発であり周産期センターで管理されるべきである．

一絨毛膜性双胎では双胎間輸血症候群〔twin-to-twin transfusion syndrome：TTTS〕や一児胎児発育不全（selective FGR），双胎間羊水不均衡症（twin amniotic fluid discordance：TAFD）を発症しやすく，出生後は高度の新生児集中管理と退院後のフォローアップを必要とするため，外来紹介を含め周産期センターに母胎管理を委ねるべきである．その際レーザーによる胎内治療（fetoscopic laser photocoagulation：FLP）の適応を考え妊娠16週以降では1日も早い紹介が必要となる．

2. 切迫早産

妊娠22週以降から37週未満で頸管無力症，絨毛膜羊膜炎，前期破水などの切迫サインが認められ分娩進行が危ぶまれる妊婦はただちに周産期センターへの母体搬送を行い，妊娠の延長を図るとともに急な分娩に備えることを検討すべきである．

在胎34〜36週の児（late preterm児）は比較的予定日に近く出生体重も2kgを超えていることが多いため，出生時に仮死がなければ一見全身状態もよく，正期産児と同様の一般管理でよいように思われがちであるが，別章（**第Ⅷ章**）で述べるように高率に低血糖や無呼吸などの併発症がみられ出生後の慎重な対応が求められることに加え，外来においてもパリビズマブ（シナジス®）投与やフォローアップを必要とするため周産期センターでの管理が望ましい．

表1 臨床的絨毛膜羊膜炎診断の目安

1. 母体に38.0℃以上の発熱が認められ，かつ以下の4項目中1項目以上認める場合
   - 母体頻脈≧100/分
   - 子宮の圧痛
   - 腟分泌物/羊水の悪臭
   - 母体白血球数≧15,000/μL
2. 母体体温が38.0℃未満であっても，上記4項目すべて認める場合

〔Lieberman E, et al.: Intrapartum maternal fever and neonatal outcome. Pediatrics 105：8-13, 2000〕

表2 胎児・新生児溶血性疾患の原因になる抗D抗体以外の不規則抗体

重要	c, K, Ku, k, Js[b], Jk[a], Fy[a], Di[b], U, PP₁P[k] (p), anti-nonD(-D-)
可能性あり 高い	E, Kp[a], Kp[b], Js[a], Di[a], M
可能性あり 低い	C, C[W], e, Jk[b], Fy[b], S, s, LW, Jr[a]
関与しない	Le[a], Le[b], Lu[a], Lu[b], P₁, Xg[a]

〔日本産科婦人科学会・日本産婦人科医会（編）：CQ008-1（抗D抗体以外の）不規則抗体が発見された場合は？産婦人科診療ガイドライン−産科編2014．日本産科婦人科学会，36，2014〕

3. 胎児発育不全（FGR）

1）母体，臍帯胎盤因子など子宮内環境による発育不良

妊娠中は胎児well-beingが確認できなければ周産期センターでの管理を検討する．分娩においては予備能低下により仮死に陥るリスクが高いため，蘇生に熟練したスタッフの立ち会いが必要となる．また出生後は低血糖，低カルシウム血症，黄疸などのリスクが高いため，あらかじめ輸液を含めた対応ができる施設で管理すべきである．

2）胎児異常による発育不良

FGRが認められた場合，様々な先天異常が隠れている可能性がある．

超音波で確認できる形態異常だけでなく，体動異常や原因不明の羊水過少/過多など神経筋疾患や消化管異常，中枢神経異常などを疑わせる所見を認めた場合はあらかじめ周産期センターでの管理を考慮すべきである．

4. 臨床的絨毛膜羊膜炎

早産および胎児感染リスクを考慮し，診断時の在胎週数により分娩誘発を考慮する必要がある．また母体発熱（胎児高温環境）の場合，児の酸素需要量が増大して胎児機能不全（non reassuring fetal status：NRFS）に陥る可能性もあるため，通常よりも胎児モニタリングを慎重に行う必要がある[2]．以上のことより臨床的絨毛膜羊膜炎の診断（表1）[3]がついた場合は周産期センターでの管理が望ましい．

5. 血液型不適合妊娠（母体不規則抗体陽性）

母体の不規則抗体検査で胎児溶血を起こしうるIgG抗体（表2）が検出された場合は抗体価追跡や胎児貧血評価などを行い[4]，発症が少しでも疑われる場合は速やかに周産期センターに管理を委ねる．胎児期に異常がみられなくても出生後早発黄疸を呈する可能性がある．早発黄疸では，診断後迅速に交換輸血が必要な場合があるが，該当抗原陰性の適合血の準備には時間がかかるため黄疸症状確認後の搬送では治療が後手に回り，児に重篤な後遺症を残しうる．

6. 胎児機能不全（NRFS）

NRFSと判断された場合，胎児モニタリングの程度と出生後の児の状態は必ずしも一致しないことを念頭におき，周産期センターへの母体搬送を検討する．自施設での急速遂娩選択は重症新生児仮死への対応が可能であることを前提とするべきである．

臍帯脱出，臍帯下垂，常位胎盤早期剥離などでは重篤な低酸素性虚血性脳症が予測され急速遂娩と高度の新生児蘇生を要する．自院での緊急帝王切開対応状況，新生児医療レベル，搬送のリスク，地域の受け入れ施設状況を考慮して日頃から緊急時の施設対応マニュアルを作成しておく必要がある．

7. 母体疾患

一部の母体疾患においては疾患自体あるいは治療薬の影響で出生後の新生児に症状をもたらすものがある．母体疾患がコントロールされている場合でも児への影響を考慮して周産期センターへの紹介を検討する．

①糖尿病：出生後低血糖，多血，低カルシウム血症など（第Ⅲ章6 参照）．

②Basedow病：FGR，出生後数日以降に甲状腺機能亢進（第Ⅲ章2 参照）．

表3 新生児薬物離脱症候群を発症する可能性のある麻薬以外のおもな母体投与薬物および嗜好品等

1. 催眠・鎮静薬	1）バルビツール系薬物：バルビタール，フェノバルビタール，フェノバルビタールナトリウム，アモバルビタール，アモバルビタールナトリウム，ペントバルビタールカルシウム，ペントバルビタールナトリウム，チアミラールナトリウム，チオペンタールナトリウム 2）非バルビツール系薬物：フルニトラゼパム，ニトラゼパム，ブロモバレリル尿素
2. 抗てんかん薬	フェノバルビタール，フェニトイン，カルバマゼピン，バルプロ酸ナトリウム
3. 抗不安薬	クロルジアゼポキシド，ジアゼパム，メダゼパム
4. 向精神病薬	クロルプロマジン，ブロムペリドール
5. 抗うつ薬	ノルトリプチリン，イミプラミン，クロミプラミン，フルボキサミン，塩酸パロキセチン水和物，塩酸セルトラリン
6. 非麻薬性鎮痛薬	ペンタゾシン
7. 気管支拡張薬	テオフィリン
8. 嗜好品	アルコール，カフェイン

〔日本小児科学会・日本未熟児新生児学会マニュアル作成委員会，他：重篤副作用疾患別対応マニュアル 新生児薬物離脱症候群．平成22年3月，厚生労働省〕

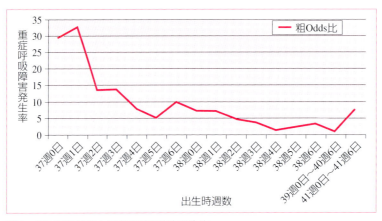

図1　出生時週数による重篤呼吸障害発生率
39週0日〜40週6日出生の帝王切開児の呼吸障害発生率を1とした場合のOdds比
〔Terada K, et al.：Timing of elective cesarean singleton delivery and neonatal respiratory outcomes at a Japanese perinatal center. J Nippon Med Sch 81：285-2888, 2014をもとに作図〕

③特発性血小板減少性紫斑病（idiopathic thrombocytopenic purpura：ITP）：出生時に新生児血小板減少症（第Ⅲ章1参照）．

④抗精神病薬，抗うつ薬，抗てんかん薬等内服：薬物による直接症状と離脱症状[5]（**表3**）．フェノバルビタール，フェニトイン，カルバマゼピンではビタミンK欠乏による凝固障害が起きることがあり要注意．

⑤自己免疫疾患〔全身性エリテマトーデス（systemic lupus erythematosus：SLE）〕：FGR，早産，血小板減少，房室ブロック，皮膚紅斑．

8. 帝王切開後の呼吸不全

帝王切開既往母体や胎児骨盤位などに対する予定帝王切開では娩出時在胎週数が早いほど児の重篤な呼吸障害発生率が上昇し，たとえば37週台での娩出は予定日前後での娩出に比べて10倍以上の発症率となるという報告もある[6]（**図1**）．たとえ予定帝王切開であっても十分な新生児診療のバックアップのない環境での38週未満の娩出は注意を要する．

母体搬送のリスク

仮に胎児要因での母体搬送が望ましいと判断されても以下の状況では，搬送自体が母子双方に危険をもたらしうる．

①母体ショックなど母親が搬送に耐えられない

状況にある場合.

②母体急変や車中分娩に対応できる専門職が患者に付き添えない場合.

③分娩が差し迫っており,救急車内での分娩が危惧される場合.

緊急母体搬送を回避し,ゆとりをもった事前紹介が望ましいが,やむを得ない場合は母体搬送でなく周産期センターに連絡して新生児科医の分娩立ち会い(出生後ではなく)を要請する.

◎おわりに

分娩施設で勤務する小児科医は児に必要な医療的ケアを自施設で提供できるか否かを判断して母体搬送決定に積極的に関与しなければならない.

気管挿管・胸骨圧迫・薬物投与まで含めた新生児蘇生,サーファクタント投与まで含めた早産児の初期治療,超音波などによる心血管系の評価,終日呼吸循環連続モニタリング,血糖電解質管理および輸液療法,交換輸血まで含めた早発黄疸への対応などが可能か否かを医師だけでなく看護師,臨床検査技師,薬剤師など多職種で検討して施設としての搬送基準をあらかじめ策定しておく必要がある.

文献

1) 田村正徳(監修):第6章講習会講義資料.日本版救急蘇生ガイドライン2010に基づく新生児蘇生法テキスト.改訂第2版,メジカルビュー社,122,2010
2) Lencki SG, et al.:Maternal and umbilical cord serum interleukin levels in preterm labor with clinical chorio-amnionitis. Am J Obstet Gynecol 170:1345-1351, 1994
3) Lieberman E, et al.:Intrapartum maternal fever and neonatal outcome. Pediatrics 105:8-13, 2000
4) 日本産科婦人科学会・日本産婦人科医会(編):CQ008-1(抗D抗体以外の)不規則抗体が発見された場合は?産婦人科診療ガイドライン-産科編2014.日本産科婦人科学会,36,2014
5) 日本小児科学会・日本未熟児新生児学会マニュアル作成委員会,他:重篤副作用疾患別対応マニュアル 新生児薬物離脱症候群.平成22年3月,厚生労働省
6) Terada K, et al.:Timing of elective cesarean singleton delivery and neonatal respiratory outcomes at a Japanese perinatal center. J Nippon Med Sch 81:285-288, 2014

[大木 茂]

第Ⅰ章　総　論

9 出生前診断への対応

　出生前診断とは，胎児の遺伝学的，生化学的，および生理学的情報を得ることである．方法として，胎児への身体的負荷を伴う侵襲的検査（着床前診断，絨毛採取，羊水穿刺，臍帯穿刺）と，伴わない非侵襲的検査（超音波検査，母体血清マーカー検査）に大別される．最近臨床研究として運用が開始された母体血中 cell-free 胎児 DNA を用いた無侵襲的胎児遺伝学的検査（non-invasive prenatal screening testing：NIPT）も非侵襲的検査に分類される．また，目的として，児への適切な治療・管理を目的として行われる場合，人工妊娠中絶を視野に入れて行われる場合がある[1]．本項では，新生児ケアにおける，出生前診断との向き合い方について，より繊細な対応が求められる後者の場合を中心に述べる．

人工妊娠中絶を視野に入れて行われる出生前診断

1. 対象による分類

　遺伝関連学会 10 学会による遺伝学的検査に関するガイドラインには，人工妊娠中絶を視野に入れて行われる侵襲的方法を用いた確定診断としての出生前診断の適応を**表1**のように定めている．なお，「新生児期もしくは小児期に発症する重篤な」疾患とはどのような疾患を示すかであるが，日本の出生前診断の現場では，小児期に生命にかかわる可能性が極めて高い場合，中等度以上の知的障害が生じる可能性が極めて高い場合，としている施設が多いと思われる．

1）特定の疾患の家族歴があって行われる場合

　胎児の染色体検査（G 分染法）が考慮される状況として，①習慣流産や家族内に不均衡型染色体構造異常をもつ患者がいることをきっかけに夫婦の染色体検査が行われ，その結果として夫婦いずれかが染色体均衡型構造異常を有することがわかっ

表1　遺伝関連 10 学会による遺伝学的検査に関するガイドライン

- ・夫婦のいずれかが，染色体異常の保因者である場合
- ・染色体異常症に罹患した児を妊娠，分娩した既往を有する場合
- ・高齢妊娠の場合
- ・妊婦が新生児期もしくは小児期に発症する重篤な X 連鎖遺伝病のヘテロ接合体の場合
- ・夫婦のいずれもが，新生児期もしくは小児期に発症する重篤な常染色体劣性遺伝病のヘテロ接合体の場合
- ・夫婦のいずれかが，新生児期もしくは小児期に発症する重篤な常染色体優性遺伝病のヘテロ接合体の場合
- ・その他，胎児が重篤な疾患に罹患する可能性のある場合

〔http://jshg.jp/resource/data/10academies.pdf〕

ている場合（均衡型相互転座など），②前児が何らかの染色体異常を有する場合（トリソミー型 Down 症候群など）がある．胎児の遺伝子検査が考慮されるのは，前児を含め家族内に何らかの遺伝子変異による疾患があることがわかっている場合であり，X 連鎖遺伝または常染色体劣性遺伝の重篤な先天代謝異常症，奇形症候群，神経筋疾患など，また常染色体優性遺伝の疾患として筋強直性ジストロフィー（前児が重篤な先天型で，母親が古典型である場合など）などがある．重要なことは，治療法の進歩により，対象疾患は変わりうることである．従来，進行性多臓器障害による生命予後不良の観点から出生前診断が考慮されることがあった Fabry 病は，酵素補充療法の開発・実用化により現在は対象疾患とはいえないであろう．また，従来は，呼吸不全や心不全による生命予後不良の観点から出生前診断が考慮されることがあった Duchenne 型筋ジストロフィーにおいても，呼吸・循環管理法といった日常ケアの進歩お

および病態に基づく様々な治療法の開発・実用化（遺伝子治療など）により対象疾患となりうるかは再検討すべき局面にあるだろう．

2）一般的なリスクに基づいて行われる場合

特段の家族歴がない場合でも，高齢妊娠や胎児のリスク（母体血清マーカーでハイリスク，NIPT陽性，超音波検査異常など）に基づいて行われ，基本的には羊水細胞を用いた染色体検査（G分染法）による出生前診断が考慮される．

2. 検査の侵襲性による分類

1）侵襲的検査

a. 羊水検査

妊娠15〜17週に超音波ガイド下に腹部を穿刺して羊水を採取し，これを用いて染色体検査などの遺伝学的検査を行うものである．現在の日本における最も一般的な侵襲的出生前確定診断法である．穿刺に伴う破水，感染，出血などの合併症により流産するリスクは0.3％程度とされている．妊婦年齢が上昇すると，Down症候群（一般頻度1/600〜1,000人），13トリソミー（1/5,000〜12,000人），18トリソミー（1/3,500〜8,500人）など染色体異数性異常をもつ児を授かる確率が漸増する．35歳の妊婦がDown症候群児を授かる確率が0.3％程度になることから，35歳以上を羊水検査に基づく出生前診断が考慮される「高齢妊娠」とするのが一般的である．

b. 絨毛検査

妊娠10〜14週に超音波ガイド下に腹部または子宮頸管を穿刺し，胎盤絨毛を採取する．早い週数に実施でき，DNAを多く採取できることから，特定の遺伝子疾患の家族歴を有する場合の出生前診断において特に有用である．他方，国内では実施施設が限られていること，穿刺に伴う流産率が0.5〜1％と高いこと，胎盤絨毛に限局したモザイクの存在により慎重な判定を要する場合があること，といった留意点がある[2]．

c. 着床前診断

体外受精（*in vitro* fertilization：IVF）で発生した胚の一部を採取するものである．特定の遺伝子疾患または染色体異常症の家族歴を有する場合の出生前診断および夫婦どちらかの染色体均衡型構造異常に起因する習慣流産の場合に考慮される．

非罹患胚のみを戻すことから人工妊娠中絶または罹患胚であることに起因する自然流産がないというのが最大の利点である．他方，留意点として，自然妊娠可能な夫婦である場合に，IVFに伴う妊娠率の低下があること（この結果，習慣流産を適応とする場合に，最終的に染色体不均衡型構造異常をもたない児を授かる確率は自然妊娠と着床前診断とで明らかな差はないとされている[3]），日本においては実施施設が限られていること（施設内および日本産科婦人科学会の倫理審査を経て行われている），などがある．

2）非侵襲的検査

a. 超音波

人工妊娠中絶を視野に入れて行われる胎児の先天性疾患（染色体異常症など）の超音波によるスクリーニングは「遺伝学的超音波検査」ともよばれ，一般的な妊婦健診で行われる超音波とは異質のものである．NT（nuchal translucency）のみの計測，NTと母体血清マーカーとの組み合わせ検査，NTと他の超音波マーカー（鼻骨，三尖弁逆流，静脈管血流，胎児心拍数など）との組み合わせ（first trimester screening：FTS），さらには詳細な形態学的診断に基づくシステマティックな検査を加えたものなど様々な段階がある[4]．施設により実施できる内容は異なるが，いずれの場合も夫婦の希望に基づき，十分な検査前説明の後に行われること，その後のフォロー体制（遺伝カウンセリング，侵襲的検査）が充実していることが必須である．35歳の妊婦において，Down症候群に関するFTSの陽性的中率は7％程度，陰性的中率はほぼ100％とされる[5]．

b. 母体血清マーカー

妊娠第2三半期に行われる母体血清中のAFP，hCG，非結合型エストリオール（またはfree β-hCG），インヒビンA（以上4項目を含むものをクアトロテスト，インヒビンAを除く3項目を含むものをトリプルマーカーとよぶ）と母体年齢，妊娠週数，体重，家族歴，インスリン依存性糖尿病の有無を加えて，Down症候群，18トリソミー，開放性神経管奇形（二分脊椎，無脳症）のリスクを算出するものである．35歳の妊婦において，Down症候群に関するクアトロテストの陽性的中率は

3%程度,陰性的中率はほぼ100%とされる.さらに,FTSに母体血清 free β-hCG と PAPP-A 測定を加えたもの(コンバインド検査)での陽性的中率は13%程度に上昇する[5].

c. NIPT

母体血中に存在する cell-free DNA のうち 3~6% は胎児由来であることを利用した胎児遺伝学的スクリーニングであり,現時点での対象は Down 症候群,13トリソミー,18トリソミーである.母体由来 cell-free DNA が大半を占めるなかで,胎児における特定の染色体数増加の検出を可能にしたのは次世代シーケンス(massively parallel sequencing)などゲノム解析技術の進歩である.母体血中に短い断片として存在する cell-free DNA の塩基配列を一挙に解読し,どの染色体部分由来かを決定していくことで,染色体コピー数異常を測定するという原理である[1].陰性と判定された場合,Down 症候群,13トリソミー,18トリソミーでない確率(陰性的中率)は極めて高いが,陽性と判定された場合に実際に罹患する確率は一般頻度に依存し,様々である[6].したがって,羊水染色体検査による確定診断が必要である.2013年4月,遺伝カウンセリングに関する臨床研究として国内導入されて以降,2万人を超える妊婦が本検査を受けている.NIPT の本質は,母体血中胎児 DNA を用いるという「非侵襲性・簡便性」と次世代シーケンス法による膨大な塩基配列情報収集という「網羅性」に集約される.「非侵襲性・簡便性」は,羊水・絨毛採取における流産リスクを回避できるという利点がある反面,ハイリスクでない全妊婦が対象となりうるという留意点もある.「網羅性」は,様々な疾患への不安に応えられる反面,いずれあらゆる遺伝性疾患が対象となりうる(染色体異常症,染色体微細構造異常症,単一遺伝子疾患)という留意点もある.さらに,国内の研究室や検査会社で再現できない繊細な技術に頼ることの危うさ,国内導入を不可避とし実施を急いだことや検査自体の本質的問題の議論が不十分なまま遺伝カウンセリングに関する臨床研究と位置づけて導入したことへの違和感,国民の究極の個人情報であり財産ともいえる DNA が全塩基配列情報とともに大量に海外営利企業に流出した

ことへの懸念など,本検査の包含する問題点はいまだ少なくない[7~9].

3. 人工妊娠中絶の日本における位置づけ

そもそも日本の法律上,胎児適応の人工妊娠中絶は許容されていない.重篤な遺伝性・先天性疾患や障害をもつ児の養育が母体の「身体的又は経済的理由により母体の健康を著しく害するおそれのある状態」とみなされることにより,行われているのが現状である.すなわち胎児条項はなく,胎児の疾患や障害は直接的な理由にならない.

新生児ケアの視点から出生前診断のあるべき姿とは

筆者は,元新生児科医,現在は遺伝医療,療育的支援,また地域小児保健活動に携わる小児科医であるが,2003年度から信州大学医学部附属病院(当院)において羊水検査を軸とした出生前診断に遺伝カウンセリングの立場でかかわってきた.こうした地域周産期医療の一環としての出生前遺伝カウンセリングの特殊性は,夫婦そして生まれた子どもは同じ地域に住むため,その心身の健康にも関与し続けることになる点である.実際,高齢妊娠で出生前遺伝カウンセリングを行い,羊水染色体検査が行われ,正常核型と伝えられたケースのなかでも,出生児が染色体微細欠失症候群や自閉症スペクトラム障害をもち,児そして家族のフォローを継続していることもある.

現在当院では,院内産科または地域産婦人科医院から出生前診断を希望し紹介された妊婦に対して,臨床遺伝専門医と認定遺伝カウンセラーによる遺伝カウンセリングを行っている.まず1時間半程度,認定遺伝カウンセラー単独で対応し,じっくり経緯や家系情報を聴取し,ここに至る思いを傾聴し,本当はどうしたいのか夫婦ごとの「物語り」を紡ぎ出していくとともに,一通りの情報提供を行う.本当は出生前診断を受けずにどんな児でも出産したいが,夫や親族のプレッシャーで受検を希望するに至ったことを語りはじめる妊婦も少なくない.その後,臨床遺伝専門医(筆者)を交えて後悔のない選択をしていただくためのdiscussion time を1時間程度設けている.夫婦ごとに必要な情報は繰り返し,詳しくわかりやす

く提供するとともに，夫婦が様々な角度から検討してみるためのきっかけとなる話し合いを心がけている[7〜9]．こうした検査前の遺伝カウンセリングにより，夫婦の約半分は羊水検査を受けないことに決めているのが現状である．受けることを選択した夫婦も，しないことを選択した夫婦も，それぞれに不安はあり，認定遺伝カウンセラーがフォローする体制としている．このような対応は，スタッフにとって小さい負荷ではないが，出生前診断を受けるしかないと追い詰められた表情で受診した夫婦が，短期間のうちに胎児を強く意識し，愛おしく思うようになり，親になっていく様をつぶさにみることができ，深い充実感を得られるプロセスでもある．その意味で，妊婦の視点だけでなく，胎児の視点ももった出生前遺伝カウンセリングは，新生児ケアにスムーズにつながるものといえるだろう．

◎おわりに

今後，NIPTの浸透とともに，出生前診断を受ける夫婦は増えるかもしれない．しかしながら，少なくともこれまでは，児の側に立った議論，すなわち新生児〜小児ケアを視野に入れた議論はなかったように思われる．新生児ケアにおいて重要な局面と思われるのは，出生前遺伝学的検査で検出できない遺伝性・先天性疾患をもつ児を授かった夫婦，出生前診断を受けずに検出可能な疾患（Down症候群など）をもつ児を授かった夫婦，また検出可能な疾患との出生前診断を受けたうえで妊娠継続し児を授かった夫婦への対応であり，特段の配慮が求められるだろう．

出生前診断それ自体は，基本的に産科診療のなかで行われており，特に人工妊娠中絶を視野に入れて実施される場合，その対応は極めて繊細で専門的なものである．この場面において，一般小児科医が直接的に参加することは想定されにくい．通常，臨床遺伝専門医の資格をもち，出生前診断および遺伝性・先天性疾患児への診療に関してトレーニングを受けた者が，産科医とともに対応していくことになる．しかしながら，こうした出生前診断に関連した出生後の新生児ケアの局面において，一般小児科医のはたす役割は極めて大きい

と思われる．たとえば，高齢妊娠でDown症候群児を授かった夫婦に対して，最初にコンタクトをとる医師は通常一般小児科医である．そこでは，何よりも，児をていねいに診察し，適切な医療を提示するとともに，自然な形で，児の誕生を祝福し，両親をねぎらう言葉や態度をもって接したいものである．その思いを想像すれば，羊水染色体検査やNIPTを検討したか，なぜ受けなかったかをたずねることの無意味さ，無神経さは容易に察することができることであろう．信頼関係ができ，妊娠中の葛藤をぽつりぽつりと話してくれるようになったら，どのような気持ちで過ごしていたか聞くことができるかもしれない．そうした段階になったら，「赤ちゃんを選ばないことを選んだ」勇気に対して，敬意やねぎらいの言葉，また児に代わっての感謝の言葉をかけたいと自然に思う時期がくるかもしれない．そういうやりとりをすることがなかったとしても，両親は，病気や障害をもつわが子を最初に無条件で受け入れたかけがえのない存在として，その医師を生涯忘れることはないであろう．

NIPTを含めた出生前診断は妊婦の「不安」を軽減するための選択肢とされるが，今後さらなる技術革新により，多数の遺伝性・先天性疾患や障害を網羅的にスクリーニングすることが可能になったとして，それが真の「不安」対策になるかは疑問である．どんなに重い障害や疾患をもっていても，児の健康状態を改善させるための最善の医療が施され，医療・福祉制度としても保護され，そして何よりその誕生が祝福され，出産した母親と支えた父親の労がねぎらわれる，こうした社会づくりによる両親のエンパワーメントこそが究極の「不安」対策といえないか[7,10]．新生児ケアにかかわる医療者は，妊婦や児にとって真に温かい社会とはどのようなものか，また遺伝性・先天性疾患を取り巻く近未来の社会のあるべき姿について，考え続ける必要があるだろう．

文献

1) 古庄知己：新生児領域における出生前診断の進歩．Fetal Neonatal Medicine 4：130-135, 2012
2) 鈴森伸宏：目でみる出生前診断 羊水・絨毛検査．周産期医学 45：679-682, 2015

3) Ikuma S, et al. : Preimplantation Genetic Diagnosis and Natural Conception : A Comparison of Live Birth Rates in Patients with Recurrent Pregnancy Loss Associated with Translocation. Plos One 10 : e0129958, 2015

4) 夫　律子 : 目でみる出生前診断　超音波診断(11〜13週). 周産期医学 45 : 663-669, 2015

5) 赤石理奈, 他 : 目でみる出生前診断　母体血清マーカーテスト(クアトロテスト), コンバインド検査(NT＋血清マーカー). 周産期医学 45 : 670-672, 2015

6) 古庄知己 : 出生前診断, 信州の進むべき道は? 〜新型出生前診断時代を迎えて〜. 長野医報 634 : 21-28, 2014

7) 古庄知己 : 信州大学医学部附属病院遺伝子診療部の取り組み〜小児科出身の臨床遺伝科医として思うこと. 日本遺伝カウンセリング学会誌 35 : 15-26, 2014

8) 古庄知己 : 親の立場から, 子どもの立場から①染色体疾患の出生前診断をめぐって. 増井　徹, 他(編), こころの科学「遺伝子診断の未来と罠」. 日本評論社, 108-113, 2014

9) 古庄知己 : 安心して出産し, 子育てできる地域社会をめざして〜新型出生前診断時代の一考察〜. 松本市医師会報 559 : 4-11, 2014

10) 古庄知己 : 18 トリソミー児の調査を通じて. ネオネイタルケア 26 : 445-445, 2013

[古庄知己]

第Ⅰ章 総論

10 周産期からの虐待予防

　子ども虐待件数は毎年増加しており，2014年は88,931件であった．虐待死亡の約45％は0歳児であり，0か月が約20％である．また死亡は防げても，身体的，精神的に重篤な後遺症を残す危険性がある．また年長児の虐待の源はほとんど乳児期にある．虐待はどうしても妊娠中から予防しなくてはならない．

　親子または，治療者と心に混乱を抱えた母とのかかわりの原点は，言語の世界でなく，お互いの心のなかを何となく感じ合う，心の奥底の響き合い（間主観性）の世界である[1,2]．

周産期・乳幼児期における父母の子育ての混乱

　以下の混乱があると胎児虐待，乳幼児虐待になる危険性がある．

　①父母（以下，母と略す）は自分が子ども時代に自分の親からどのように育てられたか，子ども時代に子守りをしたか，人形遊び・ままごと遊びをし，空想の世界で母親業をしたかなどが体に浸み込み，心のなかで物語をつくり，心の図書館に溜めている．その物語が表象であり，物語集が表象世界である[3]．虐待など受け，いまだに癒されていない子ども時代のトラウマ表象をもっている母は，気分の悪いうえに，胎児・乳幼児に気持ちが集中し，どのように接してよいかわからなくなると，自分の子ども時代のトラウマ表象が無意識のうちに浮上し，混乱が起こり，自分が受けたと同じように，胎児虐待，乳幼児虐待になる危険性がある（世代間伝達）[3,4]．

　②現在何かトラブルを抱えている．

　a）親として未成熟，b）父の非協力，c）家族内での不和，d）経済的困窮，e）本人の病気，f）家族の病気，g）子どもの病気・手のかかる子ども，h）望まない妊娠，i）不妊症治療，j）職場・隣近所との不和，k）相談相手がいない．

　基本に間主観的支援がない．

周産期虐待予防チェックリストとリスクを有する妊婦

　以上を考慮してチェックリスト（**表1**）[5]を作成した．

　母の現在の身体的，社会的リスク，生れてくる児に対する気持ち，子ども時代の遊び，親子関係，甘え等を通して表象世界，トラウマ表象を探っている．筆者らの調査ではリスク妊婦は約11％だった．

チェックリスト使用方法

　①病院初診時助産師・看護師が，妊娠届け提出時保健師が対応し，妊婦に記入してもらう．

　②最初にお祝いをいう．返事のみではなく，表情，仕草等をそれとなく観察する．笑顔での返事だと安心だが，返事がない妊婦，顔が暗くなる妊婦，アンケート記入を拒否する妊婦には要注意．アンケートで異常がなくても，表情，仕草から異常がみつかることもある．出産を拒否する妊婦はその心の状態を探る．

　③リスク妊婦に対して，産婦人科医院と保健師が連携し，妊娠中から継続して温かい支援をする．

母介入時の要点

1. 支援者の姿勢

　①小児科医の役目：初産妊婦が「出産に対する不安，出産準備の相談はドクターにはしにくい．看護師，助産師だと気楽に何でも話せる」といった．

　小児科医はまず産科医とよく連絡をとり，妊娠経過を頭に入れる．受付職員，看護師，助産師が感じた印象を聞く．気になる言動の裏には心があ

表1　妊娠届アンケートマニュアル

アンケート項目	意味づけ
A．今回の妊娠について 　1．重度のつわり　2．流産/早産のおそれ　3．貧血 　4．妊娠高血圧症候群(妊娠中毒症)　5．体重増加 　6．現在治療中の病気　7．不妊治療　8．その他	・温かい支えがないと，精神的混乱になる危険性がある ・不妊治療での妊娠では過剰な精神的負担になりやすい
B．過去の妊娠・出産の状況についてお尋ねします 　1．今回がはじめての妊娠 　2．今までの妊娠・出産ともに異常なかった 　3．子どもの体重が 2,000 g 未満　4．流産/死産 　5．切迫早/流産　6．妊娠高血圧症候群(妊娠中毒症) 　7．Rh 不適合　8．不妊治療　9．帝王切開　10．その他	・過去の異常経過が今の不安に直結することがある
C．嗜好品(たばこ・アルコール) 　□たばこ　→　1．吸わない　2．吸う　3．やめた 　□アルコール　→　1．飲まない　2．飲む　3．やめた	・胎児性アルコール症候群：特異な顔貌，成長障害，精神発達遅滞 ・やめないのは，胎児虐待ともいえる
D．出産前後に里帰りを予定していますか 　1．いいえ　2．はい	・「いいえ」の場合，手助けしてくれる他の人がいるか
E．今回の妊娠についてどう思いますか 　1．うれしい　2．ややうれしい　3．どちらともいえない 　4．ややうれしくない　5．うれしくない	・望んだ妊娠かどうか
F．いやに暗い気持ちになったり，何もする気がしなくなったりすることはありませんか 　1．ある　2．ときどきある　3．以前あった　4．なし	・うつ病，産後うつの危険性
G．最近，身近な人を亡くされた経験はありませんか 　1．ない　2．ある(どなたですか)	・大切な人を亡くした悲しみを乗り越えているか ・子どもが死ぬのではないかという異常な不安
H．あなたが悩んでいるときに相談できる人や機関はありますか 　1．夫　2．実父母　3．義父母　4．兄弟姉妹　5．近所の人 　6．産科の病院　7．保育所・幼稚園　8．友人　9．保健師 　10．電話相談　11．インターネット　12．その他 　13．誰もいない	・インターネットには種々雑多な情報が沢山あり，混乱を起こす危険性がある．また一番大切な人と人の心の響きあいのもとで，支えられる温い人間性がない
I．家事，育児などに対する夫，家族の協力 　1．十分ある　2．ときどきある　3．あまりない　4．全くなし 　5．夫不在	・今の協力体制による母の満足感をみる ・母が安心して育児ができるかどうかは，安定した環境と夫をはじめとした，家族の支援・協力を実感しているか否かにかかわる ・不安定な婚姻関係や家族構成は，母の安心感が確保しにくいと考えられ，リスクが高い
J．夫とお腹の赤ちゃんのことを話しあいますか 　1．よく話しあう　2．ときどき話しあう　3．あまり話さない 　4．全く話さない	・夫からの心理的な支えを探る
K．現在，子どもさんがいる方へ：兄/姉についてどうですか 　1．かわいい　2．ときどきうるさくなる　3．かわいくない	・兄/姉自身の問題もあるが，不適切なかかわりから，情緒，行動面の問題が予測されることもある
L．夫と上の子どもさんのことを 　1．よく話しあう　2．ときどき話しあう　3．あまり話さない 　4．全く話さない	・兄/姉に対する虐待がみつかることがある ・連れ子で再婚した場合，兄/姉を排除しようとすることがある
M．生まれた後，育児を楽しめると思いますか 　1．思う　2．やや思う　3．どちらともいえない　4．思わない	・温かい赤ちゃん表象をもっているか
N．産後，気楽に手助けしてくれる人がいますか 　1．いない　2．いる(どなたですか)	・実際に手助けしてくれる人の有無，母のバックアップ体制は

（次ページにつづく）

表1 妊婦届アンケートマニュアル(つづき)

アンケート項目	意味づけ
O. 今心配なことはありますか 　1) なし 　2) あり　1. 経済的なこと　2. 出産に関すること 　　　　　3. お腹の子どものこと　4. 上の子どものこと 　　　　　5. 夫との関係　6. あなたの父母のこと 　　　　　7. 夫の父母のこと 　　　　　8. 隣近所, 親族との付き合い方 　　　　　9. ご自身の身体面について 　　　　　10. ご自身の精神面について　11. 仕事のこと 　　　　　12. その他	・妊娠中は些細なことでも心配になり, 子育て混乱になる
◆よろしければ, あなた自身の子どもの頃についてもお聞かせください	
P. 子どもの頃, あなたは"甘えん坊"でしたか 　1. はい　2. あまり甘えなかった　3. 甘えなかった	・甘えは世代間伝達される. 甘えた経験のない人は甘え受容がむずかしい. 幻想的乳児像
Q. 子どもの頃, 　1. 楽しかった　2. 楽しくなかった　3. 忘れた 　4. 思い出したくない　5. 兄弟姉妹と一緒によく遊んだ 　6. 子守をよくした　7. 友だちとよく遊んだ 　8. ままごと遊びをよくした　9. 人形遊びをよくした 　10. その他	・甘えた経験のない母は間主観的かかわりが難しく, 子育て混乱, 虐待になる危険性がある ・"甘えた経験がない"という言葉の裏に被虐待が隠れていることがある ・"よく遊んだ"場合, 間主観的感性は磨かれていることが多く, 人とのかかわりをつくる能力は発達し, 親から甘えで満たされなくても, 遊び相手から甘え感覚を満たされていることが多い. 空想的乳児像
R. あなたの父母は, 　1. 甘えを受け入れてくれた　2. よく遊んでくれた 　3. やさしかった　4. 怖かった　5. きびしかった 　6. 仕事が忙しくてあまり一緒に遊ぶことはなかった 　7. あまり遊んだ記憶がない 　8. 幼い頃に父母が亡くなったまたは離れて暮らした 　9. 父母以外の人に育てられた	・甘え, 遊びを通して子ども時代温かく伸び伸びした心をつくったか, 心に傷を受けていないかを探る
S. 子どもの頃, あなたの夫は"甘えん坊"でしたか. 　1. はい　2. あまり甘えるほうではなかった 　3. 甘えるほうではなかった	・甘えた経験のない父は子育て混乱, 虐待になる危険性がある. 幻想的乳児像

〔澤田　敬:子育て混乱父母に対する子育て支援-虐待予防の試み-. 周産期医学 31:821-825, 2001 より一部改変〕

る. 子ども時代からの表象世界を探り, 今何か辛いことや不安なことをもっていないかを探りながら, 話を聞く. 原則として指導でなく, 支援をする.

忙しい小児科医は, 母が満足するようにゆったりと話が聞けない. 気になる点を看護師, 助産師に伝える.「気になることがあれば, 帰りに看護師や助産師に遠慮なく, 何でも聞いて下さいね」と看護師, 助産師にバトンタッチをする.

スタッフに, 出産時の不安をしっかりと受容できるのは, 医師より看護師, 助産師, 心理士がよいことを納得してもらう. 看護師, 助産師も不安になることが多い. 医師, 心理士は理論的裏づけをし, スーパーバイザーの役目をする.

②混乱している母から人生について見習う姿勢が大切である(間主観的かかわり).

③ほっとする雰囲気で包み込む(holding, Winnicott). お化粧, 衣服, 買い物等の雑談を大切にする. そっと寄り添い, 指導やお説教でなく支援をする. "里帰りお産時のやさしいおばあちゃん的かかわり"をする.

④母の辛かった過去, 現在の話をよく聞く(表象世界を探る).

⑤同一化・共感:母の話を十分に傾聴する. 母の立場に自分をおき, 母の心を感じてみる(自分だったら, 家の子だったら……). 言葉で表現できない心の奥底の響きあい(間主観性)を大切にする.

⑥母の心を察し, 母にそっと寄り添い, 優しさ,

温かさ，熱意，真心で，刻々と変化する状況にピッタリとあった共感的対応，連続した心の響きあいで，温かく支える[6]．

最良の母親支援とは，Lieberman, Stern は"修正愛着体験"だと述べており[3]，Wallin は赤ちゃんを育てているお母さんの役割と同じだと述べている[2]．非言語的な信頼関係の世界，間主観性の世界であり，甘えの世界ではないか．

母は支援者に全面的な信頼関係ができると，徐々に母自身の過去の辛かったこと，現在の辛いことについて話しだす．時には「お母さんは子ども時代甘えん坊でしたか？　お母さんのお父さん・お母さんはどのような人でしたか？」などと探りを入れる．質問の答えを強引に引き出そうとしてはいけない．母の話しをねぎらいの言葉でしっかりと受け止めると，母は今まで経験していない温かさを感じ，辛かったトラウマ的な表象世界を温かい表象世界に作り変え，子育て混乱は修復され，赤ちゃんを温かく受容できるようになる．

⑦"すべてを忘れて子どもとの世界を楽しめる"ように支援をする．「この子は本当にかわいい」と思っている母は，自分の赤ちゃん時代の温かい表象が浮上し，赤ちゃんとの世界に没頭し(Winnicott)，赤ちゃんの仕草に一喜一憂をして，心の響きあい，音楽的な響きあいの世界に入る(Malloch)．母子は響きあった心で，響きあった行動をとり(情動調律, Stern)，子ども時代からのトラウマ的表象をもっている母も，子どもとの温かい関係の快さを取り入れ，温かい表象に作り変える．

2. 母介入

①妊娠中：ⅰ）妊娠に対する皆からの祝福，ⅱ）家族全員に胎児超音波で胎児の仕草，かわいさ，成長をみせ，母をはじめ家族全員に，この子はかわいいという感覚を育てる，ⅲ）家庭では家族全員で胎動を見，触れ，赤ちゃん誕生を話題にする，ⅳ）母入院中子どもも含め家族の面会は自由にする．母が「この子に恵まれてよかった」という心境で出産を迎えることができるように支援する．

②分娩室で：出産時は母の期待と，不安がピークに達する．母の意向をよく聞き，父を主に祖母，兄・姉も含めた家族の立ち会い分娩をする．母を主にした，家族，病院スタッフ全員の間主観的響きあいが起こる．出産直後，胎脂のついたままの児を母に抱っこさせる．出産後家族全員が母を祝福する．母を支える人がいない場合，保健師が付き添い，時には分娩に立ち会う．

③出産後病室で：母子同室，母乳保育を勧める．母乳哺育ができない場合は原因を探って援助し，強制してはいけない．

母に児の反応をみせる．児は子宮内同様の丸くなる姿勢で抱っこすると，沐浴でお湯のなかに入れると安心しきった顔をする．子宮内の安心感覚が浮上するのだろう．目と目をあわせて話しかけると目をみつめてくる．話しかけは言葉そのものではなく，言葉のもつ音楽性である(Malloch)．ときどき微笑反応が起こる．母は感動して「私のお腹の中が一番よかったことを覚えている！　話を聞いている！　喜んで笑った！　賢い！」などと喜び，児との世界に没頭し，豊かな赤ちゃん表象（心のなかの赤ちゃん像）をつくる．"親ばか"反応を大切にする．

リスク妊婦に対し保健師は病院を訪問し，児の出生を祝福する．

④退院後の保健師による母支援：リスク母に対して退院後は保健師に引き継ぐ．保健師は「里帰りお産時のやさしいおばあちゃん的役割」をし，母が「この子に恵まれてよかった」と思えるように温かい支援をする．母は保健師と全面的な信頼関係ができると，徐々に母自身の過去の辛かったこと，現在の辛いことについて話しだす．母の話しはねぎらいの言葉でしっかりと受け止めると，母は子ども時代経験していない愛着体験をし，トラウマ的な表象世界を温かい表象世界につくり変え，子育て混乱は修復される[3,6]．

母は児の仕草，かわいさ，素晴らしい能力，成長していく姿をみると，自分の赤ちゃん表象が浮上し，精神的に自分の赤ちゃん時代に逆戻りをする．児との楽しい感覚を取り入れ，安定した楽しい赤ちゃん表象が強化され，混乱した赤ちゃん表象は縮小され，混乱した心は癒される[3]．産後1か月までが勝負である．

●乳児揺さぶられ症候群

孤独な母のもと赤ちゃんが激しく泣くと，母の子ども時代の，今も未解決な心理的葛藤（被虐待などのトラウマ表象）が無意識のうちに浮上し，母が大混乱を起こし，「泣くな！」と赤ちゃんを激しく揺すり，硬膜下出血を起こす虐待である．死亡に至る危険性がある．このような現象をFraibergは「赤ちゃん部屋のお化け」[7,8]といった．母を温かく支え，温かい表象世界へと癒すことで救われる．

◎おわりに

妊娠中，リスク因子がみつかれば，その原因，表象世界を十分探り，指導でなく，支援をする．間主観的かかわりで，母は"この子に恵まれてよかった"と思えるようになり，また温かい支援のもとで児に触れることで，母のトラウマ的表象世界を温かい表象世界に変え，子ども虐待を予防できると思われる．

虐待死亡の約16%は生後1週間内であり，ほとんど一度も妊婦健診を受けていない母親の出産であり，妊娠中にキャッチできない．小・中・高生の，性教育，人権教育等が大切である．

文献

1) 丸田俊彦：間主観的感性．岩崎学術出版社，2002
2) Wallin DJ/津島豊美(訳)：愛着と精神療法，愛着から間主観性へ．星和書店，1-88, 2011
3) Stern DN/馬場禮子，他(訳)：親－乳幼児心理療法．岩崎学術出版社，2000
4) 渡辺久子：母子臨床と世代間伝達．金剛出版，29-36, 2000
5) 澤田 敬：子育て混乱父母に対する子育て支援－虐待予防の試み－．周産期医学 31：821-825, 2001
6) ボストン変化プロセス研究会(著)/丸田俊彦(訳)：解釈を越えて．岩崎学術出版社，2011
7) Fraiberg S, et al.：Ghosts in the nursery：A psychoanalytic approach to the problem of impaired infant-mother relationships. J Am Acad Child Psychiatry 14：387-421, 1975
8) Lieberman AF, et al./青木紀久代(監訳)：子ども－親心理療法 トラウマを受けた早期愛着関係の修復．福村出版，2014

［澤田　敬］

第II章 母体の感染（症）と
　　　新生児のリスク

第Ⅱ章 母体の感染（症）と新生児のリスク

1 B型肝炎ウイルス，C型肝炎ウイルス

B型肝炎ウイルス

概要

B型肝炎ウイルス（hepatitis B virus：HBV）の新しい母子感染予防方法では，出生直後（生後12時間以内）に抗HBsヒト免疫グロブリン（hepatitis B immunoglobulin：HBIG）を筋注し，HBワクチンを，出生直後，生後1か月，6か月に接種する．出生直後に接種するためには，小児科と産婦人科の連携が重要である．母乳をやめる必要はない．なお，母子感染対策の児以外に対しても平成28年度からHBワクチンが定期接種となる予定である．

母体・胎児評価

日本のHBVキャリアは130万人と推定され，世界中では20億人が感染し，4億人のキャリアがいる．1985年のHBV母子感染防止事業開始以来，母子感染成立例は急速に減少した．母子感染によるHBVキャリア化率は1985年が0.26%であったのに対して，1995年には0.024%と，10年間で1/10以下に低下している[1]．

HBVは二本鎖DNAウイルスであるが，ウイルスゲノム複製に際してDNA→RNA→DNAという逆転写反応を含む複雑な過程を経る．そのため，他のDNAウイルスに比べ変異を起こしやすい．現在A～J型までの9つのゲノタイプ（IはCの亜型）に分類されている．いったん肝細胞に侵入すると，ウイルス遺伝子が肝細胞の核内に移動し，完全閉鎖二本鎖DNA，covalently closed circular DNA（ccc DNA）に転換される．このcccDNAが鋳型となり，ウイルスRNAが合成され，一部はmRNAとしてHBs抗原，HBc抗原，HBe抗原の翻訳に利用される．HBV ccc DNAは肝細胞内に存在するため，完全には駆逐できない．

最近では性行為感染症としての急性B型肝炎も増加している．日本のHBVキャリアはゲノタイプCが最も多い．しかし，最近では国際交流が盛んになり，ゲノタイプAが増えている．ゲノタイプAでは成人期の感染であっても，10%で急性肝炎からキャリア化してしまう．異なる遺伝子型でも予防効果はあるとされるため，母親の遺伝子型によってHBワクチンを変更する必要はない．

HBs抗原は母乳中に検出される．しかし，児のHBV感染のリスクを増加させないので，母子感染防止目的で母乳をやめる必要はない[2]．他児への感染源となる可能性があるため，NICUでの冷凍母乳は取り間違えがないように注意する．HBV母子感染予防目的での帝王切開は勧められない．

検査・治療

近年，予防処置が完遂できず，接種漏れによるキャリア化が問題となっている．予防処置が不完全で児がキャリア化した場合，情報提供不足や産婦人科と小児科の連携不足等があれば，病院側の責任を問われることがある．接種漏れの問題点をふまえて，2013年，HBV母子感染予防方法が変更となった．これまでは，HBIGを出生時と生後2か月の2回筋注し，HBワクチンを生後2か月，3か月，5か月時に接種していた（図1）[3]．新しい方式では，出生直後（生後12時間以内）にHBIGを筋注し，HBワクチンを，出生直後，生後1か月，6か月時に接種する（図1）[3]．その後，生後9～12か月を目安に採血を行う．新方式では，万が一，1か月健診以降にドロップアウトしてもHBワクチンが2回は接種できることがメリットとなる．

具体的には生後12時間以内（できるだけ早く）に，HBIG 1 mL（200単位）を0.5 mLずつ2回にわけて大腿前外側中央部に筋注する．組織をつかみ，筋肉をつまみあげる．皮膚に対して90°で挿

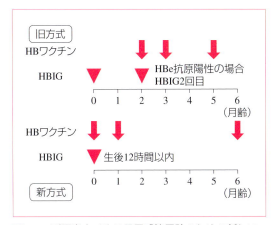

図1 B型肝炎ウイルス母子感染予防のための新しい指針
〔日本小児科学会：B型肝炎ウイルス母子感染予防のための新しい指針について　https://www.jpeds.or.jp/uploads/files/HBV20131218.pdf より改変〕

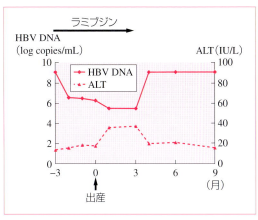

図2 高ウイルス量妊婦へのラミブジン投与によるB型肝炎ウイルス母子感染予防
〔杉浦時雄，他：高ウイルス量妊婦へのラミブジン投与によるB型肝炎ウイルス母子感染予防．肝臓 53：610-614，2012〕

入し，注射する．新生児の筋注は長さ16 mmの針が適切とされる．母子感染予防ではHBワクチン0.25 mLを皮下注射(上腕外側部，三角筋中央部)する．これは出生体重によらず，超低出生体重児であっても同量を接種する．新方式では，出生直後の接種が必要となるため，産婦人科医の協力が必要である．たとえば，19時に出生した場合，翌日8時の小児科回診時では生後12時間を超えてしまう．そのため，各施設で小児科と産婦人科の連携をとり，出生直後にHBIGとHBワクチンを誰が接種するかをあらかじめ決めておく必要がある．筋注，皮下注の正しい方法を徹底することも重要である．なお出生体重2,000 g未満の場合は，出生時，生後1か月，6か月時の接種以外に，生後2か月時に追加接種を行う[4]．

合併症・リスク

母親のHBV DNAが10^7 copies/mL以上だとHBV母子感染のハイリスクと報告されている[5]．今後さらにHBV母子感染を減らすためには，高ウイルス量妊婦への個別対応が必要である．第1子でHBV母子感染が成立した場合，第2子妊娠時には妊娠後期に抗ウイルス薬(ラミブジン)を投与する方法もある(図2)[6]．海外では，より胎児への安全性が高いテノホビルの使用も報告されている[7]．

予後

HBe抗原陽性妊婦からの出生児の場合，防止処置を行っても5%はキャリア化するため，現在でも少数ではあるが母子感染例は存在している．いったん母子感染が成立すると，その大半はキャリア化するため，HBVは生涯にわたり消失しないこととなる．

患者・家族への説明

出生前に母子感染予防の重要性，スケジュールを説明し，HBIGはヒト血漿製剤であることの同意書を得ておくと，出生直後の接種がスムーズに行える．母親の内科受診を勧め，肝臓専門医と連携をとることが重要である．なお，母子感染対策の児以外に対しても平成28年度に日本でもようやくHBワクチンが定期接種となる予定である．父もしくは祖父母からの水平感染によるキャリア例も問題となっている．家族にHBキャリアが判明した場合，定期接種を待たずに積極的にワクチン接種を勧める．

C型肝炎ウイルス

概　要

C型肝炎ウイルス(hepatitis C virus：HCV)の母子感染率は約10%で，ワクチンはない．母乳を

やめる必要はない．母子感染成立例では，3歳以降に抗ウイルス療法を考慮にいれ，専門医に紹介する．母親に肝臓専門医の受診を勧める．

母体・胎児評価

日本のHCVキャリアは200万人と推定され，世界中では1億7千万人以上の感染者がいる．HCVは一本鎖RNAウイルスである．その感染経路としては，輸血等による水平感染は激減しており，母子感染の比率，重要度が高まっている．HCV-RNAは母乳中に検出される．しかし，児のHCV感染のリスクを増加させないため，母子感染防止目的で母乳を止める必要はない[2]．他児への感染源となる可能性があるため，NICUでの冷凍母乳は取り間違えがないように注意する．

母親のHCV抗体価が低く，HCV-RNA陰性の場合は偽陽性の可能性もあり，解釈に注意が必要である．HCV-RNA陰性の妊婦からの出生児は1歳半の時点でHCV抗体陰性を確認する．

検査・治療

日本小児科学会の管理指導指針では，「高ウイルス量であっても予定帝王切開群では感染率が低い．ただし帝王切開が母児に与える危険性を感染児の自然経過と勘案すると必ずしもその適応とは考えられない」，とされている[8]．同様にHCV母子感染予防目的の帝王切開については慎重な報告もある[9]．産婦人科診療ガイドライン−産科編2014では，「HCV-RNA量高値群の妊婦には，本邦における分娩様式による母子感染率を示し，妊婦・家族の意思（分娩様式について）を尊重する」，とされている．わが国のデータも含めたメタ解析では，HCV母子感染予防目的の帝王切開術を支持するエビデンスは不十分と報告されている[10]．一方，HCVに対する抗ウイルス薬のリバビリンは，溶血性貧血の副作用があり，また動物実験では催奇形性が報告されているため，妊婦には勧められない．

出生児への管理としては，生後3〜4か月時に，AST，ALT，HCV-RNAの定量検査を行う．HCV-RNA陽性例はその後6か月ごとに3歳まで検査を行う[8]．3歳までに1/3が自然陰性化するため，原

則3歳までは治療を行わない．

HCV母子感染成立例では，一過性ではあるが，トランスアミナーゼ上昇を認めることがある[2]．そのため定期的なフォローが必要である．ヨーロッパの大規模な前向き研究においては，HCV母子感染成立において女児は2倍のリスクと報告されている[9]．3歳までの自然経過で約20%にHCV RNAの陰性が確認されたと報告されている．母子感染例は生後3か月までにHCV RNAが検出される症例が多い．

合併症・リスク

HCV-RNA陽性の場合の母子感染率は約10%で，HIVの重複感染，高ウイルス量がリスク因子とされる[8]．

予後

小児期に肝硬変に進展する症例はごくまれである．急速に進行することはないため，治療を急ぐ必要はない．

患者・家族への説明

仮に母子感染が成立したとしても，治療法が改善しており，将来的には消失が期待できることも説明する．2015年，HCV慢性肝炎の治療にインターフェロンフリーの内服薬が保険収載された．ほぼ100%で消失が見込まれる．高額な治療となるが，肝炎助成が受けられるため，母親に肝臓専門医の受診を勧める．

文献

1) 白木和夫：B型肝炎母子感染防止対策の追跡調査及び効果判定に関する研究．厚生省心身障害「小児の心身障害・疾患の予防と治療に関する研究」（主任研究者　柳澤正義）．平成8年度分担研究報告書．1996

2) 杉浦時雄，他：ウイルスの母子感染−HBV，HCVを中心に．産婦人科治療102：123-129，2011

3) 日本小児科学会：B型肝炎ウイルス母子感染予防のための新しい指針について
https://www.jpeds.or.jp/uploads/files/HBV20131218.pdf

4) 日本小児科学会：B型肝炎ワクチン接種時期の変更に伴う母子感染予防指針　低出生体重児等の特別な場合に対する日本小児科学会の考え方
http://www.jpeds.or.jp/uploads/files/hbboshikansen.pdf

5) Wen WH, et al.：Mother-to-infant transmission of hepatitis B virus infection：significance of maternal viral load and strategies for intervention. J Hepatol 59：24-30,

2013
6) 杉浦時雄, 他：高ウイルス量妊婦へのラミブジン投与によるB型肝炎ウイルス母子感染予防. 肝臓 53：610-614, 2012
7) Chen HL, et al.：Efficacy of maternal tenofovir disoproxil fumarate in interrupting mother-to-infant transmission of hepatitis B virus. Hepatology 62：375-386, 2015
8) 厚生労働科学研究補助金「肝炎等克服緊急対策研究事業 C型肝炎ウイルス等の母子感染防止に関する研究班：C型肝炎ウイルス(HCV)キャリア妊婦とその出生児の管理指導指針. 日本小児科学会雑誌 109：78-79, 2005
9) European Pediatric Hepatitis C Virus Network：A significant sex--but not elective cesarean section--effect on mother-to-child transmission of hepatitis C virus infection. J Infect Dis 192：1872-1879, 2005
10) 衣笠万里, 他：帝王切開術はC型肝炎ウイルス母子感染予防に有効か？ 日本周産期・新生児医学会雑誌 49：925-930, 2013

［杉浦時雄］

第Ⅱ章　母体の感染（症）と新生児のリスク

2 | HIV

概　要

　わが国では，1984年以後にヒト免疫不全ウイルス（human immunodeficiency virus：HIV）感染女性から出生した児は累計577例（双胎7例含む），小児HIV感染者および後天性免疫不全症候群（acquired immune deficiency syndrome：AIDS）患者は累計53例と報告されている[1]．

　母子感染経路には，経胎盤感染，経産道感染，母乳感染，の3つの経路がある．経胎盤感染の場合，HIVウイルスの物理的遮断は難しく，妊娠中に母親が多剤併用高活性レトロウイルス療法（highly active antiretroviral therapy：HAART）により血中ウイルス量を下げて，胎児へ感染する確率を減らす方法がとられている．経産道感染の場合は，分娩時の子宮収縮による血流増加および産道出血による血液曝露を防ぐために，陣痛発来前の選択的帝王切開術を行う．HIVウイルスは，ヒトの免疫細胞（おもにリンパ球）に感染して破壊し，最終的にAIDSを発症させる．分娩後に乳腺では母体血から母乳がつくられ，それにはリンパ球も含まれているため，新生児には母乳を与えないことでさらに感染する確率を減らすことができる．

　このように，わが国においては**表1**に示す母子感染予防対策が推奨されており，母子感染によるHIV感染者の発生数は1％以下で推移している[2]．

母体・胎児評価

　HIV感染妊娠で低出生体重児，胎児発育不全，死産，早産が増加するとの報告[3]や，HAARTで早産が増加するとの報告[4]もあるが先進国と開発途上国とでは状況が異なる．

　HIV感染者は肝炎ウイルス，梅毒，結核など他の感染症を高頻度に合併するが，わが国では妊娠初期のスクリーニング検査でそれら感染症の判定

は容易である．それ以外にも必要に応じて単純ヘルペスウイルス，サイトメガロウイルス，トキソプラズマ，などを検査する．

　胎内感染の最も大きなリスクは母体HIVウイルス量であるが，その他のリスク因子として，母親のAIDS発症，性感染症合併，麻薬使用，切迫早産，前期破水，絨毛膜羊膜炎などがあり，これらに十分な対応をとることが予防的観点からさらに重要となる．

検査・治療

1.妊婦への検査

　HIV検査には「スクリーニング検査（一次検査）」（ELISA法）と「確認検査」（WB法）がある．一次検査陽性であっても確認検査の結果が判明するまでは，結果確定ではない．「確認検査」陰性は感染していない（もしくはウインドウ期），陽性は感染している，と判定する．未受診妊婦に対するHIV緊急検査として，HIV抗体検査「ダイナスクリーン・HIV-1/2」（アリーア　メディカル株式会社）やHIV抗原抗体検査「エスプラインHIV Ag/Ab」（富士レビオ株式会社）は15分程度で結果が判明するので，陽性の場合は早急に確認検査へ進む．陽性妊婦では，**表2**の検査を実施する．

2.HIV感染妊婦に対する抗ウイルス療法

　わが国における抗HIV薬の選択は，アメリカのHIV母子感染予防ガイドライン[5]に準じる．抗HIV薬は，①分娩前母体血中ウイルス量減少，②HIV曝露前後の胎児への予防投与，により母子感染を防ぐ．抗HIV薬の使用歴の有無，妊娠週数，抗HIV薬の胎児への影響を考慮して選択する（**表3**）．

3.分娩時期と方法

　妊娠37週頃を目安に陣痛発来前の選択的帝王切開術が望ましいが，妊婦の妊娠分娩歴，切迫早産徴候や胎児発育などを考慮して決定する．

40

4. 分娩時・帝王切開時に使用する薬剤

アメリカのガイドラインによれば，分娩直近のウイルス量が 400 copies/mL 以上か不明の場合はジドブジン（AZT）点滴が必要，ウイルス量が 400 copies/mL 未満は必要ないとされた．しかし，わが国では確実に母子感染予防を行うため，分娩時・帝王切開時には AZT 点滴を行う．点滴用 AZT・AZT シロップは国内未承認であるため，厚生労働省エイズ治療薬研究班（表4）から入手する．

①点滴用 AZT（200 mg×3 バイアル：2 バイアルは帝王切開時の母体投与用，1 バイアルは AZT 内服不可能な児に使用）と AZT シロップは，陣痛発来や前期破水など緊急事態にも対応できるように早めに供給を受ける．

②ブドウ糖溶液に溶解して濃度を 2〜4 mg/mL にした AZT 点滴を帝王切開術による児娩出までの間，はじめの 1 時間を 2 mg/kg/時，その後の 2 時間を 1 mg/kg/時，計 3 時間点滴する．

表1　HIV 母子感染予防対策

1．HIV 検査（妊娠初期）	3．帝王切開による分娩
2．母子に対する ART 　　妊娠中の ART/分娩時の 　　AZT 投与/児への AZT 投与	4．止乳（人工栄養）

ART：antiretroviral therapy（抗ウイルス療法）

5. 術前・術中

産科，小児科，内科（感染症科），助産師（産科看護師），小児科看護師，可能であれば麻酔科医，手術室看護師も参加して，それまでの経過（CD4 値とウイルス量の推移，合併症の有無），陣痛発来時や破水時の対応，術前の AZT 点滴量の確認，帝王切開術の人員の確認，物品の準備など，術前の

表2　HIV 感染妊婦に必要な検査

血液検査：
　血算（白血球分画を含む），CD4，CD8，HIV ウイルス量
　凝固系
　生化学（腎機能，肝機能，血糖，脂質系）
　他の感染症：梅毒スクリーニング，HBs 抗原，HCV 抗体，トキソプラズマ抗体，**抗 CMVIgG**，HTLV-1 抗体
　血液型　不規則抗体スクリーニング検査，**HIV ウイルス耐性検査**＊
尿一般
子宮頸部腟部細胞診
腟分泌物培養
クラミジア検査
淋菌検査（必要時）
胸部 X 線検査
眼底検査（CMV 感染症の検査として）

太字は HIV 感染症特有

＊：HIV 薬剤耐性検査は治療前のすべての感染妊婦に施行し，抗 HIV 薬投与後もウイルス量がコントロールされていない症例にも施行する

表3　おもに使用される抗 HIV 薬とその安全性

	核酸系逆転写阻害薬	非核酸系逆転写阻害薬	プロテアーゼ阻害薬	インテグラーゼ阻害薬	CCR5 阻害薬
推奨される	ジドブジン エピビル	ネビラピン	アタザナビル＋リトナビル ロピナビル＋リトナビル		
代替薬として使用	アバカビル エムトリシタビン テノフォビル		ダルナビル＋リトナビル サキナビル＋リトナビル		
特殊な状況のみで使用	ジダノシン スタブジン	エファビレンツ	インジナビル ネルフィナビル	ラルテグラビル	
データが不十分で推奨されない		エトラビリン リルピビリン	ホスアンプレナビル チプラナビル		マラビロク

表4　厚生労働省エイズ治療薬研究班

研究班ウェブサイト	http://labo-med.tokyo-med.ac.jp/aidsdrugmhw/mokuji.htm
FAX 情報サービス	03-3342-6171
連絡先	東京医科大学臨床検査医学講座内エイズ治療薬研究班　主任研究者　福武勝幸 東京都新宿区西新宿 6-7-1／TEL：03-3342-6111　Ex. 5086　FAX：03-3340-5448

打ち合わせを行う．術中は関係者以外の入退室を極力避け，針刺し事故など咄嗟の事態にも対応できるように備えておく．

手術時の防護具はすべてディスポーザブル製品とし，小児科医・助産師も，キャップ，防水足袋，フェイスシールドマスク，防水ガウン，手袋（二重）を用いて，手袋，ガウン，足袋はすべて脱いで退室する（各施設の感染症マニュアルに準拠することが基本）．

6. 新生児の処置

1）清拭の準備

①防水シーツ上にホスピタルマットを三～四重に敷く．

②温水，生理食塩水，イソジン®付き綿棒を準備．

2）新生児の受け取り，処置（低体温にならないように注意）

①出生後インファントウォーマーにて児の状態を確認し，必要時蘇生と清拭を行う．吸引は，粘膜損傷に注意．

②全身の血液を拭きとり，温水で清拭（洗浄）する．眼は生理食塩水で眼清拭する．

③皮膚に傷があるときは，イソジン®で消毒する．

④長めに臍帯を切断（臍静脈カテーテル用）．

⑤母子ともに状態が安定している場合は，対面後に新生児室へ搬送する．

7. 分娩後の対応

1）出生後の管理

出生後の管理は，各施設の帝王切開後の保育方法に準じる．母子感染の診断のための採血は，低血糖のリスクがなく，呼吸状態が安定していれば，出生48時間以内に静脈穿刺で，RT-PCRによるHIV-RNA定量を行う．

2）AZT

すべての出生児にAZT単独，あるいはAZTを含む併用療法を6週間投与する．

①AZTシロップの経口投与（PO）を1回量4 mg/kgで生後6～12時間までに開始し，12時間ごと，生後6週まで継続する．内服不可能な児は，AZT注射薬3 mg/kgを12時間ごとに経静脈投与（IV）する．

②在胎35週未満の早産児では，代謝機構が未熟でAZTのクリアランスが延長しているため，

・在胎30週以降35週未満：2 mg/kg PO（ある

いは1.5 mg/kg IV）を12時間ごと，2週間経過後は3 mg/kg PO（2.3 mg/kg IV）で投与する．

・在胎30週未満：2 mg/kg PO（1.5 mg/kg IV）を12時間ごと，4週間経過後は3 mg/kg PO（2.3 mg/kg IV）で投与する．

③分娩までに母体が感染コントロール不十分，母子感染予防対策なし，薬剤耐性ウイルスに感染，などの状況ではAZTに加えて，i）またはii）の併用療法を検討する（対象は正期産児のみ．また，強く感染を疑う症例についてはAZT＋i）＋ii）も考慮される）．

i）ネビラピン（NVP：生後2週まで）併用：体重1.5～2 kg：8 mg，＞2 kg：12 mgを初回は生後48時間以内，2回目を初回の2日後，3回目を2回目の4日後に1日1回経口投与する．

ii）ラミブジン（3TC：生後4週まで）併用：2 mg/kgを1日2回経口投与する．

3）出生後のウイルス学的検査（RT-PCRによるHIV-RNA定量）

①検査は，生後48時間以内（子宮内感染の確認），生後14日（産道感染の確認），生後1～2か月，生後3～6か月の計4回行う．さらに生後18か月のウイルス抗体検査（陰性化の確認）でHIV非感染を確定する．

②感染成立は，2回の異なる時期の検査結果陽性の場合（ただし臍帯血を除く）とする．陽性の場合はただちに新たな検体で再検して確定する．

③生後1か月以降に行った2回以上のPCR（1回は生後4か月以降）が陰性の場合にはHIV感染はほぼ否定できる．生後18か月でHIV IgG抗体検査陰性で，かつHIV感染による症候がなくウイルス学的検査も陰性の場合，感染は完全に否定できる．

4）止乳

初乳も含めて，児に母乳は与えない．近年，開発途上国などでは「母乳のほうがよい」とする報告[6,7]もあるが，WHO/UNICEFの考え方[8]としても，母乳を完全に断つ環境（代替乳があり，きれいな水，煮沸した哺乳瓶など，衛生的な条件）があれば，止乳の方針は従来と変わらない．

合併症・リスク

母体抗ウイルス薬投与による，児の肝機能障害

や好中球減少の報告もあり，出生後早期に適宜検査を施行する．また，児のAZT合併症として貧血が高頻度に，あるいは出生時すでに認められる場合や，早産児への投与の際には注意が必要である．予防投与6週間終了後おおむね1～2か月で改善するが，貧血の程度により，エリスロポエチン投与や輸血を考慮する．

HIV母子感染予防対策をすべて実施した場合の感染率は1％未満，および生後4週頃までのHIV-PCR陰性の場合は非感染である確率が100％に近いことから，AZTによる重篤な副作用が懸念される場合は，投与期間を4週間程度に短縮することを検討する．

感染児では，*Pneumocystis carinii*（*jiroveci*）*pneumonia*（PCP）の予防投与を行う．ただし，ハイリスク児でも，わが国では検査や治療体制が確立しており，PCPに対する予防投与は割愛される傾向にある．児の感染成立が判明した場合は，生後6週から1歳まではCD4陽性細胞数にかかわらず継続する．なお，一度PCPを発症した場合には予防投与を生涯続ける．予防投与の第1選択薬はST合剤であり，トリメトプリム（TMP）として150 mg/m^2/日を分2（または分1）で3投（連続または隔日）4休の経口投与を行う．

予後

抗ウイルス薬に曝露した非感染児も，長期的にはミトコンドリア機能障害に由来する神経・筋疾患の発症リスクが増加するとの報告があり，少なくとも就学年齢までは，発育・発達と疾病の罹病状況について追跡観察することが望ましい．

1．予防接種の進め方
1）不活化ワクチン
すべての児に標準的推奨時期に接種可能である．
2）生ワクチン
非感染児は，すべて接種可能である．感染児で重度の免疫低下状態（CD4＜15％）ではBCG・麻疹・風疹・おたふく・水痘ワクチンは禁忌とされる．それ以外には免疫低下がはじまる前の乳幼児期に，むしろ積極的に考慮してよい．

2．当科の経験[9]
当科では，1999～2012年までの14年間に出生した52症例中，母子感染予防対策「不完全」実施例は20症例で，全52症例で母子感染は1例のみであった．予防対策すべて実施することは難しいが，分娩後のAZT投与および止乳で母子感染の危険性を低くすることが期待できる．

患者・家族への説明

術前に，感染妊婦本人以外の誰がHIV感染の事実を知っているかを確認する．出生後の母子分離，児への内服薬開始などの説明を家族の誰に行うのか行わないのかを周知徹底しなければならない．

児が感染した場合，服薬による健康管理が必要であり，将来的には本人に告知しなければならない．両親を含めた関係者と，告知のタイミングや誰がするかなどを相談しておく．告知は，病態告知による児本人の理解が十分得られてからの病名告知が望ましい．また心理カウンセラーなどのコメディカルと連携することも有効である．

文献

1) 吉野直人：HIV母子感染全国調査研究報告書．HIV厚生労働科学研究補助金エイズ研究対策事業「HIV母子感染の疫学調査と予防対策および女性・小児感染者支援に関する研究」（研究代表者　喜多恒和）．平成26年度分担研究．7，2015
2) 喜多恒和，他：わが国におけるHIV感染妊婦の現状．塚原優己（編），HIV母子感染予防対策マニュアル．第7版，9-20，2014
3) Watts DH：Management of human immunodeficiency virus infection in pregnancy. N Engl J Med 346：1879-1891, 2002
4) Tuomala RE, et al.：Antiretroviral therapy during pregnancy and the risk of an adverse outcome. N Engl J Med 346：1863-1870, 2002
5) Recommendations for Use of Antiretroviral Drugs in Pregnant HIV-1-Infected Women for Maternal Health and Interventions to Reduce Perinatal HIV Transmission in the United States, 11/2/2015
http://aidsinfo.nih.gov/contenfiles/vguidelines/perinatalGL.pdf
6) Kuhn L, et al.：HIV-1 concentrations in human breast milk before and after weaning. Sci Transl Med 181：181ra51, 2013
7) Wahl A, et al.：Human breast milk and antiretrovirals dramatically reduce oral HIV-1 transmission in BLT humanized mice. PLoS Pathog 8：e1002732, 2012
8) WHO：Guidelines on HIV and infant feeding 2010
http://apps.who.int/iris/bitstream/10665/44345/1/9789241599535_eng.pdf
9) 細川真一，他：HIV母子感染予防対策実施42症例．小児科学会雑誌118：481-486, 2014

［細川真一］

第Ⅱ章 母体の感染（症）と新生児のリスク

3 | HTLV-1

概　要

human T cell leukemia virus type 1（HTLV-1）は，成人T細胞白血病（adult T cell leukemia：ATL）やHTLV-1関連脊髄症（HTLV-1-associated myelopathy：HAM）など重篤な疾患の原因として知られているレトロウイルスで，母子感染および性行為感染，輸血がおもな感染経路である．ATLやHAMは小児期に発症することはほとんどない．これらの60％以上が母子感染によるものと考えられ，このうちATLはほぼ母子感染によって起こる[1]．母子感染の大部分が感染したリンパ球を含む母乳によって成立するが，わずかではあるがそれ以外のルートも推測されている．わが国のキャリアは約108万人と推定され，西日本のみならず都市部のキャリア数も増加傾向にある[2]．

適切な母子感染予防策を講じるためには，母親がキャリアであるかどうかを明らかにする必要がある．そのため，妊婦健診においてHTLV-1抗体スクリーニング検査が実施されるようになり，2012年の調査では，年間約1,700名の妊婦キャリアが存在すると推定されている[3]．母子感染ルートの大部分が経母乳感染であることやこれまでの検討から，わが国では予防対策として人工栄養や短期母乳，冷凍母乳が用いられている（表1）[4]．しかしながら，短期母乳栄養や冷凍母乳の予防効果に関するエビデンスは十分ではない（現在，厚生労働科学研究班によるコホート研究が行われている）．キャリアである母親は，自身の将来への不安や児への贖罪意識も強い．さらに母子感染予防のために乳汁栄養法を選択するにあたって，人工栄養を選択したとしても100％確実に防ぐことができないという問題もあり，小児科医は母親の乳汁選択の意志決定支援や出生後の様々な不安に対応する必要がある．

妊婦のキャリア判定の手順

HTLV-1抗体スクリーニング検査は，図1[4]に示したように妊娠30週までに行う．スクリーニング検査では偽陽性が多いため，必ずwestern blotting（WB）法による確認検査を行うことになっている．しかし，WB法においても現状の検査法では判定保留となることも避けられないため，さらにPCR法を行うことが望ましいが，現時点では保険収載されていない．日本産婦人科医会の調査では，2011年のスクリーニング検査陽性妊婦は対象の0.3％で，このうち確認検査によるWB法陽性率は51.6％，陰性率36.7％，判定保留率11.7％で，WB法陽性妊婦は対象の0.16％であった（表2）．PCR法の陽性率は判定保留例の約20％であり，最終的には妊婦のキャリア率は0.17％と推測される[3]．

キャリア妊婦に対する対応

1. HTLV-1関連疾患

妊婦がHTLV-1キャリアと判定されても，妊婦自体がただちにHTLV-1関連疾患を発症することはない．ATLの生涯発症率は全キャリアの約5％，HAMはさらに低率で0.3％である．また，ATLの発症年齢の中央値は60歳代であり，HAMは40歳代である．しかしながら，キャリアと判定された妊婦自身の将来への不安は看過できない．妊婦自身の相談窓口についてはHTLV-1情報サービスが参考となる[5]．

2. 母子感染予防のための乳汁の選択

妊婦がキャリアであることが判明したら，出産前にどのような乳汁栄養を選択するかを決めておく．その際に，それらの母子感染率（表1）を説明するとともに，表3に示した乳汁栄養法の利点や問題点も説明しておく必要がある．

HTLV-1母子感染の主たる感染経路が母乳であ

表1 各種乳汁栄養法と累計母子感染率

乳汁栄養法	検討対象数	陽性者数	陽性率(%)	機序
母乳栄養(90日以上)	525	93	17.7	中和抗体の減少，感染細胞の曝露が長期間である
人工栄養	1,553	51	3.3	感染細胞の曝露がない
短期母乳栄養(90日未満)	162	3	1.9	中和抗体の存在，感染細胞の曝露が短期間である
冷凍母乳	64	2	3.1	感染細胞の破壊・死滅

〔厚生労働省科学研究費補助金・特別研究事業：「HTLV-1の母子感染予防に関する研究」(研究代表者　齋藤　滋)．平成21年度総括・分担報告書(医師向け手引き)　http://www.mhlw.go.jp/bunya/kodomo/boshi-hoken16/dl/04.pdf〕

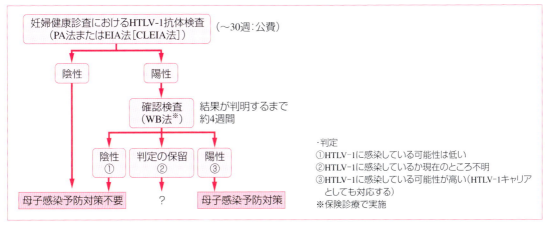

図1　妊婦に対するHTLV-1抗体スクリーニング検査とその後の手順
〔厚生労働省科学研究費補助金・特別研究事業：「HTLV-1の母子感染予防に関する研究」(研究代表者　齋藤　滋)．平成21年度総括・分担報告書(医師向け手引き)　http://www.mhlw.go.jp/bunya/kodomo/boshi-hoken16/dl/04.pdf〕

表2　スクリーニング陽性率，およびWB法の判定の内訳

	スクリーニング		WB法				
	n	陽性者数	n	実施率(%)	陽性(%)	判定保留(%)	陰性(%)
北海道・東北	67,906	157	137	87.3	47(34.3)	16(11.7)	74(54.0)
関東・甲信越	250,752	547	504	92.1	148(29.4)	75(11.9)	281(55.8)
北陸・東海	100,955	189	143	75.7	62(43.4)	19(13.3)	62(43.4)
近畿	109,852	348	266	76.4	133(50.0)	38(14.3)	95(35.7)
中国・四国	64,626	159	130	81.8	63(48.5)	17(13.1)	50(38.5)
九州・沖縄	100,778	802	592	73.8	462(78.0)	43(7.3)	87(14.7)
合計	694,869	2,202	1,772	80.5	915(51.6)	208(11.7)	649(36.7)

〔板橋家頭夫：厚生労働科学研究費補助金(成育疾患克服等次世代育成基盤研究事業)「HTLV-1母子感染予防に関する研究：HTLV-1抗体陽性妊婦からの出生児のコホート研究」(研究代表者　板橋家頭夫)．平成24年度総括・分担研究報告書〕

ることから，感染したTリンパ球が含まれる母乳を遮断するために出生直後から人工栄養を与える方法が広く行われている．長崎県では人工栄養の導入によって6か月以上の母乳栄養に比べて有意にHTLV-1母子感染率が低下した[6]．表1からもわかるように，人工栄養児の母子感染率の検討対象数は多く，現時点では最も信頼できる予防手段とされている．しかしながら，完全人工栄養により母乳が有する様々な利点を付与することができない．

人工栄養以外の母子感染予防対策としては，90日以内の短期母乳栄養および冷凍母乳栄養があげられるが，現時点ではその予防効果に関するエビデンスは十分でない(表3)．短期母乳の問題として留意すべき点は，母乳を中断することの困難さである．母乳分泌が増加する時期に母乳を遮断することは必ずしも容易でなく，そのまま母乳を与

表3 各乳汁栄養法の利点と問題点

	完全人工栄養	短期母乳栄養	冷凍母乳栄養
利点	・最も確実な母子感染予防法である	・ある程度母乳栄養の利点が得られる ・短期間であるが直接授乳(直母)が可能である	・ある程度母乳栄養の利点が得られる(特に早産・低出生体重児)
問題点	・母親の満足が得られにくい? ・母乳栄養の利点が得られない ・コストがかかる ・生活習慣病のリスクが増加する?	・現時点では十分なエビデンスがない ・母乳を遮断することが時に困難となるため,十分な支援が必要である ・母乳分泌を抑制するための薬剤服用が必要	・現時点では十分なエビデンスがない ・母乳パックなどの諸費用がかかる ・手間がかかる ・cell alive system(CAS)の冷凍庫は使用できない ・直接授乳(直母)ができない

え続ける可能性がある.そのため,分娩後には十分な支援が必要である.冷凍母乳は感染したTリンパ球が冷凍により破壊されることが予防効果をもたらす.−20℃以下の家庭用冷凍庫で24時間以上冷凍後に溶解して与えることができるが,"食品の細胞を壊さず(凍らせず)おいしく食べられる"という cell alive system(CAS)が用いられている冷凍庫では,感染細胞が破壊されにくいため利用することができない[1].また,搾乳,冷凍,解凍というプロセスが必要であり,手間がかかることが課題である.しかし在胎32週未満の早産児では壊死性腸炎のリスクがあることから,リスクvs. ベネフィットを考慮すると冷凍母乳栄養を優先したほうがよいかもしれない.

時に,長期母乳を選択する母親もいる.たとえどのような乳汁栄養を選択したとしても,それは母親がわが子の将来を思い,迷った末での決断であることは尊重すべきで,医療者がパターナリズム的説得によって意志を翻意させようと試みるべきではない.なお,選択された乳汁栄養法については診療録に明示しておくとともに,妊婦がキャリアであることを知っている範囲についても診療録に記載しておく.

キャリア妊婦から出生した児のフォローアップ(表4)

HTLV-1 キャリア妊婦から出生した児であることにより特別な健康上の問題を生じることはない.短期母乳栄養を選択した母親に対しては,生後2か月時点で母乳を中断するための準備について指導を行い,さらに3か月時点で中断できたかどうかを確認する.短期母乳栄養では,乳汁分泌

表4 キャリア妊婦から出生した児のフォローアップスケジュール

出生後	フォローアップのポイント
1か月	・選択された乳汁栄養法の確認 ・母親の不安への対応
2か月	・短期母乳を選択した母親に対する母乳中断の準備に関する指導 ・乳汁の種類の有無にかかわらず母親が不安を訴える場合に対応
3か月	・短期母乳を選択した場合,母乳中断が実施できたかを確認 ・乳汁の種類の有無にかかわらず母親が不安を訴える場合に対応
4か月以後	・通常の健診スケジュールで対応 ・乳汁の種類の有無にかかわらず不安が強い場合には随時対応する
3歳以後	・HTLV-1 抗体検査の説明と実施 ・陽性者には WB 法で確認検査を行う

が順調になってきた時期に母乳を中止することになるため,時に3か月を超えて母乳を与え続けてしまうことになりかねない.この場合,母子感染のリスクが増加することが懸念される.人工栄養や冷凍母乳を選択した母親については,一般的な乳幼児健診のスケジュールに準じる.なお,不安が強い母親については,選択された乳汁の種類にかかわらず随時個別に対応する.

児の抗体検査は,母体からの移行抗体が消失し,さらに感染によって抗体が確実に出現する時期である3歳以後に実施することが望ましい.抗体検査にあたっては,必ず保護者に検査の目的を理解してもらう必要がある.抗体検査の目的は,母子感染の有無を明確にして性行為感染を減少させることや,HTLV-1 キャリアからの母子感染の

表5　HTLV-1 キャリア妊婦・母親に対する対応のポイント

1. 分娩前の対応	・妊婦の WB 法，または PCR 法の検査結果を確認する
	・HTLV-1 関連疾患について説明する
	・分娩前に人工栄養や短期母乳，冷凍母乳の予防効果や問題点を説明し，乳汁栄養法の選択を支援する
	・キャリアであることを知っている家族の範囲を確認する
	・分娩はどの施設でもかまわない
	・帝王切開で分娩させる必要はない
2. 分娩施設における母子への対応	・母子にかかわるスタッフは，選択された乳汁栄養法およびキャリアであることを知っている範囲について情報を共有しておく
	・母親の不安や乳汁選択の変更の要望がある場合には，スタッフがていねいに対応する
	・搾乳された母乳や冷凍母乳を誤って別の新生児に与えないように安全管理については十分に配慮する
	・産科施設を退院する前にフォローアップスケジュールを説明する
	・小児科医が不在の施設では，近隣の小児科医にフォローアップを依頼する
	・個別の隔離は不要
3. フォローアップ	・1 か月健診で選択された乳汁が適切に与えられているかを確認する
	・母親がキャリアであることを知っている家族の範囲を確認する
	・1 か月健診で母親の不安の有無や乳汁選択の変更を確認し必要に応じて対応する
	・短期母乳栄養を選択している場合には，2 か月健診で授乳をやめるための準備について説明する
	・短期母乳栄養を選択している場合には，3 か月健診で中止できているかを確認する
	・4 か月以降は通常の乳幼児健診のスケジュールでよいが，母親の不安が強い場合には随時対応する
	・3 歳以後に児の抗体検査についてその目的と意義を理解してもらい，了解を得て検査を実施する
	・一般的な抗体検査を行い，陽性者のみ WB 法による検査を行う
	・WB 法が判定保留の場合に，PCR 法（保険未収載）を行う

さらなる減少を図ること，HTLV-1 関連疾患の減少にある．児の抗体検査の必要性については現時点ではコンセンサスが得られていないが，献血時や妊娠時に突然キャリアであることを知らされることの精神的な影響が懸念されることや，治療法や HTLV-1 関連疾患発症予防法が開発されたときに確実にその恩恵を受けることができるようにするためにも，児の抗体検査を行ったほうがよい．

母子感染が明らかとなった場合，母親は自ら選択した乳汁栄養法を後悔することもあると思われるが，母親が子どものために最善を尽くした結果であること，現状では 100％ 確実に母子感染を防ぐ手立てはないことを十分に説明する．また，家族はわが子に対してキャリアとなったことをいつ説明するか悩むことも多い．妊娠や献血の際に突然知らされるよりは，HTLV-1 感染や関連疾患に関する理解ができるようになった思春期あたりに事実を告げるのが適当ではないかと考えられる．必要ならば，かかりつけ医が家族とともに説明する．

最後に表5 にはキャリア妊婦や母親への対応のポイントをまとめたので参考にされたい．

文　献

1) 厚生労働科学研究費補助金・特別研究事業：HTLV-1 母子感染予防対策保健指導マニュアル(改訂版).「ヒト T 細胞白血病ウイルス-1 型(HTLV-1)母子感染予防のための保健指導の標準化に関する研究」(研究代表者　森内浩幸).平成 22 年度総括・分担研究報告書（保健指導マニュアル）http://www.mhlw.go.jp/bunya/kodomo/boshi-hoken16/dl/05.pdf

2) 厚生労働省科学研究費補助金・新型インフルエンザ等新興・再興感染症研究事業：「本邦における HTLV-1 感染及び関連疾患の実態調査と総合対策」(研究代表者　山口一成).平成 21 年度総括・分担研究報告書 http://www.nih.go.jp/niid/HTLV-1/yamaguchi2009.pdf

3) 板橋家頭夫：厚生労働科学研究補助金(成育疾患克服等次世代育成基盤研究事業)「HTLV-1 母子感染予防に関する研究：HTLV-1 抗体陽性妊婦からの出生児のコホート研究」(研究代表者　板橋家頭夫).平成 24 年度総括・分担研究報告書

4) 厚生労働省科学研究費補助金・特別研究事業：「HTLV-1 の母子感染予防に関する研究」(研究代表者　齋藤　滋).平成 21 年度総括・分担報告書(医師向け手引き)http://www.mhlw.go.jp/bunya/kodomo/boshi-hoken16/dl/04.pdf

5) HTLV-1 情報サービス http://www.htlv1joho.org/general/general_htlv1.html

6) Moriuchi H, et al.：Mother-to-child transmission of human T cell lymphotropic virus type 1. Pediatr Infect Dis J 32：175-177, 2013

[板橋家頭夫]

第Ⅱ章　母体の感染（症）と新生児のリスク

4 インフルエンザ

概　要

　周産期医療におけるインフルエンザは発生頻度が高くないことから，教科書では「まれなウイルス疾患」に分類されてきた．しかし，新型インフルエンザの2009年のパンデミックインフルエンザA（H1N1）2009（以下pH1N1）の流行から，周産期の領域でも，インフルエンザは新たな脅威と認められ，対応法が検討された．

　季節性インフルエンザについては，胎児への影響は高くはないというのが一般的な理解である．ただし，母体季節性インフルエンザによる呼吸器症状により，周産期予後に悪影響をもたらすとされる．

母体・胎児評価

1. 季節性インフルエンザ

　季節性インフルエンザについては，母体のウイルス血症はまれだが起こりうるとされ，胎盤通過についてもまれだが報告がないわけではない．妊娠中のインフルエンザ感染により，胎児の先天異常，中枢神経系異常のリスクがわずかにあがるとされる．しかし，季節性インフルエンザの胎児への影響は高くはないというのが一般的な理解である．

2. 新型インフルエンザ

　2009年の日本におけるpH1N1の母子感染について調査がなされている[1]．これによると，分娩7日前から産科退院までにpH1N1を発症した母体を経験していたのは47施設（16.1%）で，そのうち37施設から，43人の母体発症例と新生児44人について，詳細な報告がされている[1]．44人のうち，正期産が29人（65.9%），早産が15人（34.1%），低出生体重児が10人（22.7%）だった．母体の発症から分娩までの日数は，発症翌日の分娩が最も多く14人（31.8%）で，当日が8人（18.2%），母体発症は

妊娠週数にかかわらず陣痛誘発につながると考えられた．児44例のうち，発症例は1例のみで，疑い例が1例あった．この発症例は正期産で日齢4に活気不良を呈し，迅速キットで診断され，オセルタミビルの投与を受け，正常退院となった．発症が疑われた1例では，母体が妊娠29週でpH1N1を発症し，オセルタミビル内服後，4日目に解熱した．しかし発症後9日目に胎児水腫，胎児機能不全（non reassuring fetal status：NRFS）で帝王切開となり，Apgarスコア1分後,5分後ともに1点で，種々の治療がなされたが，日齢10に死亡となった．児の確定診断は得られていない．結局，pH1N1を発症した母体から出生した児で，出生直後から発症した垂直感染例は1例もみられなかった．

対　応

1. 季節性インフルエンザ

　特に決められた対応法はない．一般には抗インフルエンザ薬は推奨されない．

2. 新型インフルエンザ

　日本小児科学会は「新型インフルエンザ（パンデミック（H1N1）2009）に対する出生後早期の新生児への対応案」を学会誌に掲載した[2]．この対応案は母体がpH1N1を発症した日と分娩日との関係および新生児の発症の有無により4つの場合にわけている．その抜粋を**表1**[2]に示す．この対応案の特徴は，母子分離を推奨したことである．また，児への予防投与も考慮するとしていた．これらの点は，将来発生する可能性のある重症新型インフルエンザへの参考になると思われるが，2010年以降には大きく改訂されている[3]．

　日本小児科学会は2010〜2011年シーズンのインフルエンザに対して，あらかじめ対応策を学会誌に掲載した．このシーズンはパンデミックインフルエンザA（H1N1）（AH1pdm亜型）と季節性イ

表 1　pH1N1 に対する出生後早期の新生児への対応案

A．出生後の新生児の管理について（抜粋）
　1．母体が妊娠〜分娩 8 日以前までに発症し治癒後に出生した場合
　　　・通常の母体管理を行う
　2．母体が分娩前 7 日から分娩までの間に発症した場合
　　　・母子分離
　　　・個室管理ないし保育器収容もしくは他児から 1.5 m 離す（7 日間）
　　　・厳重な観察とモニタリング
　3．母体が分娩後〜産院退院までに発症した場合
　　　・母子分離
　　　・児へのオセルタミビル予防投与を考慮（慎重な検討のうえ）（WHO は予防投与を推奨していない）
　　　・個室管理ないし保育器収容もしくは他児から 1.5 m 離す（7 日間）
　　　・厳重な観察とモニタリング
　4．児の発症時（活気不良，哺乳不良，多呼吸・酸素飽和度の低下などの呼吸障害，無呼吸発作，発熱，咳嗽・鼻汁・鼻閉などの上気道症状，易刺激性）
　　　・インフルエンザ検査
　　　・個室かつ保育器収容（ができる施設への搬送）
　　　・オセルタミビル投与
B．母子接触および母乳の取り扱い
　1．原則，母子接触は，母体のインフルエンザ発症後 7 日以降に行う
　2．原則，母乳栄養を行う
　　　・第 3 者による搾母乳の授乳
　　　・直接母乳は母体発症後 7 日以降
　　　・哺乳瓶の洗浄は次亜塩素酸ナトリウムを用い，患児専用容器を用いる
　3．母子接触，直接母乳の許可条件
　　　・母親が，抗インフルエンザ薬を服用ないし吸入後 48 時間以上経過
　　　・母親が解熱，咳・痰・鼻汁がない
　　　・十分な飛沫・接触感染予防策が可能
＊オセルタミビルの投与
　治療投与量：4 mg/kg，分 2×5 日間
　予防投与量：2 mg/kg，分 1×10 日間

〔日本小児科学会：新型インフルエンザ（パンデミック（H1N1）2009）に対する出生後早期の新生児への対応案．日本小児科学会雑誌 113：1492-1494，2009 より抜粋〕

ンフルエンザが混在し，流行の予測が難しいシーズンであった．その内容を**表2**[4]に示す．おもな改訂として，早産が予想される場合の取り扱いと早産児の対応が新設された．さらに，正期産児，正期産児に準じる早産児の出生直後の不要な母子分離を避け，飛沫・接触感染に十分注意を払いながら季節性インフルエンザで行ってきた対策と同様の対策を講じることとした．また，児へのオセルタミビルの予防投与は原則行わないことになった．

予　後

　季節性インフルエンザは発症が少なく，まとまった報告はほとんどみられない．pH1N1 については垂直感染は少なく，大きな問題はないと考え

られるが，早産の陣痛誘発の可能性はあり，その意味では注意が必要である．

患者・家族への説明

　新型インフルエンザの場合は，上述のような対応について説明する．予後については，通常，大きな問題がないことを伝えてもよい．しかし，今後発生する新型インフルエンザについてはその重症度により対応や説明は大きく変わることになる．

文　献

1) Takahashi N, et al.：Pandemic（H1N1）2009 in neonates, Japan. Emerg Infect Dis 17：1763-1765, 2011
2) 日本小児科学会：新型インフルエンザ（パンデミック（H1N1）2009）に対する出生後早期の新生児への対応案．

表2　2010-2011シーズンのインフルエンザに対する出生後早期の新生児への対応案

A．出生後の新生児の管理について（抜粋）
　　a．正期産児，正期産児に準ずる対応が可能な早産児
　　　1．母体が妊娠～分娩8日以前までに発症し治癒後に出生した場合
　　　　・通常の新生児管理を行う
　　　2．母体が分娩前7日から分娩までの間に発症した場合
　　　　・母子で個室隔離．飛沫・接触感染予防策を講じて母子同室
　　　　・個室がない場合は，母子を他の母子と離して管理
　　　　・予防投与はせず，厳重な観察とモニタリング
　　　　・発症時は4の管理
　　　3．母体が分娩後～産院退院までに発症した場合
　　　　・母子で個室隔離．飛沫・接触感染予防策を講じて母子同室．その際，児を保育器に収容するなどの予防策を講じる
　　　　・母親の状況を考慮し，必要と判断すれば，厳重な観察とモニタリングができる環境に児を移送し，発症の有無を確認．移送後の児は保育器管理．保育器がない場合は，他児と1.5m以上離す
　　　　・予防投与は原則，推奨しない
　　b．早産児
　　　　・NICUに入院している場合は，保育器隔離．保育器がない場合は他児から1.5m離す
　　　　・予防投与はせず，観察とモニタリングを継続
　　　　・発症時は4の対応
　　　　・母親のNICU入室は発症後7日間は控えるが，状況によっては可能
　　　4．児の発症時（活気不良，哺乳不良，多呼吸・酸素飽和度の低下などの呼吸障害，無呼吸発作，発熱，咳嗽・鼻汁・鼻閉などの上気道症状，易刺激性）
　　　　・インフルエンザ検査
　　　　・オセルタミビル投与を検討
B．母子接触および母乳の取り扱い
　　1．原則，母乳栄養を行う
　　　　・第3者による搾母乳の授乳
　　　　・マスク，ガウン着用，手洗い後なら，直接母乳可
　　　　・母体へのオセルタミビル，ザナミビル投与中も母乳可
　　　　・母体症状が強い場合，児は預かり室入室とし，他児と1.5m離す
　　　　・哺乳瓶，乳首は通常通りの洗浄で可
　　2．飛沫・接触予防策解除
　　　　・母親のインフルエンザ発症後7日以降に行う
C．抗インフルエンザ薬の投与
　　　　・児が発症した際は，投与を考慮
　　　　・新生児には原則，オセルタミビルの予防投与は推奨しない
　　　　・予防投与が必要と判断した場合は，2mg/kg/回，1日1回，10日間
　　　　・ペラミビル投与は新生児に対しては推奨しない
　　　　＊治療投与量
　　　　　　日本小児科学会：2mg/kg/回，1日2回，5日間
　　　　　　アメリカ小児科学会：3mg/kg/回，1日2回，5日間
　　　　　　WHO：3mg/kg/回，1日1回，5日間（生後14日未満）
　　　　　　　　　　3mg/kg/回，1日2回，5日間（生後14日以降）
　　　　　　Acostaら：早産児1mg/kg/回，1日2回，5日間

〔日本小児科学会：2010-2011シーズンのインフルエンザに対する出生後早期の新生児への対応案．日本小児科学会雑誌114：2016-2018，2010〕

　　日本小児科学会雑誌113：1492-1494，2009
3）日本小児科学会新型インフルエンザ対策室：オセルタミビル治療を受けた生後3か月未満の乳児・新生児のパンデミックインフルエンザA（H1N1）2009症例の調査解析．日本小児科学会雑誌114：1294-1297，2010

4）日本小児科学会：2010-2011シーズンのインフルエンザに対する出生後早期の新生児への対応案．日本小児科学会雑誌114：2016-2018，2010

［高橋尚人］

第Ⅱ章 母体の感染(症)と新生児のリスク

5 TORCH症候群

母体から胎児または新生児に垂直感染する感染症のうち，児に胎児発育不全(fetal growth restriction：FGR)，小頭症，脳内の石灰化，聴覚障害，肝脾腫，血小板減少など重篤な症状や障害をもたらす感染症をTORCH症候群とよぶ．トキソプラズマ症(toxoplasmosis)，その他(others)，風疹(rubella)，サイトメガロウイルス(cytomegalovirus)感染症，単純ヘルペス感染症(helpes simplex virus)，の頭文字である．othersには梅毒，パルボウイルスB19などが含まれる．いずれの疾患も母体が感染したら必ず児が発症する，というものではない．疾患や母体，胎児の状態により，発症率や重症度は様々である．

先天性トキソプラズマ症

●概　要

妊娠中のトキソプラズマ原虫の初感染により発症しうる．トキソプラズマは健康成人の初感染では発熱，倦怠感，リンパ節腫脹などの非特異的症状をきたした後，慢性感染に移行する．妊娠前に感染済みで，慢性感染状態の場合は，児に影響があることはほとんどない．先天性トキソプラズマ症は水頭症，脳内石灰化，脈絡網膜炎が3主徴であるが，他に小頭症，失明，てんかん，精神運動発達遅滞，血小板減少に伴う点状出血，貧血などがみられる．

●母体・胎児評価

妊婦のトキソプラズマ抗体検査はスクリーニングとしては，産婦人科診療ガイドライン−産科編2014でも推奨レベルCと最低評価で，実施が考慮される程度の推奨度である．感染による母体の症状は非特異的で，トキソプラズマ症を疑うことは困難である．妊娠初期は児への感染率は低いものの，感染した場合は重症となる．妊娠後期は児への感染率は高いものの，症状は軽い傾向にある[1]．

●検査・治療

妊娠中に先天性トキソプラズマ感染が疑われた場合は，母体のIgG avidity(抗体結合力)を測定することで，母体感染時期の推定が可能である．羊水PCR検査も有用であるが，いずれも保険適応外である．先天性感染は，臍帯血中のIgM抗体が陽性であること，または臍帯血中のIgM抗体が陰性であっても児が1歳になった時点でIgG抗体が陽性であることで診断する．逆に，1歳時(またはそれ以前でも)トキソプラズマIgGが陰性であれば，先天性トキソプラズマ症は否定される．

妊娠中に感染が判明した場合，垂直感染予防のためスピラマイシン治療が行われる．児への感染が判明した場合，ピリメサミンとスルファジアジンによる治療により，神経学的および眼科的合併症の発症率を下げることができる．

●合併症・リスク

日本では1万出生に対し，1.26と推定している文献がある[2]．

加熱の不十分な肉(生ハム，サラミを含む)の摂取，土いじり(ガーデニング)，猫の排泄物処理が感染リスクとなる．牛豚のレバー生食は禁止されたが，馬刺しなど他の生肉はまだ提供されている．このような近年の食嗜好には注意が必要であり，妊婦は生肉を摂取してはならないことを啓発する必要がある．土いじりや猫の排泄物処理の際は手袋を着用する必要がある．

●予　後

適切な管理，治療により70〜95%は無症候性となる．残りの多くは脈絡網膜炎であるが，てんか

んや精神運動発達遅滞もみられる.

患者・家族への説明

出生時は無症候性であっても，遅発性の脈絡網膜炎がみられることを説明する.

先天性風疹症候群

概　要

妊娠16週頃までに母体が風疹に罹患し，胎盤を経由して胎児に感染した場合に特有の臨床症状をきたす疾患である. 日本周産期・新生児医学会が「先天性風疹症候群診療マニュアル」を発行している.

母体・胎児評価

妊娠中の母体の感染は皮疹から診断される例もあるが，15% は無症候性である. 児の3大症状として，先天性白内障または緑内障，先天性心疾患，難聴があげられる. 他に，色素性網膜症，紫斑，脾腫，小頭症，精神発達遅滞，髄膜脳炎，X線透過性の骨病変，生後24時間以内に出現した黄疸，がみられる. これらの症状は診断基準や届出基準に用いられている（先天性風疹症候群は全例の届け出が必要な5類感染症である）.

検査・治療

咽頭拭い液，唾液，尿からの風疹ウイルスの検出または風疹ウイルス遺伝子の検出（RT-PCR法など），風疹IgM抗体陽性，風疹IgG抗体持続陽性（移行抗体であれば1か月ごとに半減する）により診断する. 特異的な治療薬はないため，白内障や心疾患，難聴などの合併症に適宜対応する.

合併症・リスク

母体が風疹に感染した際の発症頻度は妊娠4〜6週では100%，7〜12週では80%，13〜16週では45〜50%，17〜20週では6% である. 妊娠20週以降は先天性風疹症候群を発症しない[3]. 先天性風疹症候群はTORCH症候群のなかではワクチンで唯一予防できる疾患である. ワクチン接種を啓発していく必要がある. 妊婦には生ワクチンは禁忌

であるが，授乳婦への生ワクチン接種は可能（有益性投与）である. 風疹抗体陰性の女性に対しては，意識が高まっている産褥期に接種するのも1つの方法である. パートナーへの接種も忘れてはならない.

予　後

合併症の重症度に左右される. 心筋炎や間質性肺炎[4]をきたし，死亡する例もある. 先天性風疹症候群の最初の報告では死亡率は約20% とされている.

患者・家族への説明

患児からは長期間（6か月程度）風疹ウイルスが検出されることを説明する.

先天性サイトメガロウイルス感染症

概　要

サイトメガロウイルス（cytomegalovirus：CMV）は多くの場合，幼少期に初感染をきたすが，無症状（時に発熱，倦怠感などの非特異的症状あり）で終息し，潜伏感染に移行する感染症である. 先天性CMV感染症は，まったく無症状なものが多いが，低出生体重，黄疸，出血斑，肝脾腫，小頭症，脳内（脳室周囲）石灰化，肝機能異常，血小板減少，難聴，脈絡網膜炎，播種性血管内凝固（disseminated intravascular coagulation：DIC）など多彩な症状をきたしうる.

母体・胎児評価

1980年には妊婦のCMV抗体陽性率は90%を超えていたが，現在では70% 程度の陽性率である. つまり，妊娠中にCMVの初感染を受ける可能性が高まっている. 妊娠中にCMVの初感染を受けると，その40% は経胎盤的に胎児に感染する. 感染しても90% 程度の児は無症候性感染で，10%が症候性である. 無症候感染の児の10% 程度，症候性感染の児の90% は何らかの後遺症をきたす. CMVの再感染，再活性化で先天性CMV感染症となることもあるが，症状は軽い. 妊婦がCMVに感染しても非特異的症状しかないため，母体の症

状からCMV感染を疑うことは困難である.

検査・治療

生後3週間以内の児の尿からPCR法またはウイルス分離により,CMVを検出するのが診断のgold standardである.児のCMV IgMは70%ほどの感度である.出生時の検体がないと診断は困難となるが,保存されている新生児マススクリーニングの濾紙や保存臍帯を用いて後方視的に診断される例もある.

ガンシクロビルの6週間投与により聴力,精神運動発達予後が改善する.しかし,6週間の静注療法は負担が大きいため,バルガンシクロビルの内服による治療が行われることがある.中枢神経症状を示した例に対するバルガンシクロビル投与のプロトコール案が提案されている[5].ガンシクロビルもバルガンシクロビルも保険適応外である.

合併症・リスク

日本では,無症候性を含めた先天性CMV感染症は全出生児の0.3%でみられるとの報告がある.衛生環境のよい先進国では重症の先天性CMV感染症が多い.ちなみに,途上国では周囲にCMV保持者(既感染者)が多いためか感染児自体の数は多いが,妊婦が既感染者であることが多く,重症度が全体的に低い.

予 後

無症候性から死に至るものまで様々である.出生時に症状がなくても,後に難聴,精神運動発達遅滞などの症状が現れることがある[6].

患者・家族への説明

出生時は無症候性であっても,後に難聴などの症状がみられうることを説明する.

先天性単純ヘルペス感染症

概 要

症状により,全身型,中枢神経型,表在型の病型にわけられる.

母体・胎児評価

母の性器ヘルペスは無症候性であることが多いため,児が発症したときでも母にヘルペス病変がみられるとは限らない(母の性器ヘルペスの既往は25%程度).

全身型は肝機能障害,肺炎,循環不全など,全身の様々な臓器障害を認める.けいれん,意識障害も伴う.中枢神経型は各種の臓器障害は認めないものの,けいれん,意識障害を示す.どちらの型も初発症状としては発熱,哺乳不良,活気の低下などの非特異的症状を呈するため,症状から診断は困難である.どちらの型も,特徴的とされる水疱は初発症状で約3割,続発を含めても約5割にしか認められない.表在型はその名のとおり,表在性の限局病変がみられるものである.皮膚,眼,口腔に水疱などの症状がみられる.

検査・治療

単純ヘルペス脳炎のガイドラインに小児の診断基準があるが,新生児期は特異抗体の産生が乏しく,移行抗体の影響もあり,血清学的診断は向かない.診断確定のためには血中または髄液中からHSV DNAを検出することが原則である.表在型では皮膚病変のスワブからのウイルス分離や抗原検査(蛍光抗体直接法など)で診断を確定する.予後の悪さもあり,疑った場合は診断確定を待たずに治療を開始する.

治療はアシクロビルが第1選択である.20 mg/kg/回を1日3回投与する.全身型,中枢型では少なくとも21日間投与する.中枢神経症状がある場合は,対症療法としての脳浮腫の管理,けいれんの治療も重要である.表在型では少なくとも14日間投与する.

合併症・リスク

日本小児感染症学会は,2006～2008年の発症数は10万出生あたり2.6と推定している[7].

予 後

全身型では死亡率は約30%となる.生存したもののうち80%は正常な神経学的発達を示す.中枢

神経型の死亡率は4%ほどであるが，正常な神経学的発達を示すのは30%程度である．表在型では死に至ることはまれで，神経学的発達の異常を示すものは2%未満である[8]．いずれの型も半数が再燃し，皮疹など表在型の症状がみられる．

患者・家族への説明

表在型以外では神経学的発達の遅れが高率にみられることを説明する．

先天性梅毒

概　要

妊娠18週以降に梅毒トレポネーマに経胎盤感染することにより発症する．2歳以前に発症する早期先天性梅毒と2歳以降に発症する晩期先天性梅毒に分類される．早期先天性梅毒では，粘膜皮膚症状（粘膜斑，水庖疹手掌 足底の発疹，鼻炎，鼻閉塞），骨病変（骨軟骨炎，骨膜炎など），肝脾腫，リンパ節腫脹などがみられる．また，晩期先天性梅毒では，Hutchinson 3徴〔実質性角膜炎，Hutchinson歯（半月状に欠損のある切歯），内耳性難聴〕，骨病変などがみられる．

母体・胎児評価

妊娠初期のスクリーニングにより梅毒が診断され，治療が適切に行われれば98.2%の児の先天性梅毒が予防されるとされている．

検査・治療

血清でFTA-ABS法（fluorescent treponemal antibody absorption test）IgMが計測可能であり，これが陽性であれば児の感染が強く疑われる．先天性梅毒に特徴的な身体所見を認める例，STS（serologic test for syphilis）法による抗体価が母体の4倍以上の例，羊水など体液の鏡検陽性例では診断確定例として治療を行う．治療はペニシリンGの10日間投与を行う．

合併症・リスク

先天性梅毒は全数届け出の必要がある5類感染症である．厚労省に届け出されている先天性梅毒は，この15年はほとんどが年間10例未満である．

予　後

退院した後，少なくとも8か月まで追跡できた120例のうち86.7%は正常発達で，後遺症があったのは13.3%であったとの報告がある．後遺症のほとんどは発達の遅れである[9]．

患者・家族への説明

感染症としての梅毒は治療可能だが，合併症には1つ1つ対応が必要であると説明する．

文　献

1) Berrébi A, et al.：Long-term outcome of children with congenital toxoplasmosis. Am J Obstet Gynecol 203：552. e1-6, 2010
2) Yamada H, et al.：Prospective study of congenital toxoplasmosis screening with use of IgG avidity and multiplex nested PCR methods. J Clin Microbiol 49：2552-2556, 2011
3) Enders G, et al.：Outcome of confirmed periconceptional maternal rubella. Lancet 331：1445-1447, 1988
4) Mizuno Y, et al.：Congenital rubella syndrome with death from interstitial pneumonia. Pediatr Int（in press）
5) 森内浩幸：先天性CMV感染治療プロトコール．小児感染免疫22：385-389，2010
6) Endo T, et al.：Detection of congenital cytomegalovirus infection using umbilical cord blood samples in a screening survey. J Med Virol 81：1773-1776, 2009
7) 木村　宏：先天性・周産期感染症の実態調査．小児感染免疫25：471-472，2013
8) Kimberlin DW, et al.：Safety and efficacy of high-dose intravenous acyclovir in the management of neonatal herpes simplex virus infections. Pediatrics 108：230-238, 2001
9) Lago EG, et al.：Clinical features and follow-up of congenital syphilis. Sex Transm Dis 40：85-94, 2013

参考文献

・日本神経感染症学会：単純ヘルペス脳炎診療ガイドライン http://www.neuroinfection.jp/guideline001.html
・日本産科婦人科学会・日本産婦人科医会（編）：産婦人科診療ガイドライン－産科編2014．日本産科婦人科学会，2014

〔遠藤　剛／杉浦時雄〕

6 結 核

概　要

　結核は空気感染により感染することから，新生児は活動性肺結核に罹患している家族などから水平感染で感染する可能性がある．またまれではあるが，母体からの垂直感染により先天性結核を発症する可能性がある．先天性結核は子宮内膜結核や母親の播種性結核に関連して胎盤や臍帯を経由して胎児に血行性に，もしくは感染性羊水を胎児が嚥下，吸引することで感染を起こす．血行性感染では臍静脈経由で流入した結核菌が肝ならびに門脈周囲リンパ節に初期変化群を形成する．さらに血行性に全身へ播種し，肺に到達すると粟粒結核を形成する．羊水感染では結核菌が経気道的に下気道に散布されると肺に病変，嚥下すると消化管に結核性病変を生じる[1,2]．

　先天性結核は出生直後から発症することもあるが，通常生後2〜3週間後に発熱や呼吸不全，肝脾腫，活気不良，哺乳不良などの非特異的な症状で発症する[3]．母親が結核と診断されていなければ早期診断は困難なことが多く，抗菌薬の効果が乏しいなど，通常の肺炎では説明のつかない臨床像を認める場合には結核を疑うことが重要である．

母体・胎児評価

　妊娠中の女性で結核を疑う症状は非妊娠時と同様であるが，倦怠感や易疲労感は妊娠に伴う症状と区別することが困難であり，体重減少にも気づかれにくい[4]．治療抵抗性の呼吸器症状を認める場合には結核を念頭におく必要があるが，現状では新生児が結核と診断された後に母親の結核が判明することが多い．

　結核と診断された，もしくは結核が強く疑われる妊婦から生まれた児は，先天性結核の発症が否定されるまでは個室隔離する．

検査・治療

　先天性結核の診断基準としてはCantwell's criteria[5]が用いられる．児が結核症であることが証明され，①生後1週間以内の発症，②肝臓の初期変化群もしくは乾酪性肉芽腫，③胎盤あるいは母の生殖器の感染，④後天性感染が否定，のいずれかを満たすことで診断される．

　先天性結核が疑われる場合には，ツベルクリン反応，胸部X線検査，髄液検査，抗酸菌検査（胃液，気管吸引液など）などを速やかに実施する．胎盤の結核性病巣や結核菌検出は有力な診断根拠となる．クォンティフェロン®などのインターフェロンγ遊離試験は新生児での有用性は確立されていない．

　ツベルクリン反応は通常陰性であるため，感染を否定する根拠とはならない．母体が感染性の結核症と診断されている場合は，児のツベルクリン反応が陰性で他の検査から先天性結核が否定された場合であっても生後3〜4か月まではイソニアジド（INH）10 mg/kg/日 分1を予防投与し，再度ツベルクリン反応を確認する．ツベルクリン反応が陽転化した場合には結核症の検索を行い，結核症が否定されればINHを9か月間継続する．生後3〜4か月のツベルクリン反応が陰性で母体の治療経過がよければINHは中止可能である[6]．

　先天性結核もしくは新生児結核症と診断された場合はINH，リファンピシン（RFP），ピラジナミド（PZD）の3剤による強化療法を2か月間，その後INH，RFPを4か月間，計6か月間の治療を行う．塗抹陽性の空洞を有する慢性肺結核症や耐性菌が疑われる場合，粟粒結核や結核性髄膜炎に対しては，初期2か月の治療にエタンブトール（EB）もしくはストレプトマイシン（SM）を併用し，その後INHとRFPを10か月間投与する[2,6]．

合併症・リスク

母親が活動性の結核では母子分離が必要となるが，母乳中には結核菌は存在しないため，搾乳を与えることは可能である．母体に抗結核薬が投与されていても，母乳に移行した薬剤が児に影響を及ぼすことはないと考えられている．母親が適切な治療により排菌がなくなれば母子分離は不要で直接授乳も可能である[7]．

先天性結核による死亡率は 40% 前後とされており，適切な治療が行われなければ致死的な経過をたどる[1,3]．また抗結核薬投与中は INH や RFP による肝障害，EB による視神経障害，SM による聴覚障害や腎障害など副作用に注意が必要である．

患者・家族への説明

新生児の結核は症状が非特異的であり診断は容易ではなく，治療の遅れにより重篤化する可能性があるが早期診断と適切な治療により救命，完治が十分に期待できる．抗結核薬の投与は長期にわたることから治療継続の必要性を十分に説明し，理解を得る必要がある．

文 献

1) Starke JR, et al.：Tuberculosis. In：Remington JS(eds), Infectious Diseases of the Fetus and Newborn Infant. 7th ed., Elsevier, Philadelphia, 577-600, 2010
2) 野崎昌俊，他：結核．周産期医学 44(増刊号)：499-504, 2014
3) Peng W, et al.：Analysis of 170 cases of congenital TB reported in the literature between 1946 and 2009. Pediatr Pulmonol 46：1215-1224, 2011
4) 森野絵里子：妊婦，授乳者の結核症．青島正大(編)，結核診療パーフェクトガイド．第 1 版，中外医学社，140-141，2015
5) Cantwell MF, et al.：Brief report：congenial tuberculosis. N Engl J Med 330：1051-1054, 1994
6) American Academy of Pediatrics：結核．アメリカ小児科学会(編)，岡部信彦(監)，最新感染症ガイド R-BOOK 2012．原書第 29 版，日本小児医事出版社，737-759, 2013
7) 水野克己，他(編著)：母乳育児と感染症．よくわかる母乳育児．第 2 版，へるす出版，232-249，2012

[宮沢篤生]

第Ⅱ章 母体の感染（症）と新生児のリスク

7 B群溶血性連鎖球菌

概　要

1. 概念・疫学

B群溶連菌（group B *Streptococcus*：GBS）は新生児感染症の原因菌として，現在最も頻度が高い．GBSは成人にとっては弱毒菌だが，新生児では感染症が急速に進行し，敗血症や髄膜炎をきたし，極めて予後不良となる．

妊婦の10〜30％がGBSを保菌し，何ら予防的処置が行われないと保菌妊婦からの新生児の50％に定着がみられ，そのうち約1％が発症する．計算上，1,000人あたり0.5〜1.5人の新生児がGBS感染症を発症することになり，実際にアメリカでは，1990年代はじめまでは，図1[1)]のように，1,000人あたり約2人の新生児がGBS感染症を発症していた．

2. 分類と症状

新生児GBS感染症は生後7日未満に発症する早発型と7日以降の遅発型に分類される．日本の調査では，新生児GBS感染症の84％が早発型で，その75％が日齢0に発症し，95％が日齢2以内の発症である[2)]．早発型は産道感染症が主で，前期破水などのリスク因子をもつ場合が多いが，それらがなくても発症する．肺炎，敗血症，髄膜炎として発症し，症状としては無呼吸，多呼吸，呻吟，チアノーゼなどの呼吸障害が多く，時に劇症型としてショック症状を呈し，急速に病状が進行する．遅発型の感染ルートは様々で垂直感染，水平感染の両方があり，母乳からの感染や院内感染の報告もある．敗血症，髄膜炎として発症し，症状としては発熱，哺乳障害，けいれんなどが多い．早発型に比べ，緩徐に進行するが，生命予後・神経学的予後はむしろ不良である．

母体・胎児評価

1. アメリカの対応

アメリカでは，図1のように，1996年に新生児GBS感染症のリスクをもつ妊婦に対して，アメリカ産婦人科学会（American Congress of Obstetricians and Gynecologists：ACOG）とアメリカ小児科学会（American Academy of Pediatrics：AAP），アメリカ疾病管理防疫センター（Centers for Disease Control and Prevention：CDC）による統一ガイドラインが制定され，早発型GBS感染症が約1/3に減少した．このガイドラインは2002年に改訂され[3)]，妊娠35〜37週の妊婦全例に腟ないし直腸のGBS保菌の有無を検査し，陽性者には分娩時ないし前期破水発生時にペニシリンG（PCG）500万単位ないしアンピシリン（ABPC）2g，以後4時間ごとにPCG250万単位ないしABPC1gを投与するという方法になった．アメリカの早発型新生児GBS感染症は，この20年間にほぼ1/10になっている．

2. 日本の対応

わが国でも2008年に日本産科婦人科学会・日本産婦人科医会からアメリカの対応に準じたガイドラインが提出された．その後，改訂が進んでおり，2014年の最新版の内容を表1に示す[4)]．

この方法により新生児GBS感染症の頻度が減少する機序について，印出らは母体への投与回数が増し，総投与量が増加するのに伴い新生児の保菌率が減少することを示している[5)]．本報告では，母体投与によっても母体の保菌は半数で維持されることも示されている．

また，この予防法で1つ注意すべき点があり，それは腟内細菌のPCGやABPCに対する耐性菌の問題で，仮に前期破水後，長時間ABPCやPCGが投与された場合，GBS感染症は減少しても，大

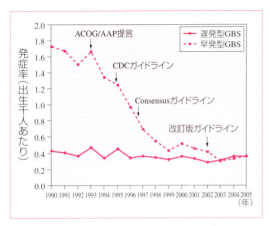

図1 GBS感染症発生頻度の変遷（アメリカ）
〔Jordan HT, et al.: Revisiting the need for vaccine prevention of late-onset neonatal group B streptococcal disease: a multi-state, population-based analysis. Pediatr Infect Dis J 27: 1057-1064, 2008 より引用改変〕

表1 CQ603．B群溶血性レンサ球菌（GBS）保菌診断と取り扱いは？

・妊娠33～37週に腟周辺の培養検査を行う（B）
・検体は腟入口部ならびに肛門内から採取する（C）
・以下の妊婦には経腟分娩中あるいは前期破水後，ペニシリン系薬剤静注による母子感染予防を行う（B）
　―前児がGBS感染症（今回のスクリーニング陰性であっても）
　―GBS保菌陽性妊婦（破水/陣痛のない予定帝王切開の場合には予防投与が必要ない）
　―今回，妊娠中の尿培養でGBS検出
　―GBS保菌状態不明かつ以下のいずれかの妊婦
　　・妊娠37週未満分娩，破水後18時間以上経過，発熱38℃以上あり
・GBS保菌陽性妊婦やGBS保菌不明妊婦の早産前期破水時，GBS除菌に抗菌薬を3日間投与する（C）

〔日本産科婦人科学会・日本産婦人科医会：産婦人科診療ガイドライン2014－産科編2014．日本産科婦人科学会，295-297, 2014〕

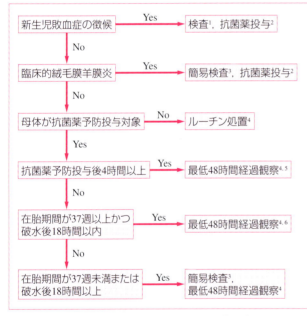

図2 新生児GBS感染症の出生後の予防アルゴリズム
〔楠田 聡：GBS感染症．周産期医学44（増刊）：509-512, 2014〕

腸菌などのPC耐性菌による感染症は抑えることができないという点である．この予防プロトコールはあくまでGBSに対してのものであり，新生児早発型細菌感染症予防として万能でないことは理解しておく必要がある．

検査・治療

1．予防投与を受けた児への対応

　GBS保菌児への対応はわが国では必ずしも統一されていないが，アメリカでは，上記の予防措置後に出生した児に対する治療についてはCDCのガイドラインが提出されている[6]．図2[7]にその対応法を示す．特に症状がなく，臨床的絨毛膜羊

表2　新生児敗血症が疑われる場合

新生児感染症でみられる症状	新生児感染症のリスク因子
何となく元気がない 　（not doing well）	前期破水 　（18時間あるいは24時間 　以上）
皮膚色がすぐれない	早産前期破水
哺乳力低下	母体発熱
無呼吸	羊水混濁・悪臭羊水
体温が不安定 　（発熱/低体温）	原因不明の新生児仮死や呼 　吸障害
腹部膨満・嘔吐	子宮収縮抑制が困難な早産
黄疸	
易刺激性	

膜炎がなく，母体措置後4時間以上経過してから出生した正期産児については，48時間の経過観察ということになる．以上のどれかの項目が疑わしければ検査を行い，場合によっては治療を開始して経過をみることになる．

2. 感染症が疑われる児への対応

1）症状とリスク因子による対応

　GBS感染症は必ずしも，母体保菌が明確でなくても発症する．したがって，図2のアルゴリズムに入らない児でも，GBS感染症の可能性を考慮して対応する必要がある．新生児に表2に示した症状やリスク因子がみられたら，CBC，CRP，X線，尿などの検査を行う．新生児では検査結果は早期には明確にならないので，検査結果を総合的に判断し抗菌薬治療の開始を決定する．感染症を否定できないときは，治療を開始して経過観察を行う．抗菌薬投与を行う前にsepsis work-upとして，血液培養，尿培養，気管吸引培養など実施する．新生児では髄膜炎を初期から合併することも多いので，髄液検査も可能な限り行う．

2）抗菌薬

　早発型の新生児敗血症では，GBS，大腸菌などを念頭におき，ABPCを中心に治療を開始するが，アミノグリコシド系〔ゲンタマイシン（GM），アミカシン〕かセフォタキシム（CTX）などの第三世代セフェムの併用を行う．

3. GBS感染症を発症した児への対応

　抗菌薬の選択は，通常ABPCとアミノグリコシド併用が第1選択である．もし，診断が確定しているならPCG単独でもよい．髄膜炎発症を伴っていれば，ABPC 200～300 mg/kg/日とGM 5 mg/kg/日を1日2回にわけて投与する．GMの代わりにCTXを用いることも可能である．治療期間は，敗血症単独なら10日間，髄膜炎なら14日間，骨髄炎，脳室炎なら4週間は必要とされる．

予　後

　早発型の死亡率は6％，後遺症残存率は5％，遅発型では死亡率10％，後遺症残存率16％と報告されている[2]．

患者・家族への説明

1. 予防投与を受けた児についての説明

　図2のアルゴリズムに沿った対応をしていること，48時間の慎重な観察が必要であることを伝える．

2. 感染症が疑われる児についての説明

　予防的な治療であるが，必要な対応であることを理解してもらう．感染が否定されれば，すぐに母子同室できることを伝え，心配しないように配慮する．

3. 感染症にて入院した児についての説明

　GBS感染症は重篤で状態が急変する可能性もある．どの程度，前もって話をするかは難しいが，前述の予後を伝え，多くは後遺症なく回復することを話してもよいと思われる．

文　献

1) Jordan HT, et al.：Revisiting the need for vaccine prevention of late-onset neonatal group B streptococcal disease：a multistate, population-based analysis. Pediatr Infect Dis J 27：1057-1064, 2008
2) 保科　清，他：最近6年間のB群レンサ球菌（GBS）感染症についてのアンケート調査結果．日本周産期・新生児医学会雑誌42：7-11，2006
3) Schrag S, et al.：Prevention of perinatal group B streptococcal disease：Revised guidelines from CDC. MMWR Recomm Rep 51：1-22, 2002
4) 日本産科婦人科学会・日本産婦人科医会：産婦人科診療ガイドライン2014－産科編2014．日本産科婦人科学会，295-297，2014
5) 印出佑介，他：B群溶血性連鎖球菌陽性母体における分娩時の予防的抗菌剤の総投与量と新生児移行率との関連．日本周産期・新生児医学会雑誌46：567，2010
6) Verani JR et al.：Prevention of perinatal group B streptococcal disease-revised guidelines from CDC, 2010. MMWR Recomm Rep 59：1-36, 2010
7) 楠田　聡：GBS感染症．周産期医学44（増刊）：509-512，2014

［高橋尚人］

第Ⅱ章　母体の感染（症）と新生児のリスク

8 麻疹，水痘ウイルス

麻　疹

概　要

　麻疹は幼児期に好発し，感染すれば終生免疫を獲得する．そのため，ワクチン開発以前は，妊娠中の罹患は非常に少なく，いわゆる発展途上国では妊婦の麻疹はまれである．また，ワクチン接種を2回以上行っている先進国でも妊婦麻疹はほとんどみられない．しかし，わが国ではワクチン接種率が低く，2007年，2008年に10～20歳代での麻疹の流行があり，この世代のワクチン未接種の問題が明らかとなった．この世代が妊娠可能年齢になりつつあり，妊婦の約1割が感受性ありとされ，注意が必要である．

　また，感染対策上，麻疹は空気感染をきたすため，陰圧個室管理が必要である．

母体・胎児評価

　妊婦が麻疹を発症した場合，麻疹ウイルスは胎盤を通過し，約3割で子宮内胎児感染が成立するとされる．催奇形性はなく[1]，新生児麻疹についても，正期産児の場合は，重症化しないと考えられている．ただし，早期産の時期に母体が感染すると，出生した早産児は重篤化し，死亡率が30%という報告もある[2]．また，在胎26週の死産児から麻疹ウイルスが検出され，早産の時期の胎内感染が致死的に働く可能性も否定できないとされている[3]．

　出生後7～10日以内に発疹が出現した場合が先天麻疹とされる．発熱は50%未満で高熱はなく，発疹も半数程度とされる[3]．無症状でペア血清での抗体価の上昇のみで新生児の感染が診断される例もある[3]．

検査・治療

1. 検　査

　母体の発症が明らかなら，児が無症状の場合もペア血清でIgGの上昇がないか確認する．また，ウイルス分離も試みる．

2. 治　療

1）母体対応

　図1[4]に山中の妊娠中の麻疹罹患時の取り扱い案を示す．妊婦が麻疹患者に接触した場合で，自身の発症前であれば，予防的ガンマグロブリン投与が考慮される．高力価の製剤は入手できないので，一般的なグロブリン製剤を使用する．しかし，グロブリン製剤はヒトパルボウイルスB19の感染性を否定できないので，妊婦の有益性の理解のうえで投与する必要がある．この予防的投与の有効性は接触後3～6日以内とされている．

　分娩前か分娩時に母体が発症した場合は，経過観察となる．

2）新生児対応

　分娩時に，母体が潜伏期の可能性がある場合，母児を別々に隔離し，母子それぞれにガンマグロブリン投与を行う．母親が発症し分娩となった場合で新生児にまだ症状がない場合は，児は母体および他の児からも隔離し，ガンマグロブリン投与を考慮する．もし，新生児も発症している場合は，母子ともに隔離する．この場合は，ガンマグロブリンは効果がなく，むしろ悪影響を与える可能性があるので，投与しない．

　治療法としては特異的なものはなく，対症療法になる．輸液管理や，必要があれば，人工呼吸器管理を行う．

予　後

　早期産の時期に母体感染がみられると，早産児

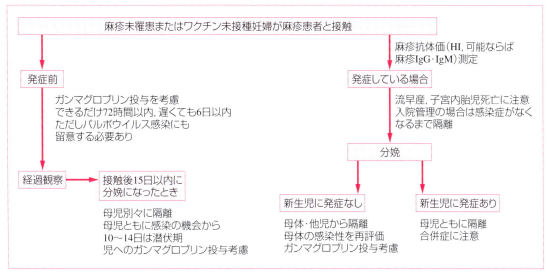

図1 妊娠中の麻疹罹患時の取り扱い案
〔山中美智子：麻疹．産婦人科の実際 50：1101-1106，2001〕

は重篤化し，死亡率が30％という報告もある[2]．1970年以降の日本の報告では，正期産児17例中，死亡例はなく全例軽症で経過しているとされる[3]．ただし，不明の点が多く，重症化の危険性は否定できないので，安易な対応はしてはならない．

長期予後については，おおむね良好とされているが，不明の点も多く，情報の蓄積が必要である．

患者・家族への説明

正期産児の場合は，重症化しないことがほとんどであり，心配しないように説明してよいと思われる．

水痘

概　要

水痘・帯状疱疹ウイルスは二本鎖DNAウイルスで，初感染は水痘として発症し，潜伏期10〜21日後に皮疹が出現する．気道分泌物と皮疹が感染源で，空気感染もきたす．初感染後に神経節に潜伏したウイルスが再活性化すると帯状疱疹をきたす．帯状疱疹では接触感染となる．

母体・胎児評価

1. 母　体

成人水痘は重症化しやすいので注意が必要である．肺炎もみられる．

2. 胎　児

母親が妊娠中に水痘に罹患すると，ウイルスは経胎盤移行し胎児感染する．母体が妊娠20週以前に罹患すると，胎児は先天性水痘症候群を発症する可能性があり，2％未満の児ではあるが，瘢痕性皮膚病変，小頭症，小眼球症，四肢異常などがみられる．妊娠21〜36週となると，先天性水痘症候群の発症はなくなり，病態は必ずしもよくわかっていないものの潜伏感染となる．周産期になると，母体の発症時期によって，児の症状が大きく異なってくる．分娩の21〜5日前の母体発症の場合，児は出生時ないし生後4日くらいに水痘を発症するが，移行抗体もあるため，重症化しない．分娩5日前から分娩2日後の発症の場合，児は生後5〜10日で水痘を発症し，この場合，移行抗体がないため重症化する．死亡率もアシクロビルによる治療がなかった時代は30％とされていた．母体が分娩後3日以降に皮疹が出現した場合は，児には水平感染としての感染が起きる．

また，妊婦の水痘罹患後，出生した児が乳児期に帯状疱疹を発症することがある．潜伏感染した

ウイルスの再活性化によると考えられ，乳児期帯状疱疹とよばれる．

母体の帯状疱疹では通常，胎児の感染は起こらない．

検査・治療

1. 母 体

予防，治療が必要である．

2. 新生児

先天性水痘症候群の児には対症療法しかない．隔離も必要としない．母体が妊娠21〜36週で発症した場合は，新生児への治療は不要である．分娩21〜5日前の母体発症の場合は，児を隔離し経過観察を行う．通常は，治療は要しないが，発症した場合は，アシクロビルによる治療を行う．

問題は分娩5日前〜分娩後2日の間に母親が発症した場合である．この場合は，児に重症水痘を発症する可能性があるため，静注用ガンマグロブリン（200〜500 mg/kg）を投与する[5]．隔離は潜伏期間を考慮し，生後21日まで行う．ガンマグロブリン投与を受けた場合，潜伏期が伸びる可能性があり，生後28日まで隔離する．児の発症がみられたら，アシクロビル（10〜15 mg/kg/回，1日3回）を投与する．投与は7〜10日間または皮疹がなくなって72時間後までのいずれか長い期間で行う．

早産児や腎機能が低下している場合は，アシクロビルを減量（5〜10 mg/kg/回）する．

予 後

アシクロビルの治療がされるようになってから，重症例はなくなっている．

長期予後については，おおむね良好とされているが，不明の点も多く，情報の蓄積が必要である．

患者・家族への説明

上述の内容を参考に説明する．管理期間が長くなることが多いので，十分な理解を得ることが必要である．

文 献

1) Gershon AA：Chickenpox, measles, and mumps. In：Remington JS, et al.(eds), Infections diseases of the fetus and newborn infant 6th ed., Elsevier Saunders, Philadelphia, 693-737, 2006
2) 大槻克文，他：妊婦の麻疹．周産期医学 30(増刊)：143-145，2006
3) 本田義信：水痘・麻疹の胎内感染症．周産期医学 44(増刊)：431-435，2014
4) 山中美智子：麻疹．産婦人科の実際 50：1101-1106，2001
5) 土居美智子，他：水痘．周産期医学 41(増刊)：616-619，2011

[高橋尚人]

第Ⅲ章 母体疾患（感染症を除く）と新生児のリスク

第Ⅲ章 母体疾患（感染症を除く）と新生児のリスク

1 | 特発性血小板減少性紫斑病

概　要

特発性血小板減少性紫斑病（idiopathic thrombocytopenic purpura：ITP）は，血小板数が 10 万/μL 以下に減少する良性の血液疾患である[1]．ITP は血小板に対する自己抗体など免疫機序により血小板の破壊や血小板産生障害を起こす自己免疫疾患であることから免疫性血小板減少症（immune thrombocytopenia）ともよばれる[1]．国内には約 20,000 人の患者がおり，毎年 3,000 人の新規患者が登録されている．性別では女性に多く，男性の約 2 倍で，女性の発症時期が 20～40 歳であることから妊娠合併症として重要な疾患である[2]．また，ITP の母親に発生した IgG 自己抗体は胎盤を通過し出生した新生児に血小板減少を生じることから，母子ともに周産期管理を必要とする．

母体・胎児評価

母体 ITP の診断は，母子ともに重要である．母体が妊娠前に ITP と診断されている場合は，妊娠中は血小板数を 3 万/μL 以上，自然分娩時は血小板数を 5 万/μL 以上，帝王切開術時は 8 万/μL を目標に管理し，妊娠中は，血小板数が 2～3 万/μL 以下に減少した場合は治療を考慮する[2,3]．分娩方式は産科的適応がない場合，通常自然分娩が選択される[2]．妊娠前に ITP と診断されていない場合は，母体の ITP の診断は除外診断による．妊娠中に血小板減少が出現する頻度は全妊婦の約 10% である．その約 70% は妊娠性血小板減少症である．通常，妊娠性血小板減少症では，血小板数は 7 万/μL 以上存在し，胎児・新生児に血小板減少は生じない[2]．次に多い疾患は妊娠高血圧腎症である．その割合は約 20% である．妊婦中に ITP と診断されるのは数%にすぎない．妊婦に血小板減少をきたす疾患は，他に HELLP 症候群や血栓性

血小板減少性紫斑病/溶血性尿毒症症候群（thrombotic thrombocytopenic purpura：TTP/hemolytic uremic syndrome：HUS），抗リン脂質抗体症候群，播種性血管内凝固症候群（disseminated intravascular coagulation：DIC）などがある．

分娩時に胎児・新生児の出血を予測することは困難であり，経皮的臍帯穿刺による胎児血小板数の測定や分娩時の胎児頭皮からの血液採取は，それぞれ流産のリスクや採取時の凝血による偽血小板減少から，推奨されない[2~4]．

ITP 母体から出生した新生児の血小板数は 5 万/μL 以下を示す頻度は約 10%，出血リスクを伴う血小板数 2 万/μL 以下は約 5% である[2,5]．血小板数は，出生時より出生後 2～5 日でさらに減少し，その後も遷延することがあるため，出生後の血小板数の推移にも注意が必要である[2~4]．

血小板減少がある新生児は，母体 ITP から出生した児の他，母子間の同種免疫性血小板減少症，TORCH 症候群を含めた感染症，胎児・新生児仮死，DIC，先天性血小板減少症[6]，von Willebrand 病 2B[7]，ADAMTS-13 欠乏症[8]などがある．母体 ITP から出生した児や母子間の同種免疫性血小板減少症は，特に母体情報が有用である．

検査・治療

母体の妊娠中の ITP 診断は，①末梢血算と塗抹標本の検鏡，②肝機能検査，③腎機構検査，③血圧測定，④尿検査を参考に，除外診断を行うことが推奨されている[2]．

新生児の血小板減少症では，①母体の自己免疫疾患など既往歴と母体の血小板数を問診する，②出生時の状況（仮死の有無）を確認する，③末梢血算と塗抹標本を検鏡（破砕赤血球や血小板形態，血小板凝集），④血液検査では CRP，臍体血 IgM，DIC が疑われればフィブリノゲン量，FDP，D-ダ

イマー，その他 ADAMTS-13 活性などを測定する．

治療は，妊娠前に ITP と診断されている場合，*Helicobacter pylori* 菌陽性であれば除菌しておく．妊娠中は除菌薬の胎児への影響を考慮し分娩後が望ましい．投薬する場合は有益性が危険性を上回る場合に妊娠8～12週以降とする．難治性ITP では妊娠前に摘脾も考慮する．母体への ITP の治療は，分娩に備え必要に応じ副腎皮質ステロイドまたはガンマグロブリン大量療法を行う[2]．

新生児では血小板数3万/μL 未満であればガンマグロブリン大量療法[2~4]あるいは副腎皮質ステロイド[2,9]，頭蓋内出血等の重篤な合併症が疑われる場合は血小板輸血を考慮する[2]．

合併症・リスク

ITP 妊婦から出生した新生児の重大な合併症は頭蓋内出血である．通常は生後1～3日以内に発症する．

予　後

頭蓋内出血の予後は不良である．半数は死亡または重篤な神経学的後遺症を残す．そのため，ITP 母体から出生した児の注意深い観察は予後の改善につながる．

なお，前子と次子との間に血小板数の相関が高いことから，前子の出生時の状況が次子の診療の参考となる[10]．

患者・家族への説明

母体 ITP の妊娠・出産は産科・血液内科・小児科の協力により，産科的適応がない限り通常の妊娠・分娩と同様に自然経腟分娩が可能である．母体 ITP から出生した児の頭蓋内出血の発症を予知することは困難であるが，母子ともに妊娠分娩時の注意深い管理が出血リスクを減少させる．

文　献

1) Rodeghhiero F, et al.：Standardization of terminology, definitions and outcome criteria in immune thrombocytopenic purpura of adults and children：report from an international working group. Blood 113：2386-2393, 2009.
2) 宮川義隆，他：妊娠合併特発性血小板減少性紫斑病診療の参照ガイド．臨床血液 55：934-947，2014
3) British Committee for Standards in Haematology General Haematology Task Force：Guidelines for the investigation and management of idiopathic thrombocytopenic purpura in adults, children and in pregnancy. Br J Haematol 120：574-596, 2003
4) Provan D, et al.：International consensus report on investigation and management of primary immune thrombocytopenia. Blood 115：168-186, 2010
5) Webert KE, et al.：A retrospective 11-year analysis of obstetric patients with idiopathic thrombocytopenic purpura. Blood 102：4306-4311, 2003
6) 笹原洋二，他：小型および正常サイズを有する先天性血小板減少症の診断と分子病態における最近の知見．日小児血がん会誌 50：186-191，2013
7) 國島伸治：先天性巨大血小板症の鑑別診断．日小児血がん会誌 49：382-386，2012
8) Schneppenheim R, et al.：Severe ADAMTS-13 deficiency in childhood. Semin Hematol 41：83-89, 2004
9) 伊従秀章，他：ITP における妊娠・分娩の管理．血腫瘍 32：452-460，1996
10) Kawaguchi K, et al.：Factors predictive of neonatal thrombocytopenia in pregnant women with immune thrombocytopenia. Int J Hematol 99：570-576, 2014

[高橋幸博]

第Ⅲ章　母体疾患（感染症を除く）と新生児のリスク

2 甲状腺機能亢進症，甲状腺機能低下症

甲状腺機能亢進症

概　要

母体の甲状腺機能亢進症の最大の要因はBasedow病であり，自己抗体（甲状腺刺激抗体）による甲状腺ホルモンの過剰産生によって生じる．妊娠母体が甲状腺機能亢進症に罹患した場合，胎児は移行抗体による甲状腺機能亢進症，抗甲状腺薬による甲状腺機能低下症，加えて母体の甲状腺機能亢進症がコントロール不良な場合は母体の甲状腺ホルモンによる影響も受けうる．

胎児期の甲状腺機能亢進症・機能低下症は，ともに発達予後に障害を与える因子として重要である．

母体・胎児評価

母体評価をするうえで以下のポイントが重要である．

1. 母体甲状腺ホルモンの経胎盤移行

甲状腺ホルモンは胎盤移行が少ないため，通常，妊娠後期には母体からの胎児への甲状腺ホルモンの移行は多くないが，母体甲状腺機能亢進症によって過剰な甲状腺ホルモンが胎児へと移行すると胎児発育にも影響を及ぼしうる．

胎児の甲状腺機能を直接評価することはできないが，以下のポイントが参考になる．

①胎児心拍数：徐脈は甲状腺機能低下症を，頻脈は甲状腺機能亢進症を示唆する．

②胎児甲状腺腫大：多くは，胎児の甲状腺機能低下症を示唆する．

2. 母体甲状腺刺激抗体の経胎盤移行

甲状腺刺激抗体の多くはIgG抗体であり胎盤を移行する．このため，母体の抗甲状腺抗体（TSHAb）は胎児の甲状腺を刺激する．また，小児における

甲状腺刺激抗体の半減期は6～20日とされており，出生後も児の甲状腺ホルモン分泌を促進させる．

母体の抗体価がTSAb（甲状腺刺激抗体）≧500%，TRAb≧50%の場合，新生児に甲状腺機能亢進症状がみられることが多いといわれている．

母が甲状腺機能亢進症に罹患しており，かつて，外科治療・放射線治療などで治癒した症例においては，たとえ母親の病状が安定していても，甲状腺刺激抗体が高値であることがあり，注意を要する．

3. 母体投与抗甲状腺薬の経胎盤移行

抗甲状腺薬として，しばしば使用されるのはチウラジール®〔プロピルチオウラシル（PTU）〕・メルカゾール®〔チアマゾール（MMI）〕であるが，時にヨウ素が投与されることもある．これらはすべて，胎盤を通過する．小児における半減期はPTU 4～6時間，MMI 12～16時間であり，これらの薬剤は胎児期および出生後早期の児の甲状腺機能を抑制する．

なお，MMIは催奇形性が高い（臍帯ヘルニア，頭皮皮膚欠損症，後鼻孔閉鎖症，食道閉鎖症など）ため，妊娠初期にはPTUに変更することが推奨されている．

検査・治療

1. 母子の検査

母体の甲状腺機能（fT_3，fT_4，TSH），抗甲状腺抗体（TSAb，TRAb）を検査する．

2. 新生児甲状腺機能亢進症の治療

通常，出生後間もない時期は，抗甲状腺薬の影響のため甲状腺機能亢進症状は目立たず，数日経過してから，甲状腺機能亢進症状が顕在化する．このため，抗甲状腺抗体陽性症例は生後1～2週間にも，甲状腺機能を再検することが重要である．

表1に，胎児・新生児の甲状腺機能亢進症状を

表1　胎児・新生児の甲状腺機能亢進症状

- 持続性頻脈（＞160回/分），心不全，胎児水腫，肝脾腫，血小板減少
- 甲状腺腫（時に頸部圧迫による羊水過多）
- 胎児発育不全，胎児死亡
- 頭蓋骨早期癒合症
- 早産

示す．

軽症であれば，経過を観察するのみでよいが，中等症以上の症例では以下の治療を行う．

①ヨウ化カリウム 0.1〜1 mg/kg/日（分1〜3）経口投与など．

②メルカゾール®0.5〜1 mg/kg/日（分3）経口投与など．

③頻脈に対してはインデラル®（プロプラノロール）1〜2 mg/kg/日（分3）経口投与など．

予　後

胎児の重症甲状腺機能亢進症は発達予後の不良に直結するとされている．最も問題となるのは，コントロールの悪い甲状腺機能亢進症母体からの出生児の場合である．胎児期に著しい甲状腺機能亢進状態におかれた児の視床下部−下垂体−甲状腺系（hypothalamic-pituitary-thyroid axis：HPT axis）は強く抑制されるため，出生直後には母体の甲状腺ホルモンの影響で，児も甲状腺機能亢進症状を呈するが，その影響が去った後は，甲状腺機能低下症を呈することとなる．このような胎生期の著しい HPT axis の抑制は永続することがある[1]ため，長期にわたるフォローが必要である．

患者・家族への説明

母体の甲状腺刺激抗体の力価が高い場合は，たとえ，出生時に児に甲状腺機能亢進症状がみられなくても，生後数日経過してから，著しい甲状腺機能亢進症状を呈することがあり，注意深い観察が必要であることを十分説明する．

甲状腺機能低下症

概　要

母体甲状腺機能低下症のうち先天性甲状腺機能低下症の場合は，治療によって母体の甲状腺機能が正常に維持されている限り，児への影響はない．一方，橋本病のような自己免疫性甲状腺機能低下症では，甲状腺機能を抑制する抗体（甲状腺抑制抗体）の胎児移行および母体の甲状腺機能低下症が胎児の甲状腺機能低下症をまねく危険がある．

とりわけ，妊娠初期は，胎児の甲状腺機能は母体の甲状腺ホルモンに依存しているので，この時期に母体が甲状腺機能低下状態にあれば，神経発達に影響を及ぼす可能性がある．

母体・胎児評価

母体評価の重要ポイントは，抗甲状腺抗体の有無の確認である．

胎児の評価に関しては，機能亢進のときと同様である．

検査・治療

1. 母子の検査

母体の甲状腺機能（fT_3，fT_4，TSH），抗甲状腺抗体（抗TPO抗体など）を検査する．

2. 新生児甲状腺機能低下症の治療

よほど重症例でない限り，児の臨床症状から甲状腺機能低下症を診断することはまれであり，高TSH血症を認める場合は，治療を考慮する必要がある．

母体疾患の影響による場合，児の甲状腺機能低下症は一過性であると考えられるが，神経発達の重要な時期に甲状腺機能低下状態におかれることは避けなければならない．以下の治療を行う．

・チラーヂンS®5〜10 μg/kg/日（分1）

表2に，胎児・新生児の甲状腺機能低下症状を示す．

患者・家族への説明

新生児期の甲状腺機能発達予後の不良と直結しうるため，注意深い観察と治療が必要であること

表2 胎児・新生児の甲状腺機能低下症状

- ・徐脈
- ・甲状腺腫(嗄声)
- ・消化管蠕動の低下,便秘,臍ヘルニア
- ・遷延性黄疸
- ・皮膚乾燥,哺乳不良,骨端核の出現遅延,体重増加不良

を十分説明する.

文　献

1) Higuchi R, et al.：Central Hypothyroidism in Infants Who were born to mothers with thyrotoxicosis before 32 weeks' gestation：3 Cases. Pediatrics 115：e623-e625, 2005

参考文献

- ・河井昌彦：新生児医学.金芳堂,2015
- ・河井昌彦,他(編著)：新生児内分泌ハンドブック.改訂2版,メディカ出版,2014
- ・河井昌彦：イラストで見る診る学ぶ新生児内分泌.メディカ出版,2011
- ・河井昌彦：NICUナースのための必修知識(改訂3版).金芳堂,2010
- ・河井昌彦：NICUベッドサイドの診断と治療(改訂3版).金芳堂,2012
- ・河井昌彦：イラストで見る診る学ぶ新生児の栄養・代謝.メディカ出版,2013

[河井昌彦]

第Ⅲ章 母体疾患（感染症を除く）と新生児のリスク

3 膠原病

概要

Sjögren症候群や全身性エリテマトーデス（systemic lupus erythematosus：SLE）などの膠原病（自己免疫疾患）に罹患している女性が妊娠した場合，母体内の自己抗体が経胎盤的に胎児に移行して児に障害を与えることがある．これにはおもに2つの病態が知られている．抗リン脂質抗体が移行することにより流産，死産，FGR等の原因となる抗リン脂質抗体症候群と，抗SS-A抗体，抗SS-B抗体などが移行して全身の臓器障害を発症する新生児ループス症候群（neonatal lupus erythematosus：NLE）である．抗リン脂質抗体症候群はおもに産科領域で診療する疾患であり，本項ではおもにNLEについて取り上げる．

NLEの主要症状は顔面を中心とする環状紅斑などの皮膚症状と心伝導路障害であり，他に肝機能障害や血液異常を呈することもある．心伝導路障害，なかでも完全房室ブロックは不可逆的な障害であり，胎児水腫や子宮内胎児死亡の原因となることもある．また，出生後ペースメーカー装着が必要となる症例も多い．

母体・胎児評価

NLEは膠原病母体から出生した児の1〜2％に発症するとされるが，母体の約半数はNLEの児を出産した時点では膠原病に関しては無症状で，NLEと診断された児を契機に母親の膠原病が診断されることもまれではない．

一方，膠原病合併妊娠の胎児にFGRや不整脈，徐脈，胎児水腫，肝脾腫などの症状が認められた場合，早期娩出や胎児治療も含め，慎重に評価して治療方針を決定する必要がある．

胎児治療

胎児期に房室ブロックが指摘された場合，経母体的にステロイド投与を行う（デキサメタゾン4〜9 mg/日を3〜19週間，あるいはベタメサゾン12〜24 mg/週を6週間以上）ことにより1度，2度のブロックは改善することがあり，また3度でもブロック自体は改善しないものの児の全身状態を改善することがあるという報告がある[1]ことから，胎児治療が提唱されている．また，胎児超音波にてPR間隔の延長を早期に発見し，母体にデキサメタゾンやガンマグロブリン投与により房室ブロックの発症予防を行うことを提案する報告もある[2,3]．

一方，胎児に3度の房室ブロック（完全房室ブロック）が認められた場合，不整脈自体は不可逆的な病態であり，胎児期に治療する術はない．また，胎児心拍が55/分未満になると，児の心拍出量低下を代償することが困難になり，妊娠継続は困難になるとされている．この場合，経母体的にβ刺激薬（デルブタリンなど，わが国からはリトドリン使用の報告も多い）を投与することにより胎児心拍を増加させ，妊娠期間の延長を図ることが可能となることがあるという報告がある．ただ，いずれの治療法も確立された手法ではなく，今後のエビデンスの蓄積が待たれる．

出生後の児への検査・治療，予後

膠原病母体から出生した場合や臨床症状からNLEを疑った場合，血液検査（血算，肝機能，自己抗体），心臓超音波，心電図を行い，診断および臓器障害の評価を行う必要がある．また，何らかの臨床症状や検査値異常を呈する症例は原則，NICUに収容して心電図のモニタリングを行い，心伝導路障害の有無を慎重に見極めることが望ま

しい．自己抗体検査（抗SS-A抗体/抗SS-B抗体）が陰性の場合，心伝導路障害発症は極めてまれとみなすことができる．

心伝導路障害は妊娠18週頃から胎児心臓超音波により指摘される．抗SS-A抗体陽性母体より出生した児の3%程度にみられ[4]，その約半数が完全房室ブロックを呈する．ただし同胞にNLEによる心伝導路障害を呈する児がいる場合の発症率は約18%に上昇する．完全房室ブロックは子宮内胎児死亡を含め生後3か月以内に死亡する危険性が約20～30%とされ，自然治癒は期待できないため，早急にペースメーカー植え込み術の適応について検討する必要がある．

NLEの児の非心臓症状としては，環状紅斑などの皮膚症状や肝機能障害，貧血，好中球減少，血小板減少等を認めることがある．これらは生後1～3か月以内に出現し，移行抗体の減少に伴い生後6か月から1歳までに軽快することが多く[5]，通常は特別な治療は要さない．

患者・家族への説明

膠原病合併妊娠に対しては，原疾患の治療薬が胎児，あるいは母乳栄養中の児へ与える影響について十分な説明を行い，安心して原疾患の治療を継続できるようサポートする必要がある．

NLEの心伝導路障害，特に完全房室ブロックは，発症後の自然治癒が見込めず，子宮内胎児死亡や乳児期早期死亡の可能性も高いため，家族への説明には注意を要する．説明の際には胎児治療の可能性についても言及する必要があるが，成績も治療方法も報告により様々であり，過度の期待をもたせることは慎むべきである．

一方，心伝導路障害の合併を認めないNLEは予後良好ではあるが，生後3か月頃までは発症の可能性があり，自宅での観察ポイントや必要に応じて医療機関を受診することなどを家族に十分説明しておくことが望ましい．

文　献

1) Saleeb S, et al. : Comparison of treatment with fluorinated glucocorticoids to the natural history of autoantibody-associated congenital heart block : retrospective review of the research registry for neonatal lupus. Arthritis Rheum 42 : 2335-2345, 1999
2) Buyon JP, et al. : Neonatal lupus : review of proposed pathogenesis and clinical data from the US-based Research Registry for Neonatal Lupus. Autoimmunity 36 : 41-50, 2003
3) Buyon JP, et al. : Cardiac manifestations of neonatal lupus erythematosus : guidelines to management, integrating clues from the bench and bedside. Nat Clin Pract Rheumatol 5 : 139-148, 2009
4) Cimaz R, et al. : Incidence and spectrum of neonatal lupus erythematosus : a prospective study of infants born to mothers with anti-Ro autoantibodies. J Pediatr 142 : 678-683, 2003
5) 川浪佳与子：膠原病合併妊娠54例の臨床的検討．日本周産期・新生児医学会雑誌44：711-716，2008

[五石圭司]

第Ⅲ章 母体疾患(感染症を除く)と新生児のリスク

4 気管支喘息

○概　要

気管支喘息の有症率(喘鳴などの症状をもとに算出)は，地域差や年齢差はあるものの，経年的に増加傾向にある．わが国の妊婦の喘息合併率7.7%という報告[1]もあり，気管支喘息は妊娠に合併する頻度の高い呼吸器疾患の1つである．

母体の喘息発作時に胎児が低酸素血症をきたすことが，様々な病態のリスク因子となる．しかし，母体の喘息管理が良好であれば児の予後は必ずしも悪くはない．また，気管支喘息治療薬のほとんどは妊娠中でも安全に使用できることがわかってきており，喘息合併母体の発作のコントロールは非常に重要である．

○母体・胎児評価

妊娠中の喘息状態は悪化，改善，不変がそれぞれ1/3ずつ[2]と一定の傾向はなく，たとえ無症状であっても胎児および母体に与えるリスクを考慮して，妊娠前の治療を継続することが望ましい．また同時に，生活指導，禁煙・分煙，心理サポートなどを行って，常に発作を予防しておく必要がある．妊娠中の喘息患者に使用できると考えられている薬剤の一覧を**表1**[3]に示す．なかにはエビ

表1　妊娠中の喘息患者に使用できると考えらえている薬剤と注意点

吸入薬	1．吸入ステロイド薬[*1] 2．吸入 β_2 刺激薬(吸入ステロイドとの配合剤を含む)[*2] 3．吸入抗コリン薬[*3] 4．クロモグリク酸ナトリウム(DSCG)
経口薬	1．経口ステロイド薬[*4] 2．ロイコトリエン受容体拮抗薬[*5] 3．テオフィリン徐放製剤 4．経口 β_2 刺激薬 5．抗ヒスタミン薬[*5]
注射薬	1．ステロイド薬 2．アミノフィリン 3．ボスミン®(0.1% アドレナリン)[*6]
その他	貼付 β_2 刺激薬：ツロブテロール[*7]

[*1]：ヒトに対する安全性のエビデンスはブデゾニドが最も多い
[*2]：短時間作用性吸入 β_2 刺激薬(SABA)に較べると長時間作用性吸入 β_2 刺激薬(LABA)の安全性に関するエビデンスはまだ少ないが，妊娠中の投与の安全性はほぼ同等と考えられている
[*3]：長期管理薬として用いた場合の妊娠に対する安全性のエビデンスはなく，発作治療薬としてのみ安全性が認められている
[*4]：プレドニゾロン，メチルプレドニゾロンは胎盤通過性が小さいことが知られている
[*5]：妊娠中の投与は有益性が上回る場合のみに限定するべきであるが，妊娠を知らずに服用していたとしても危険性は少ないと考えられている
[*6]：皮下注射はやむを得ないときのみに限られ，一般的に妊婦に対しては避けたほうが良よいとされている
[*7]：吸入薬，経口薬に準じて安全と考えられているが，今後のエビデンスの集積が必要である

〔日本アレルギー学会：喘息と妊娠．日本アレルギー学会喘息ガイドライン専門部会(監)，喘息予防・管理ガイドライン2015．協和企画，236，2015 より引用一部改変〕

デンスが乏しい薬剤もあり，治療薬の選択に際しては十分なインフォームドコンセントが望ましい．

胎児に関しては，FGR や胎児ジストレス，先天奇形の有無の評価など，通常の妊娠管理中の評価を行う．

検査・治療

母体の喘息管理が良好の場合，出生した児に特に検査や治療は不要である．

母体の喘息管理が不良の場合は，流早産や FGR，低酸素脳症の徴候の有無を出生後に確認する必要がある．また，まれではあるが分娩中に喘息発作を認めた場合，母体の酸素化に注意しつつ分娩に立ち会い，蘇生が必要なときは NCPR（新生児蘇生法）に準じて蘇生術を行う．

出生後，母乳栄養時にもほとんどの薬剤は安全に使用できると考えられるが，テオフィリン製剤は乳汁中にも分泌され，乳児はテオフィリンの半減期が長いため，児の過敏症状や頻脈，けいれんといった症状の有無を観察することが望ましい．

予　後

喘息合併母体では流早産や SGA，新生児仮死，脳障害，先天異常の頻度が高いと報告されており[4,5]，母体の喘息管理が不良の場合や分娩中に喘息発作が認められた場合は，児の評価は慎重に行う必要がある．

また両親に喘息が存在するとき，児の気管支喘息発症のリスクは 3〜5 倍程度高くなるといわれている[6]．こうしたハイリスク児に対するアレルギー発症予防策としては，母乳栄養の推奨やプロ

バイオティクス，スキンケア，受動喫煙の防止など，様々な方策が報告されているが，現時点では有効なアレルギー発症予防策が確立されているとは言い難いのが実情である．

患者・家族への説明

妊娠後に喘息症状が悪化する症例のなかには，妊娠中の薬物使用に対する不安から，患者自身あるいは医師が必要な喘息薬を中止・制限してしまっている例が少なくない．しかし喘息発作が胎児および妊婦に及ぼす危険と，ほとんどの喘息管理薬は安全に使用できることを十分に説明し，喘息管理を継続すべきである．

また，出生後の授乳と薬の関連についても，不安なく母乳栄養を続けられるように十分に説明してサポートしていくことが望ましい．

文　献

1) 奥間　稔：妊婦における気管支喘息および喫煙状況．アレルギー 55：1214，2006
2) Gluck JC, et al.：The effect of pregnancy on the course of asthma. Immunol Allergy Clin North Am 26：63-80，2006
3) 日本アレルギー学会：喘息と妊娠．日本アレルギー学会喘息ガイドライン専門部会（監），喘息予防・管理ガイドライン 2015．協和企画，234-237，2015
4) Murphy VE, et al.：Asthma exacerbations during pregnancy：incidence and association with adverse pregnancy outcomes. Thorax 61：169-176, 2006
5) Demissie K, et al.：Infant and maternal outcomes in the pregnancies of asthmatic women. Am J Respir Crit Care Med 158：1091-1095, 1998
6) Sunyer J, et al.：Risk factors for asthma in young adults. Spanish Group of the European Community Respiratory Health Survey. Eur Respir J 10：2490-2944, 1997

［五石圭司］

第Ⅲ章 母体疾患（感染症を除く）と新生児のリスク

5 肥　満

概　要

　肥満は成人・小児・男女を問わず，健康管理上の大きな問題であり，医学的にも社会学的，経済学的にも様々な影響を与える．妊娠可能年齢の女性における肥満（body mass index：BMI＞25 kg/m²）は欧米では約20～40％と高値であり[1]，日本では最近減少傾向にあるが，約20％である．妊娠前および妊娠中の肥満の合併により，妊娠・分娩経過や胎児・新生児，さらには，分娩後の母体あるいは新生児のその後の予後にも，様々な悪影響が出ることが報告されているので，特に注意を払うべき病態である．

　肥満は，妊娠中の母体においては，妊娠高血圧症候群や妊娠糖尿病の合併のリスクを増加させ，かつ，呼吸器疾患や血栓塞栓性疾患の併発を増加させる[2,3]．また，肥満の合併により，妊娠後期（37～42週）での死産率が増加し[4]，分娩を遷延し，帝王切開や機械分娩の頻度が増加する[5]．さらに，脊髄麻酔や硬膜外麻酔，全身麻酔が肥満のために難しく，これによる合併症を起こしたり，術後創部感染や子宮内膜症の頻度が増すなど，手術に関係する危険性が増大する[2,3]．

　母体の肥満は，妊娠中の経過に影響するのみならず，妊孕性も低下させ[2]，分娩後の2型糖尿病や心血管系疾患の発症のリスクを増大させることが報告されている[6]．

　新生児においては，母体の妊娠中の肥満により，先天異常の合併[7]や，large for gestational age[8]，早産，死産，肩甲難産などのリスクが増大し，SGAのリスクは低下する[9]．

肥満が周産期予後に及ぼすリスク（母体への影響）[10]

1. 妊娠糖尿病（GDM）

　肥満妊婦（BMI＞30）は妊娠糖尿病（gestational diabetes mellitus：GDM）になるリスクが4倍高く，高度肥満妊婦（BMI＞33～35）では5倍以上とさらに高い[11]．

2. 妊娠高血圧症候群（pregnancy induced hypertension：PIH）

　肥満妊婦は3～10倍妊娠高血圧腎症になるリスクが高く，妊娠高血圧になるリスクが4～8倍高い[12]．肥満によるインスリン低抗性，遺伝的，免疫学的，栄養学的要因などの関与が推定されている[12]．

3. 分娩様式[13,14]

　肥満妊婦は帝王切開となるリスクが約2倍高い[14]．さらに肥満が高度になるほど帝王切開となる頻度が上がる[15]．また，肥満は妊婦が機械分娩となるリスクを有意に増加させる．機序としては，肥満により子宮筋層へのコレステロール沈着が増加し子宮収縮が低下し[16]．骨盤への脂肪沈着により産道が狭小化し，かつ，過体重児が多く，子宮のオキシトシン投与への反応性が悪いため，さらに分娩遷延を起こしやすくなると推測されている[15]．

4. 精神疾患

　肥満は，分娩前あるいは分娩後のうつ病のリスクを30～40％増加させ，分娩前の不安神経症のリスクを約40％増加させる[17]．また，肥満が健康に悪影響を及ぼすことを知っている妊婦ほど不安レベルが高くなっていると報告されている[18]．

5. その他の影響

　肥満妊婦では予定日超過が多く，誘発分娩となることが多い．また肥満妊婦では，分娩の進行が

遅く，遷延分娩となりやすく，NICUへの入院が多く，羊水混濁が多い[19]と報告されている．さらに，肥満妊婦は分娩後の出血が多く，入院期間が長く入院費も高くなる[20]．

肥満が周産期予後に及ぼす影響（新生児への影響）

1. 早　産

高度肥満の妊婦では，32週未満の早産となるリスクが約1.3～2倍に増加する[21]．37週未満の早産となるリスク[19]あるいは33週未満の早産となるリスク[17]は，肥満の重症度により増加する．理由は人種差などによる遺伝学的，環境学的因子が関与しているのではないかと推測されている[21]．

2. 出生体重[17,19]

妊娠前の肥満は低出生体重児となるリスクを20％下げ，large for gestational ageとなるリスクを約2倍に上げ，過体重児となるリスクを約2～3倍に上げる[22]．アメリカでの大規模研究では，妊娠前の肥満は，SGAになるリスクを有意に下げ[9]，large for gestational ageになるリスクを有意に上げるが[23]，その効果はわずかである．

3. 先天異常

肥満妊婦で胎児アルコール症候群のリスクが増加し[24]，児が直腸肛門奇形[25]，脊髄髄膜瘤[26]，心疾患[27]を合併するリスクが増加する．妊婦のBMIが児の先天異常の発症と関連しない疾患としては，食道閉鎖症，Fallot四徴症，大血管転位症，小耳症・無耳症[28]などである．腹壁破裂は肥満妊婦ではむしろリスクは低下する[28]．機序としては，肥満妊婦における栄養障害，葉酸の摂取不足や高血糖，糖尿病の合併による先天異常の増加などが推測されている[28]．

4. 流産，死産，胎児死亡

流産や死産，胎児死亡のリスクが肥満妊婦では高い．妊婦の肥満により，流産は1.3倍[29]，胎児死亡は1.3～3.6倍[30]リスクが高くなる．

5. 母乳栄養

肥満のある母体では，母乳の開始が遅れ[31,32]，母乳期間が短い[32]．これは，肥満妊婦はプロゲステロンが妊娠中に高く，分娩後のプロゲステロンの低下が抑制されるために母乳の開始が遅れ

る[31]，社会的・経済的に問題のある妊婦が多いために母乳の継続が困難となっている[32]，などの機序が推測されている．

文　献

1) Myatt L, et al.：Obesity and Placental Function. Semin Reprod Med 34：42-49, 2016
2) Yogev Y, et al.：Pregnancy and obesity. Obstet Gynecol Clin North Am 36：285-300, 2009
3) Reece EA：Obesity, diabetes, and links to congenital defects：a review of the evidence and recommendations for intervention. J Matern Fetal Neonatal Med 21：173-180, 2008
4) Yao R, et al.：Obesity and the risk of stillbirth：a population-based cohort study. Am J Obstet Gynecol 210：457. e1-9, 2014
5) Ehrenberg HM, et al.：The influence of obesity and diabetes on the risk of cesarean delivery. Am J Obstet Gynecol 191：969-974, 2004
6) Kim C, et al.：Gestational diabetes and the incidence of type 2 diabetes：a systematic review. Diabetes Care 25：1862-1868, 2002
7) Watkins ML, et al.：Maternal prepregnancy weight and congenital heart defects in offspring. Epidemiology 12：439-446, 2001
8) Ehrenberg HM, et al.：The influence of obesity and diabetes on the prevalence of macrosomia. Am J Obstet Gynecol 191：964-968, 2004
9) Shin D, et al.：Prepregnancy body mass index is an independent risk factor for gestational hypertension, gestational diabetes, preterm labor, and small-and large-for-gestational-age infants. J Matern Fetal Neonatal Med 28：1679-1686, 2015
10) Marchi J, et al.：Risks associated with obesity in pregnancy, for the mother and baby：a systematic review of reviews. Obes Rev 16：621-38, 2015
11) Chu SY, et al.：Maternal obesity and risk of gestational diabetes mellitus. Diabetes Care 30：2070-2076, 2007
12) Salihu HM, et al.：Does maternal obesity cause preeclampsia? A systematic review of the evidence. Minerva Ginecol 64：259-280, 2012
13) Chu SY, et al.：Maternal obesity and risk of stillbirth：a metaanalysis. Am J Obstet Gynecol 197：223-228, 2007
14) Molyneaux E, et al.：Obesity and mental disorders during pregnancy and postpartum：a systematic review and meta-analysis. Obstet Gynecol 123：857-867, 2014
15) Chu SY, et al.：Maternal obesity and risk of cesarean delivery：a meta-analysis. Obes Rev 8：385-394, 2007
16) Poobalan AS, et al.：Obesity as an independent risk factor for elective and emergency caesarean delivery in nulliparous women－systematic review and meta-analysis of cohort studies. Obes Rev 10：28-35, 2009
17) McDonald SD, et al.：Overweight and obesity in mothers and risk of preterm birth and low birth weight infants：systematic review and meta-analyses. BMJ 341：c3428, 2010
18) Smith D, et al.：The maternity experience for women with a body mass index≥30 kg m[2]：a meta-synthesis. BJOG 118：779-789, 2011
19) Heslehurst N, et al.：The impact of maternal BMI status on pregnancy outcomes with immediate short-term

obstetric resource implications : a meta-analysis. Obes Rev 9 : 635-683, 2008
20) Denison FC, et al. : Association between maternal body mass index during pregnancy, short-term morbidity, and increased health service costs : a population-based study. BJOG 121 : 72-81, 2014
21) Torloni MR, et al. : Maternal BMI and preterm birth : a systematic review of the literature with meta-analysis. J Matern Fetal Neonatal Med 22 : 957-970, 2009
22) Yu Z, et al. : Pre-pregnancy body mass index in relation to infant birth weight and offspring overweight/obesity : a systematic review and meta-analysis. PLoS One 8 : e61627, 2013
23) Kim SY, et al. : Association of maternal body mass index, excessive weight gain, and gestational diabetes mellitus with large-for-gestational-age births. Obstet Gynecol 123 : 737-744, 2014
24) Van Lieshout RJ, et al. : Pre-pregnancy and pregnancy obesity and neurodevelopmental outcomes in offspring : a systematic review. Obes Rev 12 : e548-e559, 2011
25) Zwink N, et al. : Parental risk factors and anorectal malformations : systematic review and meta-analysis. Orphanet J Rare Dis 6 : 25, 2011
26) McMahon DM, et al. : Maternal obesity, folate intake, and neural tube defects in offspring. Birth Defects Res A Clin Mol Teratol 97 : 115-122, 2013
27) Madsen NL, et al. : Prepregnancy body mass index and congenital heart defects among offspring : a population-based study. Congenit Heart Dis 8 : 131-141, 2013
28) Stothard KJ, et al. : Maternal overweight and obesity and the risk of congenital anomalies : a systematic review and meta-analysis. JAMA 301 : 636-650, 2009
29) Boots C, et al. : Does obesity increase the risk of miscarriage in spontaneous conception : a systematic review. Semin Reprod Med 29 : 507-513, 2011
30) Aune D, et al. : Maternal body mass index and the risk of fetal death, stillbirth, and infant death : a systematic review and meta-analysis. JAMA 311 : 1536-1546, 2014
31) Amir LH, et al. : A systematic review of maternal obesity and breastfeeding intention, initiation and duration. BMC Pregnancy Childbirth 7 : 9, 2007
32) Turcksin R, et al. : Maternal obesity and breastfeeding intention, initiation, intensity and duration : a systematic review. Matern Child Nutr 10 : 166-183, 2012

［伊藤裕司／塚本桂子］

第Ⅲ章 母体疾患（感染症を除く）と新生児のリスク

6 糖尿病

概要

　糖尿病母体は児に影響を及ぼしうる代表的な母体基礎疾患であり，日常診療で遭遇する機会も多い．妊娠初期の母体の血糖管理不良は胎児奇形のリスクとなり，妊娠後期の母体血糖管理不良は巨大児・出生後の児の低血糖発症のみならず，種々の合併症をきたしうることへの注意も欠かせない．また近年，糖尿病母体から出生した児は糖尿病の発症リスクが高いといった懸念も指摘されており，長期的な視野に立った健康管理も重要である．

・病態生理

　血糖に関する因子の胎盤移行で重要なことは，血中ブドウ糖は胎盤を移行するがインスリンは胎盤を移行しないことである．すなわち，糖尿病母体児の問題は，母体高血糖によって胎児へのブドウ糖の移行が過多となることによる影響が大きい．ただし，糖尿病母体が重度の血管障害病変を有する場合，胎盤の血管障害が胎盤機能の障害をもたらし，児に影響する可能性もある．このため，一般的には糖尿病母体児は巨大児となるリスクが懸念されるが，時に胎児発育不全を呈することもありうる．

　胎児のブドウ糖過剰は，児の膵β細胞からのインスリン分泌を促進する．その結果，胎児は過体重となり，いったんインスリン過剰分泌モードに入った児のインスリン分泌能は，出生とともに母体からの糖の供給が絶えた後もすぐにはブレーキがきかず，出生後，高インスリン性低血糖症に陥ってしまう．加えて，胎児期の高血糖は，このような症状にとどまらず，妊娠初期には器官形成障害，妊娠後期には臓器成熟阻害をもたらす．

母体・胎児評価

1. 母体評価

　母体の高血糖はたとえ軽度であっても，母子のリスクを増大させるとの報告[1]に基づき，2010年に日本糖尿病・妊娠学会，日本糖尿病学会による妊娠糖尿病の診断基準が**表1**[2]のように改訂された．

　改訂のポイントは以下の2点からなる．

　①従来の「妊娠糖尿病」には，妊娠前に発症した糖尿病が含まれていたが，改定後は「妊娠中にはじめて発見または発症した糖尿病に至っていない糖代謝異常」と定義され，一般的な「糖尿病」とは区別された．

　②診断基準が改訂され，軽い高血糖妊婦にも治療を促すこととなった．

　参考までに従来の妊娠糖尿病診断基準を記す．

　75 gOGTTにおいて次の基準の2点以上を満たした場合に診断する．

　・空腹時血糖値≧100 mg/dL
　・1時間値≧180 mg/dL
　・2時間値≧150mgL

　各項目の基準値が下げられたとともに，これまで2点以上で診断していたものが，1点で診断されることとなった．これによって診断される頻度は3～4倍に増えたとされる．

2. 胎児評価

1) 器官形成期の高血糖による胎児奇形[3]

　器官形成期である妊娠初期の母体血糖管理の不良（HbA1cが6～7％以上であった場合）は，児に大きな奇形（**表2**）が発生するリスクを高める．

2) 妊娠後期の高血糖による合併症

　妊娠後期の高血糖は，出生後早期に表3に記す合併症をまねきうる．胎児評価に最も重要な母体情報は母体のHbA1cの推移であり，**表2**の胎児奇形の有無，胎児の体重（過体重か否か，胎児発育

表1　妊娠中の糖代謝異常と診断基準

診断基準
1 ）妊娠糖尿病 gestational diabetes mellitus（GDM）
　　75 gOGTT において次の基準の 1 点以上を満たした場合に診断する．
　　①空腹時血糖値 ≧92 mg/dL　（5.1 mmol/L）
　　②1 時間値 ≧180 mg/dL　　（10.0 mmol/L）
　　③2 時間値 ≧153 mg/dL　　（8.5 mmol/L）
2 ）妊娠中の明らかな糖尿病 overt diabetes in pregnancy（註 1）
　　以下のいずれかを満たした場合に診断する．
　　①空腹時血糖値 ≧126 mg/dL
　　②HbA1c 値 ≧6.5%
　　＊随時血糖値≧200 mg/dL あるいは 75 gOGTT で 2 時間値≧200 mg/dL の場合は，妊娠中の明らかな糖尿病の存在を念
　　　頭に置き，①または②の基準を満たすかどうか確認する．（註 2）
3 ）糖尿病合併妊娠 pregestational diabetes mellitus
　　①妊娠前にすでに診断されている糖尿病
　　②確実な糖尿病網膜症があるもの
註 1.　妊娠中の明らかな糖尿病には，妊娠前に見逃されていた糖尿病と，妊娠中の糖代謝の変化の影響を受けた糖代謝異
　　　常，および妊娠中に発症した 1 型糖尿病が含まれる．いずれも分娩後は診断の再確認が必要である．
註 2.　妊娠中，特に妊娠後期は妊娠による生理的なインスリン抵抗性の増大を反映して糖負荷後血糖値は非妊時よりも高
　　　値を示す．そのため，随時血糖値や 75 gOGTT 負荷後血糖値は非妊時の糖尿病診断基準をそのまま当てはめること
　　　はできない．

〔日本糖尿病・妊娠学会と日本糖尿病学会との合同委員会：妊娠中の糖代謝異常と診断基準の統一化について．糖尿病 58：801-803, 2015〕

表2　器官形成期の高血糖による胎児奇形

中枢神経系：無脳症，脳瘤，脊髄髄膜瘤
骨格・脊髄：尾部形成不全症，二分脊椎，caudal regres-
　　　　　　sion syndrome
心臓：大血管転位，心室中隔欠損症，心房中隔欠損症，
　　　単心室など
腎臓：無形成，嚢胞腎，重複尿管
消化器系：左側大腸低形成，鎖肛
呼吸器系：肺低形成

表3　妊娠後期の高血糖による合併症

巨大児（分娩外傷，肩甲難産），胎児発育不全
低血糖
低カルシウム血症
多血症
高ビリルビン血症
呼吸障害；呼吸窮迫症候群（respiratory distress syndrome：
　　　　　　　　　　　　　RDS）
肥厚性心筋症

不全がないか）の評価が重要となる．

検査・治療

　前述したような児のリスクを考えると，出生後
の糖尿病母体児に対しては，表4 の項目のチェッ
クが必要となる．

合併症・リスク

　これまで述べてきたような胎児期の奇形のリス
ク，出生後早期の血糖管理の問題を含む種々の合
併症のリスクに加え，近年，過体重で出生した児

表4　出生後の児のチェック・リスト

想定される異常	具体的な検査
低血糖	血糖値チェック（哺乳が確立し血糖値が安定するまで）
多血症，高ビリルビン血症	CBC，ビリルビンのチェック
低カルシウム血症	血清 Ca を含む一般生化学検査
心疾患	胸部 X 線，超音波
呼吸障害	血液ガス分析，胸部 X 線
脊髄・中枢神経系の異常	腹部〜骨盤部 X 線，超音波
消化管の異常	腹部症状があれば腹部 X 線

は，成長後に2型糖尿病などメタボリックシンドロームのリスクが高いという報告がある[4]．このような，長期的な問題に関しても，今後考えていく必要があろう．

予後

予後は胎児奇形の有無と出生後の低血糖に大きく左右される．出生後の低血糖のリスクは妊娠後期の母体の血糖管理によるところが大きい．なお，出生後の高インスリン性低血糖症は通常，生後数日以内には自然軽快するため，児が著しい低血糖に陥らないような生後早期の管理が重要である．

患者・家族への説明

出生する児のリスクは母体の血糖管理に依存するため，妊娠中から血糖の良好な管理を心がけるよう指導する．とりわけ，出生後の児の低血糖は妊娠後期の母体の血糖管理が重要であることを理解させる必要がある．

糖尿病母体児であっても，母乳栄養で低血糖を回避することは可能であるが，このためには，母体の血糖管理とともに，出生後早い時期から母乳の分泌が可能となることも極めて重要であるため，妊娠中から乳汁分泌に関する指導を開始する．

現時点では，過体重で出生した児のメタボリックシンドローム検診をどのように行うべきかというコンセンサスは得られていないが，甘いものを与えすぎない，適切に運動を行う，肥満に注意するといった心がけは必要であることもあわせて伝えておきたい．

文献

1) HAPO Study Cooperative Research Group：Hyperglycemia and Adverse Pregnancy Outcome(HAPO)study. Diabetes 58：453-459, 2009
2) 日本糖尿病・妊娠学会と日本糖尿病学会との合同委員会：妊娠中の糖代謝異常と診断基準の統一化について．糖尿病 58：801-803, 2015
3) 河井昌彦：糖尿病母体児．新生児医学，金芳堂，373, 2015
4) Harder T, et al.：Birth weight and subsequent risk of type 2 diabetes：a meta-analysis. Am J Epidemiol 165：849-857, 2007

[河井昌彦]

第Ⅲ章 母体疾患（感染症を除く）と新生児のリスク

7 妊娠高血圧症候群

概　念[1,2]

妊娠高血圧症候群（pregnancy induced hypertension：PIH）は，妊娠中の合併率も高く，かつ，母子双方に重大な影響を及ぼす疾患で，妊娠合併症のなかで最も重要な疾患である．

以前，妊娠中期以降（妊娠20週以降）から分娩後6週までに発症した，妊娠に伴う高血圧・蛋白尿・浮腫のどれか1つ以上を呈した場合を，「妊娠中毒症」と定義していたが，1970年代よりアメリカを中心として，高血圧が妊娠中毒症の主徴と考えられるようになり，1972年のアメリカ産科婦人科学会（American Congress of Obstetricians and Gynecologists：ACOG）の分類を基礎として，日本でも2005年4月より「妊娠高血圧症候群」として新定義・新分類が採用された（表1～3）[1~4]．

頻度は，欧米の報告では，重症PIHは妊婦の2～

7%，日本での旧分類の「妊娠中毒症」では妊婦の6～14%，発展途上国ではさらに高いとされている．

PIHの合併により，早産，胎児発育不全，低出生体重児，胎児死亡，母体死亡，胎盤早期剥離などのリスクが増加する[5]．

病　態[2]

PIHの原因や病態の詳細はいまだ不明であるが，現在は，two-stage theoryが提唱されている[6]．何らかの免疫学的要因で脱落膜らせん動脈のremodeling不全が起こると，胎盤循環におけるhypoperfusionとhypoxiaが起こり，絨毛細胞では，①血管内皮増殖因子（vascular endothelial growth factor：VEGF）の可溶型受容体である可溶性fms様チロシンキナーゼ（soluble fms-like tyrosine kinase：sFlt）-1の産生亢進，②transforming growth factor（TGF）-β の可溶性受容体

表1　妊娠高血圧症候群の定義・分類

1.	名称	従来"妊娠中毒症"と称した病態は妊娠高血圧症候群（pregnancy induced hypertension：PIH）との名称に改める
2.	定義	妊娠20週以降，分娩後12週まで高血圧がみられる場合，または高血圧に蛋白尿を伴う場合のいずれかで，かつこれらの症状が単なる妊娠の偶発合併症によるものではないものをいう
3.	病型分類	ⅰ）妊娠高血圧腎症（preeclampsia） 　妊娠20週以降にはじめて高血圧が発症し，かつ蛋白尿を伴うもので分娩後12週までに正常に復する場合をいう ⅱ）妊娠高血圧（gestational hypertension） 　妊娠20週以降にはじめて高血圧が発症し，分娩後12週までに正常に復する場合をいう ⅲ）加重型妊娠高血圧腎症（superimposed preeclampsia） 　①高血圧症（chronic hypertension）が妊娠前あるいは妊娠20週までに存在し妊娠20週以降蛋白尿を伴う場合 　②高血圧と蛋白尿が妊娠前あるいは妊娠20週までに存在し，妊娠20週以降，いずれか，または両症状が増悪する場合 　③蛋白尿のみを呈する腎疾患が妊娠前あるいは妊娠20週までに存在し，妊娠20週以降に高血圧が発症する場合をいう ⅳ）子癇（eclampsia） 　妊娠20週以降にはじめてけいれん発作を起こし，てんかんや二次性けいれんが否定されるもの．けいれん発作の起こった時期により，妊娠子癇・分娩子癇・産褥子癇と称する

〔日本妊娠高血圧学会（編）：定義・分類．妊娠高血圧症候群の診療指針2015．メジカルビュー社，28-32，2015/関　博之：第3章　異常妊娠の診断と治療　f．妊娠高血圧症候群．MFICU（周産期医療）連絡協議会（編），MFICUマニュアル．第2版，メディカ出版，159-164，2013/委員会提案：新しい"妊娠中毒症"の定義・分類について．日本産科婦人科学会雑誌56：12-32，2004/日本産科婦人科学会：会員へのお知らせ「妊娠高血圧症候群の定義・分類」について．日本産科婦人科学会雑誌56：3-24，2004より作成〕

表2 症候による亜分類

[A]症候による病型分類：重症，軽症の病型を高血圧，蛋白尿の程度によって分類する
1．軽症　1）高血圧：血圧が次のいずれかに該当する場合
　　　　　　　　　ⅰ）収縮期血圧：140 mmHg 以上，160 mmHg 未満
　　　　　　　　　ⅱ）拡張期血圧：90 mmHg 以上，110 mmHg 未満
　　　　2）蛋白尿：原則として 24 時間尿を用いた定量法で判定し，300 mg/日以上で 2 g/日未満の場合
2．重症　1）高血圧：血圧が次のいずれかに該当する場合
　　　　　　　　　ⅰ）収縮期血圧：160 mmHg 以上
　　　　　　　　　ⅱ）拡張期血圧：110 mmHg 以上
　　　　2）蛋白尿：蛋白尿が 2 g/日以上の場合
　なお，随時尿を用いた試験紙法による尿中蛋白の半定量は 24 時間蓄尿検体を用いた定量法との相関性が悪いため，蛋白尿の重症度の判定は 24 時間尿を用いた定量によることを原則とする．随時尿を用いた試験紙法による成績しか得られない場合は，複数回の新鮮尿検体で，連続して 3＋以上（300 mg/dL 以上）の陽性と判定されるときに蛋白尿重症とみなす．
[B]発症時期による病型分類
妊娠 32 週未満に発症するものを早発型（early onset type：EO），妊娠 32 週以降に発症するものを遅発型（late onset type：LO）とする

〔日本妊娠高血圧学会（編）：定義・分類．妊娠高血圧症候群の診療指針 2015．メジカルビュー社，28-32，2015/関　博之：第 3 章　異常妊娠の診断と治療　f．妊娠高血圧症候群．MFICU（周産期医療）連絡協議会（編），MFICU マニュアル．第 2 版，メディカ出版，159-164，2013/委員会提案：新しい"妊娠中毒症"の定義・分類について．日本産科婦人科学会雑誌 56：12-32，2004/日本産科婦人科学会：会員へのお知らせ「妊娠高血圧症候群の定義・分類」について．日本産科婦人科学会雑誌 56：3-24，2004 より作成〕

表3 付記

1）妊娠蛋白尿（gestational proteinuria）：妊娠 20 週以降にはじめて蛋白尿が指摘され，分娩後 12 週までに消失した場合をいうが，病型分類には含めない
2）高血圧症（chronic hypertension）：病型分類には含めないが，加重型妊娠高血圧腎症を併発しやすく，妊娠高血圧症候群と同様の厳重な管理が求められる
3）下記の疾患は必ずしも妊娠高血圧症候群に起因するものではないが，かなり深い因果関係があり，また重篤な疾患であるので，注意を喚起する意味で［付記］として取りあげることにした．しかし，病型分類には含めない．
　　肺水腫，脳出血，常位胎盤早期剝離および HELLP 症候群
4）症状の記載は従来どおり高血圧 h，H，蛋白尿 p，P，子癇 C（軽症は小文字，重症は大文字）などの略語を用い，さらに加重型は S（superimposed type），早発型：EO（early onset），遅発型：LO（late onset）を記入する
　　例：妊娠高血圧症候群は，（H-EO），（PH-EO），（ph-LO），（Ph-EOS），（PH-LOS）など/妊娠高血圧は，（H-EO），（h-LO）など/妊娠子癇は，（PH-EO），（pH-LO）など/加重型妊娠子癇は（PH-EOS），（ph-LOS）など，のように記入する

〔日本妊娠高血圧学会（編）：定義・分類．妊娠高血圧症候群の診療指針 2015．メジカルビュー社，28-32，2015/関　博之：第 3 章　異常妊娠の診断と治療　f．妊娠高血圧症候群．MFICU（周産期医療）連絡協議会（編），MFICU マニュアル．第 2 版，メディカ出版，159-164，2013/委員会提案：新しい"妊娠中毒症"の定義・分類について．日本産科婦人科学会雑誌 56：12-32，2004/日本産科婦人科学会：会員へのお知らせ「妊娠高血圧症候群の定義・分類」について．日本産科婦人科学会雑誌 56：3-24，2004 より作成〕

である soluble endoglin（sEng）の産生亢進，③ sFlt-1 のリガンドである胎盤増殖因子（placental growth factor：PlGF）の産生抑制が起こる．①と③は free VEGF を減少させ，胎盤での血管新生を抑制し hypoxia を増悪させる．②は TGF-β_1の血管弛緩作用を抑制し，胎児・胎盤循環の hypoxia を増悪させ[7]，TGF-β_3を抑制して絨毛の侵入を抑制し，らせん動脈の remodeling 不全をさらに助長する[8]．また，④早期の hypoxia は低酸素誘導因子（hypoxic inducible factor：HIF）-1α の産生増加を介して，TGF-β_3産生を増加させ，正常胎盤に必要な絨毛細胞の進入を抑制する[8]．このように PIH では妊娠初期から胎盤循環の低酸素状態の悪循環が起こっている（ステージ 1）．sFlt-1，PlGF，sEng は胎盤通過性があり，母体循環系にも移行し，母体での血管内皮障害を起こし，PIH でみられる高血圧や蛋白尿などの諸症状を出現させる（ステージ 2）[9]．母体内で起こった血管内皮

障害により，血管攣縮による高血圧，子癇，胎盤早期剥離，あるいは微細血管の破綻や透過性の亢進による蛋白尿，浮腫，腹水，胸水，さらには血液濃縮，さらには凝固亢進による血小板減少や出血傾向が引き起こされる．

定義・分類[1]

前述のように，1970年代よりアメリカを中心として，高血圧が妊娠中毒症の主徴と考えられ，日本でも2005年4月より「妊娠中毒症」という診断名を廃止し，「妊娠高血圧症候群」として新定義・新分類が採用された（表1〜3）[1〜4]．

改訂の要点は，以下の点である．妊娠高血圧症候群の病態の本態は高血圧であり，浮腫は妊娠高血圧症候群の症候から除外した．病態発症と存続の時期を妊娠20週〜産褥12週とし，最終診断は産褥12週で行うこととした．純型，混合型の分類名を廃し，妊娠高血圧腎症（preeclampsia）と妊娠高血圧（gestational hypertension）を基本とし，混合型は加重型（superimposed）とした．重症度，発症時期による病型分類は従来どおりとした．

母子への影響[5]

PIHを合併した母子の周産期事象の発生頻度を表4[5]に示す．欧米からの報告では，妊娠高血圧あるいは妊娠高血圧腎症のいずれかにおいても対照群に比して，帝王切開，分娩誘発，分娩後出血の頻度が高く，分娩時間，産褥入院期間が長く，分娩週数は短く，出生体重は小さく，臍帯静脈pHは低値で，NICU入院率は高かった．また，産褥子宮内膜症，SGA，低出生体重児，Apgarスコア7点未満の頻度は，妊娠高血圧腎症のみで対照群に比して高かった．さらに，妊娠高血圧腎症群は妊娠高血圧群に比して産褥入院期間が長く，HELLP症候群，早産（在胎36週未満，在胎34週未満），低出生体重児，極低出生体重児の頻度が高く，NICU入院期間は有意に長かった．

一方，常位胎盤早期剥離，産褥創部感染，鉗子分娩，胎児死亡，large for gestational age，敗血症の頻度，臍帯動脈pH，周産期死亡率，新生児死亡率は，PIH群と対照群の間では有意な差は認めなかった．

欧米からの報告による，重症・軽症による周産期事象の発症率を表5[5]に示す．項目により若干の差があるが，おおむね，妊娠高血圧軽症，妊娠高血圧腎症軽症，妊娠高血圧重症，妊娠高血圧腎症重症の順に予後不良な周産期合併症の種類および発症率が増加する．

日本の定義による検討としては，日本妊娠高血圧学会アンケート調査（897例）[10]や2001年日本産科婦人科学会周産期登録データベースを用いた検討（総数51,650例，妊娠高血圧症候群1,993例）[11]などがある．前者によれば，常位胎盤早期剥離，HELLP症候群は，妊娠高血圧において有意に増加し，子宮内胎児死亡，子癇，網膜浮腫および母体死亡は妊娠高血圧腎症において有意に増加していた[10]．後者によれば，常位胎盤早期剥離，CTG異常（胎児機能不全），死産，Apgarスコア（1分値）3点以下，新生児仮死，児の転科，児の死亡退院は，妊娠高血圧腎症では，妊娠高血圧に比して，高いオッズ比を示した[11]．また，後者を用いた，単胎妊娠例での妊娠高血圧重症（106例）と妊娠高血圧腎症重症（780例）の2群の比較検討では，子宮内胎児死亡や母体死亡は妊娠高血圧重症群にはなく妊娠高血圧腎症重症群にのみに認められた．light for gestational age児は妊娠高血圧腎症重症群が有意に高率（34.0% vs. 47.6%）であり，常位胎盤早期剥離（3.6% vs. 5.2%），HELLP症候群（1.8% vs. 2.3%）は有意ではなかったが，妊娠高血圧腎症重症にて高値を示した[12]．

以上のように，欧米あるいはわが国からの報告によれば，妊娠高血圧症候群では周産期事象の発症率が高く，妊娠高血圧腎症は妊娠高血圧と比し，母子の予後は不良であると考えられる．

文献

1) 日本妊娠高血圧学会（編）：定義・分類．妊娠高血圧症候群の診療指針2015．メジカルビュー社，28-32，2015
2) 関 博之：第3章 異常妊娠の診断と治療 f. 妊娠高血圧症候群．MFICU（周産期医療）連絡協議会（編），MFICUマニュアル．第2版，メディカ出版，159-164，2013
3) 委員会提案：新しい"妊娠中毒症"の定義・分類について．日本産科婦人科学会雑誌56：12-32，2004
4) 日本産科婦人科学会：会員へのお知らせ「妊娠高血圧症候群の定義・分類」について．日本産科婦人科学会雑誌56：3-24，2004
5) 日本妊娠高血圧学会（編）：妊娠高血圧と妊娠高血圧腎症との母児予後の差．妊娠高血圧症候群の診療指針2015．メジカルビュー社，33-37，2015

表4 対照群，および妊娠高血圧（GH），妊娠高血圧腎症（PE）における周産期事象の頻度（%）

合併症	報告者	control	GH	PE	P	比較の対照
帝王切開率	Gofton, et al.[13]	13.8	21.6*	32.1*	<0.001	vs 対照
	Barton, et al.[14]		45.5	49.3	NS	GH vs PE
分娩誘発	Gofton, et al.[13]	37.5	69.2*	79.4*	<0.001	vs 対照
誘発成功率	Gofton, et al.[13]	86.3	80.5*	72.5*	<0.001	vs 対照
分娩時間	Gofton, et al.[13]	6.7±4.6	7.2±4.6*	7.9±5.0*	0.002	vs 対照
分娩後出血	Gofton, et al.[13]	9.0	13.1*	14.3	<0.001	vs 対照
産褥子宮内膜炎	Gofton, et al.[13]	0.3	0.1	1.8*	0.018	vs 対照
産褥入院期間（日）	Gofton, et al.[13]	2.0±1.1	2.3±1.2*	3.3±1.7*	<0.001	vs 対照
	Barton, et al.[14]		2.5±1.2	3.0±2.6	<0.001	GH vs PE
分娩週数（週）	Barton, et al.[14]		37.4±2.0	36.5±2.4*	<0.001	GH vs PE
	Villar, et al.[15]	38.9±2.2	38.7±2.1*	37.5±2.9*	<0.01	vs 対照
	Lau, et al.[16]	39.3	39.0*	38.7*	<0.001	vs 対照
HELLP 症候群	Barton, et al.[14]		1.0	4.1*	0.007	GH vs PE
出生体重（g）	Gofton, et al.[13]	3,500±498	3,461±506*	3,285±577*	<0.001	vs 対照
	Villar, et al.[15]	3,264±507	3,208±605*	2,845±788*	<0.01	vs 対照
SGA	Lau, et al.[16]	11.3	15.7	24.6*	<0.001	vs 対照
早産率（37 週未満）	Villar, et al.[15]	8.8	11.0	27.4	NA	
早産率（36 週未満）	Barton, et al.[14]		17.3	31.8*	<0.001	GH vs PE
早産率（34 週未満）	Barton, et al.[14]		4.9	12.5*	<0.001	GH vs PE
早産率（32 週未満）	Villar, et al.[15]	1.6	1.1	4.8	NA	
2,500 g 未満	Gofton, et al.[13]	2.1	2.3	7.9*	<0.001	vs 対照
	Barton, et al.[14]		23.5	37.7*	<0.0001	GH vs PE
1,500 g 未満	Barton, et al.[14]		2.5	6.1*	0.016	GH vs PE
Apgar 7 点未満	Gofton, et al.[13]	1.2	1.9	4.9*	0.001	vs 対照
臍帯静脈 pH	Gofton, et al.[13]	7.33±0.08	7.32±0.06*	7.30±0.07*	<0.001	vs 対照
NICU 入院率	Gofton, et al.[13]	9.1	12.4*	22.4*	<0.001	vs 対照
NICU 入院期間（日）	Barton, et al.[14]		5.0±9.3	7.1±0*	<0.001	GH vs PE
鉗子分娩率	Gofton, et al.[13]	12.8	15.6	14.0	NS	vs 対照
絨毛膜羊膜炎	Gofton, et al.[13]	0.3	0.5	1.0	NS	vs 対照
常位胎盤早期剥離	Gofton, et al.[13]	2.2	2.4	1.8	NS	vs 対照
	Barton, et al.[14]		0.5	1.2	NS	GH vs PE
産褥創部感染	Gofton, et al.[13]	0.3	0.6	0.6	NS	vs 対照
子宮内胎児発育遅延	Villar, et al.[15]	8.1	12.9	22.2	NA	
胎児死亡	Villar, et al.[15]	0.9	1.4	2.2	NA	
LGA	Lau, et al.[16]	12.5	12.4	8.2	NS	vs 対照
臍帯動脈 pH	Gofton, et al.[13]	7.24±0.07	7.24±0.07	7.23±0.07	NS	vs 対照
敗血症	Gofton, et al.[13]	2.4	1.8	0.0	NS	vs 対照
周産期死亡	Gofton, et al.[13]	0.3	0.2	1.2	NS	vs 対照
	Xiong X, et al.[17]	1.0	1.0	2.3	<0.05	vs 対照
	Barton, et al.[14]		0.0	1 例	NS	GH vs PE
新生児死亡	Villar, et al.[15]	0.5	0.7	2.4	NA	

GH：gestational hypertension，PE：preeclampsia，NS：not significant，NA：not available，SGA：small for gestational age，LGA：laege for gestational age

〔日本妊娠高血圧学会（編）：妊娠高血圧と妊娠高血圧腎症の母児予後の差．妊娠高血圧症候群の診療指針 2015．メジカルビュー社，33-37，2015〕

表5 対照群，および妊娠高血圧（GH），妊娠高血圧腎症（PE）の軽症，重症別の周産期事象の発生率（%）

合併症	報告者	対照	GH軽症	GH重症	PE軽症	PE重症	P(vs対照)
肝酵素上昇	Hauth, et al.[18]	0.2	1.1*	6.3	3.2**	20.2**	*＜0.05，**＜0.01
腎機能障害	Hauth, et al.[18]	0.3	0.8	12.5**	5.1**	12.8**	*＜0.05，**＜0.01
分娩誘発	Hauth, et al.[18]	12.1	23.8**	50.0**	41.5**	58.7**	*＜0.05，**＜0.01
帝王切開	Hauth, et al.[18]	13.3	29.1**	28.1	30.9**	34.9**	*＜0.05，**＜0.01
妊娠日数（日）	Hauth, et al.[18]	275	278**	266*	275	259**	*＜0.05，**＜0.01
37週未満の早産	Buchbinder, et al.[19]	17.8	17.8	54.2	25.8	66.7	NA
35週未満の早産	Buchbinder, et al.[19]	8.4	8.4	25	9.7	35.6	NA
34週未満の早産	Hauth, et al.[18]	3.2	1.0**	3.2	1.9	18.5**	*＜0.05，**＜0.01
出生体重（g）	Hauth, et al.[18]	3,205	3,303**	2,967	3,212	2,642	*＜0.05，**＜0.01
SGA＜10パーセンタイル	Buchbinder, et al.[19]	6.5	6.5	20.8	4.8	11.4	NA
胎児発育不全	Hauth, et al.[18]	4.2	6.9	9.7	10.2**	18.5**	*＜0.05，**＜0.01
NICU入院率	Hauth, et al.[18]	12.9	18.2**	29	27.3**	42.6*	*＜0.05，**＜0.01
RDS	Hauth, et al.[18]	3.8	4.8	6.5	3.2	15.7**	*＜0.05，**＜0.01
	Buchbinder, et al.[19]	5.5	5.5	12.5	4.8	16.7	
人工呼吸器	Hauth, et al.[18]	2.2	2.9	6.5	2.8	10.2**	*＜0.05，**＜0.01
胎盤早期剥離	Hauth, et al.[18]	0.7	0.3	3.1	0.5	3.7	NS
	Buchbinder, et al.[19]	1.3	1.3	4.2	3.2	6.7	NA
DIC	Hauth, et al.[18]	0.0	0.1	3.1	0.5	1.8	NS
脳室内出血	Hauth, et al.[18]	0.2	0	0	0.5	0	NS
	Buchbinder, et al.[19]	0.7	0.7	0	0	0	NA
新生児死亡	Hauth, et al.[18]	0.5	0.4	0	0	0.9	NS
	Buchbinder, et al.[19]	0.9	0.9	0	0	2.2	NA
胎児死亡	Hauth, et al.[18]	0.9	0.1	3.1	0.5	0.9	NS
	Buchbinder, et al.[19]	1.7	1.7	0	0	6.7	NA

注1：Buchbinder, et al.：前回PEの既往妊娠を対象．GH軽症を対照とした．注2：Hauth, et al.：初産婦を対象．妊娠高血圧症候群のないものを対照とした

GH：gestational hypertension，PE：preeclampsia，RDS：respiratory distress syndrome，DIC：disseminated intravascular coagulation，NA：not avairable，NS：not significant

〔日本妊娠高血圧学会（編）：妊娠高血圧と妊娠高血圧腎症との母児予後の差．妊娠高血圧症候群の診療指針2015．メジカルビュー社，33-37，2015〕

6) Roberts JM, et al.：Preeclampsia：recent insights. Hypertension 46：1234-1239, 2005

7) Wang A, et al.：Preeclampsia：the role of angiogenic factors in its pathogenesis. Physiology（Bethesda）24：147-158, 2009

8) Caniggia I, et al.：Inhibition of TGF-beta 3 restores the invasive capability of extravillous trophoblasts in preeclamptic pregnancies. J. Clin. Invest 103：1641-1650, 1999

9) Ahmad S, et al.：Autocrine activity of soluble Flt-1 controls endothelial cell function and angiogenesis. Vasc Cell 13：15, 2011

10) 中本 収：妊娠高血圧症候群の疫学．日本妊娠高血圧学会（編），妊娠中毒症から妊娠高血圧症候群へ－過去から未来へ．メジカルビュー社，93-101，2005

11) 高木健次郎：浮腫削除による影響と蛋白尿の取り扱い．日本妊娠高血圧学会雑誌 12：59-62，2004

12) 竹田善治，他：妊娠高血圧（gestational hypertension）と妊娠高血圧腎症（preeclampsia）における臨床的病態の検討．日本妊娠高血圧学会雑誌 12：87-91，2004

13) Gofton EN, et al.：Obstetrical intervention rates and maternal and neonatal outcomes of women with gestational hypertension. Am J Obstet Gynecol 185：798-803, 2001

14) Barton JR, et al.：Mild gestational hypertension remote from term：progression and outcome. Am J Obstet Gynecol 184：979-983, 2001

15) Villar J, et al.：Preeclampsia, gestational hypertension and intrauterine growth restriction, related or independent conditions? Am J Obstet Gynecol 194：921-931, 2006

16) Lau TK, et al.：Impact of hypertensive disorders of pregnancy at term on infant birth weight. Acta Obstet Gynecol Scand 84：875-877, 2005

17) Xiong X, et al.：Pregnancy-induced hypertension and perinatal mortality. J Reprod Med 52：402-406, 2007

18) Hauth JC, et al.：Pregnancy outcomes in healthy nulliparas who developed hypertension. Calcium for Preeclampsia Prevention Study Group. Obstet Gynecol 95：24-28, 2000

19) Buchbinder A, et al.：Adverse perinatal outcomes are significantly higher in severe gestational hypertension than in mild preeclampsia. Am J Obstet Gynecol 186：66-71, 2002

［伊藤裕司／塚本桂子］

第Ⅲ章　母体疾患（感染症を除く）と新生児のリスク

8 精神疾患

概　要

　妊娠分娩は，母体にとって身体的および心理的にストレスの多いものであり，時に精神の変調をきたすことがある．初妊婦の10〜15％が抑うつ傾向を示すとされている[1]．精神疾患を妊娠中に合併した妊娠分娩では，周産期のリスクが増加することが知られている．また，精神疾患を合併した妊婦は，薬物による治療を受けていることが多く，これによる胎児あるいは新生児，母乳への影響に関しても，理解しておくことが必要である．さらに，精神疾患合併の母親の場合，出産周辺期のみでなく，退院後の児の育児環境を整えて行くことが，その後の養育困難や児への虐待などを予防するうえで，非常に重要となる．

母体精神疾患の周産期リスク

　合併する精神疾患により下記のような周産期（産科的，新生児科的）リスクが報告されている[2]．

1. 不安障害

　母体が不安障害のときには，産科的リスクとしては，鉗子分娩，遷延分娩，墜落分娩，胎児機能不全（non reassuring fetal status：NRFS），早産，自然流産の頻度が増加することが知られている．新生児科的リスクとしては，発達遅滞や適応障害が報告されており，2歳での精神発達の遅れが指摘されている．

　なお，母体の不安障害合併による胎児の先天異常の報告はない．

2. うつ病，双極性障害（躁うつ病）

　母体がうつ病や双極性障害（躁うつ病）のときには，低出生体重児の頻度が増加し，胎児発育不全をきたしやすい．また，生後の母子の合併症が多くなるとされている．新生児のコルチゾールやカテコラミンが増加しており，啼泣が激しくなり，

また，NICUへの入院率も増加すると報告されている．

　なお，母体のうつ病や双極性障害の合併により先天異常が増加するという報告はない．

3. 統合失調症

　母体が統合失調症を合併している場合には，胎児には先天異常の合併が多く，特に心血管系の先天異常が多いと報告されている．これが統合失調症自体の発症原因の1つとされる遺伝的要因の関与によるものか，あるいは，母体の喫煙や経済環境や薬物の影響なのかに関しては明確ではない．早産，低出生体重児やSGAの頻度が高いと報告されている[3]．また，胎盤の異常や胎盤からの出血を伴いやすいとされている[4]．新生児に関しては，出生後の死亡の頻度が高く，乳幼児突然死症候群が多いと報告されている[5]．

母体が内服中の向精神薬の児への影響

　妊婦の精神状態を安定化させることは，妊娠・分娩を通じて重要であるため，向精神薬の母体への投与は，妊娠中であっても，ベネフィットがリスクを上回る場合には継続すべきである．妊婦の自己判断によって，向精神薬の服用を中止してしまわないように精神科医と連携しながら対応していかなければならない．

1. 新生児薬物離脱症候群

　向精神薬を服用しながらの妊娠・分娩の際には，経胎盤的に母体から新生児へ移行した薬物の直接作用による児の症状，あるいは児の薬物濃度が低下するときの離脱症状（薬物離脱症候群）が生じることがあり，これら2つの場合を新生児不適応症候群と称している．本項では便宜的に一括して新生児薬物離脱症候群として述べる．

　向精神薬を服用中の妊婦から出生した新生児で

84

は，生後に，嘔吐や哺乳不良，発熱，過敏性，易刺激性，振戦，けいれん，活動性低下，無呼吸などの薬物離脱症候群を呈することがあるので，生直後から7〜10日間[6]は，以下のようなスコアリングを参考にしながら厳重な経過観察が必要である．国際的にはFinneganら[7]やLipsitzら[8]のスコアリングが使用されているが，わが国ではFinneganらのスコアリングを簡略化した磯部ら[9]のスコアリング（表1）もよく用いられている．スコアが8点以上の場合，治療が必要とされ，治療薬としては，わが国ではフェノバルビタール（初回投与量16 mg/kg，維持量2〜8 mg/kg/日）あるいは，ジアゼパム（1〜2 mg），クロルプロマジンが使用されている．

最近，塩酸パロキセチン水和物などの選択的セロトニン再取り込み阻害薬（selective serotonin reuptake inhibitor：SSRI）が多く使用されるが，これによる新生児への影響は，呼吸器症状などが10〜30%に認められると報告されている[10]．国際的には，SSRI服用妊婦から出生した新生児で新生児遷延性肺高血圧症の合併が多いと報告されたが[11]，報告された頻度は在胎20週以降にSSRIに胎内曝露された胎児1,000例中10例と非常に低い．

2. 向精神薬の母乳への移行[12]

母体が服用中の向精神薬の母乳への移行率は低く，この母乳を飲むことによって，児の血中濃度が有効域に達することは，ほとんどない．向精神薬として使用されているSSRI，三環系抗うつ薬，ベンゾジアゼパム，カルバマゼピン，バルプロ酸は，いずれも母乳への移行率は低く，授乳は可能である．リチウム製剤に関して，データは不十分であるが母乳は避けるべきとしている文献も多いが，明らかな児への長期的な悪影響を示したエビデンスはない．

育児環境への配慮

母体が精神疾患を合併している母子の場合，母体の育児能力が疾患のために不足していたり，また，家庭的，社会的，経済的ハンディキャップを抱えている場合も多い．このような母子の場合には，虐待のリスクが増加することが報告されており，退院後の育児環境について，きちんとした支

表1 新生児薬物離脱症候群の症状と所見のスコアリング

症状と所見	点数	症状と所見	点数
A．中枢神経系		B．消化器系	
傾眠	1	下痢	2
筋緊張低下	1	嘔吐	2
筋緊張増加	1	哺乳不良	2
不安興奮状態*	3	C．自律神経系	
安静時の振戦	3	多呼吸	1
興奮時の振戦	2	多汗	1
易刺激性**	2	発熱	1
けいれん	5	D．その他***	1
無呼吸発作	5		

注：バイタルサインを記録する時間以外でも症状があれば項目にチェックする
　*：睡眠障害，哺乳後の啼泣，泣き続けること
　**：Moro反射の増強を含む
　***：その他の症状として，頻回の欠伸，表皮剥離（鼻，膝，踵）および徐脈などに注意

［治療］8点以上で治療することが多いが，それ以下でもけいれん，無呼吸の頻発や母親の育児困難症状などにより治療を適応することがある

〔磯部健一，他：新生児離脱症候群の管理と薬物代謝；抗痙攣剤と向精神薬．周産期学シンポジウム 14：65-75, 1996〕

援体制をつくることが最も重要である．

1. 母親の育児技術などの把握

まず，母親の育児技術や育児能力に関して，出産後，児と退院するまでに十分評価し，習得できるように入院中に支援する．必要であれば，母子入院の継続なども考慮する．

2. 精神疾患についての十分な把握

母親の精神疾患の病状を把握し，コントロールが不十分な場合には，精神科医と連携して必要な治療を行い，退院後も精神疾患についての定期的なフォローが可能なようにしておく．

3. 関連多職種の招集と合同カンファレンスの開催

育児環境の調整は，医師・看護師のみでは困難であり，メディカルソーシャルワーカー，臨床心理士，地域の保健師や保健センター職員，福祉事務所や児童相談所職員，訪問看護ステーションの訪問看護師，地域の開業医など多職種に集まってもらい，退院前に合同カンファレンスを行う．母子によっては，すでに，地域の保健センターや福祉事務所，児童相談所が多くの情報を把握していることもあるが，妊娠分娩自体が精神疾患発症あ

るいは発見の契機となる場合も多く，出産後にこのような母子を医療機関および地域で協働して把握していくことは，非常に重要である．

4. 育児環境としての家庭環境の把握とキーパーソンの選定

母子の家庭環境を把握して，父親や家族の母親の精神疾患に関する理解や協力の程度，家族としての母子の育児支援体制の有無を確認する．母親とともに育児の中心となり得るキーパーソンの選定が必要である．

5. 社会的資源の利用についての支援

母子の家庭環境の把握のうえで，育児に必要とされる社会的資源（地域の保健師の訪問，訪問看護ステーションからの訪問看護，保健センター，福祉事務所，児童相談所からの福祉士の訪問や経済的支援）の利用について，カンファレンスにより必要なものを選定し，それを利用するための手続きをメディカルソーシャルワーカーが中心となって進めていく．

6. 定期的なフォローアップ体制の確立

退院後，母子間で，育児が順調に行われ，母子が健康に過ごせているかどうかを，定期的にフォローアップしていくことは重要である．1か月健診などの乳幼児健康診査はもとより，必要であれば，定期的な発達外来への受診を頻回に勧め，母親の育児不安を早期に解消し，児の発育遅滞について早期に発見し対処していくことは，小児科医としては非常に重要な役割である．

文 献

1) Weissman MM, et al.：Depression in women：implications for health care research. Science 269：799-801, 1995

2) ACOG Committee on Practice Bulletin-Obstetrics：ACOG Practice Bulletin：Clinical management guidelines for obstetrician-gynecologists, number 92, April 2008（replaces practice bulletin number 87, November 2007）. Use of psychiatric medications during pregnancy and lactation. Obstet Gynecol 111：1001-1020, 2008

3) Smith GN, et al.：Low birthweight in schizophrenia：prematurity or poor fetal growth? Schizophr Re 47：177-184, 2001

4) Kendell RE, et al.：Obstetric complications and schizophrenia. Two case-control studies based on structured obstetric records. Br J Psychiatry 176：516-522, 2000

5) Bennedsen BE, et al.：Congenital malformations, stillbirths, and infant deaths among children of women with schizophrenia. Arch Gen Psychiatry 58：674-679, 2001

6) Kocherlakota P：Neonatal abstinence syndrome. Pediatrics 134：e547-561, 2014

7) Finnegan LP, et al.：Neonatal abstinence syndrome：assessment and management. Addict Dis 2：141-158, 1975

8) Lipsitz PJ：A proposed narcotic withdrawal score for use with newborn infants. A pragmatic evaluation of its efficacy. Clin Pediatr（Phila）14：592-594, 1975

9) 磯部健一, 他：新生児離脱症候群の管理と薬物代謝；抗痙攣剤と向精神薬. 周産期学シンポジウム 14：65-75, 1996

10) 伊藤直樹, 他：妊娠中の選択的セロトニン再取り込み阻害剤服用に伴う胎児・新生児への影響. 日本小児科学会雑誌 110：1632-1637, 2006

11) Chambers CD, et al.：Selective serotonin-reuptake inhibitors and risk of persistent pulmonary hypertension of the newborn. N Engl J Med 354：579-587, 2006

12) Eberhard-Gran M, et al.：Use of psychotropic medications in treating mood disorders during lactation：practical recommendations. CNS Drugs 20：187-198, 2006

[伊藤裕司／塚本桂子]

第Ⅳ章 分娩室での対応

I

II

III

IV

V

VI

VII

VIII

IX

X

XI

第Ⅳ章 分娩室での対応

1 小児科医の分娩立ち会いの必要性と留意点

新生児担当の分娩立ち会いの必要性

妊婦の子宮内で，酸素化や栄養摂取，代謝機能を母体胎盤に依存していた胎児は，出生と同時に新生児として，胎外生活に適応した呼吸循環動態に短時間のうちに移行しなければならない．この移行は肺への吸気の開始と胎盤循環の停止によってもたらされる．肺への吸気は，肺血管を強く弛緩させ，そのために肺血流は劇的に増加し，酸素化された血液が左房を経て左室に還流し，左室の駆出を増加させる．血管抵抗の低い胎盤循環からの離脱により体血圧は上昇し，動脈管を通る右-左シャント血は減少する．各臓器は急激に起こる血圧上昇と酸素曝露にただちに適応しなければならず，同時に子宮内にいたことで一定に保たれていた体温は，出生を契機に酸素消費量増加のもと，体温調節機構を確立しなければならない．正期産児でもこの呼吸循環動態の移行が順調に進行しない例が約15%にみられ，そのなかのさらに約10%の児は積極的な蘇生処置（人工呼吸，胸骨圧迫，薬物治療）を受けなければ，死亡するか重篤な障害を残すとされている．正期産児の約10%は皮膚乾燥と刺激に反応して自発呼吸を開始し，約3%の児は陽圧換気を経て呼吸を開始し，2%の児は気管挿管による呼吸補助を要し，0.1%の児では，肺循環への移行を確立するために，胸骨圧迫ならびに/または アドレナリン投与を要する[1~3]．自発呼吸ができない新生児仮死児にとっては生後60秒間は"golden time"であり，この間に児に確実に人工呼吸をすることがその児の一生を左右するといっても過言ではない．

このように蘇生処置を必要とする新生児仮死の頻度は少なくないが，多くの仮死児は人工呼吸を中心とした比較的簡単な処置で蘇生できる．わが国では病院での分娩は53%くらいであるが，99%以上の分娩現場には医療関係者がいるので，彼らを対象に蘇生教育を行っておけば非常に効率のよい新生児仮死対策となる．

新生児蘇生法（NCPR）プログラム

すでにアメリカ心臓協会（American Heart Association；AHA）の2000年の国際ガイドラインで，「すべての分娩に新生児の蘇生を開始することのできる要員が少なくとも1人，"新生児の専任として"立ち会うべきである」ことが推奨[4]されている．北米ではこうした体制を整備するために，1987年からNRP（Neonatal Resuscitation Program）を開始しているが，設備や人員の少ない施設ほど，プログラム修了後に仮死の蘇生成功率が高くなることが報告されている．わが国では，2007年7月から日本周産期・新生児医学会の学会事業として新生児蘇生法普及事業が実技講習会を軸として開始され，すでに9万人を超える新生児医療関係者が学会公認の講習会を受講している．

本講習会の新生児蘇生法「専門」コース（Aコース）の基本的なプログラムは，出生直後の呼吸・循環動態の移行の生理学的・解剖学的解説の後で，新生児仮死の病態が視覚的に示された後で，日本版新生児蘇生法（neonatal cardioplumonary resuscitation：NCPR）ガイドラインに基づく蘇生の初期処置・バッグマスク人工呼吸・胸骨圧迫・薬物投与の実技指導が行われ，シナリオ演習を通じてNCPRガイドラインに基づく蘇生の実践法の習得をはかるように構成されている．さらにインストラクターコースにおいては，fascillitationやdebriefing等の成人教育論を活用した蘇生教育を修得することができる．

表1 NCPR ガイドライン 2015 の主たる改正点

1. 蘇生中の保温には最大限の配慮をし蘇生終了時や入院時には体温の記録を残しておく
2. 蘇生の初期処置でも無呼吸や徐脈の児では必ず遅くとも生後 60 秒以内には人工呼吸ができるようにする
3. 人工呼吸は正期産児や正期産に近い児では空気で開始し，早産児では 21～30% から開始する
4. 人工呼吸時には吸気時にちゃんと胸が上がっていることを確認する
5. 心拍数の正確で迅速な測定には心電図(ECG)モニターが望ましい
6. 胸郭圧迫時に上げた人工呼吸の酸素濃度は，心拍が回復したら右手に装着した SpO_2 をみながら必要最少濃度に下げてよい
7. アドレナリンの投与時も人工呼吸と胸骨圧迫を怠らない

以下は早産児(主として在胎 29 週未満)を取り扱う場合の新しい処置の推奨:

8. 29 週未満の早産児では 30 秒以上の臍帯血結紮遅延か臍帯血ミルキングを行う
9. 蘇生中の保温にはインファントウォーマー下で行うだけでなく，可能な限り暖かい環境温度，暖かいブランケット，プラスチックラッピング，帽子，温熱マットレスなどのいくつかを組み合わせる
10. 自発呼吸があるが努力呼吸等の呼吸障害があるときは，まず 5 cm H_2O くらいの持続気道陽圧(CPAP)を試みる
11. 人工呼吸を開始するときはできれば呼気終末陽圧(PEEP)を使用する

〔日本蘇生協議会，他：第 4 章新生児の蘇生．JCR 蘇生ガイドライン 2015．2015〕

Consensus(CoSTR)2015 に基づく新生児蘇生法改訂

国際蘇生連絡委員会(International Liaison Committee on Resuscitation：ILCOR)は，2010 年 10 月 18 日に，5 年ぶりに心肺蘇生法の概要の大幅な改正を提言した〔Consensus(以下，Consensus on Science with Treatment Recommendation：CoSTR)2010；従来は "Consensus" ともよばれていた〕[5]が，さらに 2015 年 10 月 15 日に，CoSTR 2015 を発表した[6]．今回の改定は，2010 年ほどは大幅な改正ではなかったが，GRADE(Grading of Recommendation Assessment, Development and Evaluation)という新しい手法を用いて作成されたため，根拠となるエビデンスのレベルや推奨の強さの表現方法が従来と変わっていることに注意しなければならない．「推奨する」という表現の場合は「強い推奨である」ことを意味し，「提案する」という表現の場合は「弱い推奨である」ことを意味する．さらに新生児蘇生法の実践のためには年に 1 回以上の訓練が望ましいと推奨された．これを受けてわが国も，日本蘇生協議会蘇生法委員会の NCPR ガイドライン 2015 改訂部会(監修編集委員：田村正徳，共同座長：細野茂春・杉浦崇浩)が，CoSTR 2015 に沿って日本版新生児蘇生法(NCPR)ガイドラインを改訂し，新生児心肺蘇生法に関する部分は日本周産期・新生児医学会の新生児蘇生法普及事業のホームページで公開され[7]，講習会向けテキストは 2016 年 3 月頃出版予定である．NCPR ガイドライン 2015 の主たる改正点を表1[8,9]に示す．新生児蘇生法の具体的な解説は次項(本章 2)に述べられている．

今回の重要な改正の 1 つが「新生児蘇生教育は少なくとも 1 年に 1 度以上は必要である」とされたことであり，そのためには小児科専門医を目指す医師は，新生児蘇生法普及事業の新生児蘇生法「専門」コース修得はもちろんのことであるがインストラクターの資格を修得して，それぞれの施設で分娩や新生児医療にかかわるスタッフの講習会を開催したり，日常診療の現場で発生した新生児仮死のようなクリティカルな状況でこそスタッフの成長を促すような指導を行うことが望まれる．インストラクターコースで体得した成人教育論に則って，他のスタッフの失敗を責めるのではなくてよいところを見出して励ますこと(fascillitation)や，かかわったスタッフに自分の行った行為や判断の過ちを自ら気づかせるために振り返らせること(debriefing)は，新生児仮死のようなクリティカルな状況で未熟な研修医やスタッフを育成する責任のある小児科専門医としては重要な対応方策となろう．

文 献

1) Perlman JM, et al. : Cardiopulmonary resuscitation in the delivery room. Associated clinical events. Arch Pediatr Adolesc Med 149 : 20-25, 1995

2) Barber C, et al. : Use and efficacy of endotracheal versus intravenous epinephrine during neonatal cardiopulmonary resuscitation in the delivery room. Pediatrics 118 : 1028-1034, 2006

3) Ersdal H, et al. : Early initiation of basic resuscitation interventions including face mask ventilation may reduce birth asphyxia related mortality in low-income countries : a prospective descriptive observational study. Resuscitation 83 : 869-873, 2012

4) American Heart Association in collaboration with International Liaison Committee on Resuscitation : Guideline 2000 for Cardiopulmonary Resuscitation and Emergency Cardiovascular Care. Part 11 : neonatal resuscitation. Circulation 102(8 Suppl) : I343-I357, 2000

5) Perlman JM, et al. : Part 11 : Neonatal Resuscitation : 2010 International Consensus on Cardiopulmonary Resuscitation and Emergency Cardiovascular Care Science With Treatment Recommendations. Circulation 122 : S516-S538, 2010

6) Perlman JM, et al. : Part 7 : Neonatal Resuscitation : 2015 International Consensus on Cardiopulmonary Resuscitation and Emergency Cardiovascular Care Science With Treatment Recommendations. Circulation 132(Suppl 1) : S204-S241, 2015

7) 日本周産期・新生児医学会 : 新生児蘇生法普及事業 http://www.ncpr.jp/

8) 田村正徳(監修) : 日本版救急蘇生ガイドライン 2010 に基づく新生児蘇生法テキスト. 改訂第2版, メジカルビュー社, 2011

9) 日本蘇生協議会, 他 : 第4章　新生児の蘇生. JCR 蘇生ガイドライン 2015. 2015

[田村正徳]

第Ⅳ章 分娩室での対応

2 分娩室での新生児の評価と蘇生

2015年10月16日に国際蘇生連絡委員会（ILCOR）が作成したCoSTR2015に基づいて，「JRC蘇生ガイドライン2015」が日本蘇生協議会ホームページ（http://jrc.umin.ac.jp/）で公表された．本項では日本版救急蘇生ガイドライン2015に基づく新生児蘇生（NCPR）ガイドライン2015（以下，NCPRガイドライン2015）のアルゴリズムに沿って分娩室での新生児の評価と蘇生について新生児を専門にしない小児科医にも知っておいてほしい事項を解説する．

● 新生児蘇生法アルゴリズムの改訂コンセプト

蘇生の初期処置および人工呼吸を必要とする新生児の数は決して少なくない．

このことからNCPRガイドライン2015では蘇生に立ち会う医療従事者が誰であっても遅延なく有効な人工呼吸が実践でき，質の高い安全な医療が担保されることを主眼としている．特にNCPRアルゴリズムにある60秒以内の行動は，遅延なく人工呼吸をするための流れであり，そのなかで行う初期処置は，有効な人工呼吸をするための準備の一面である．

● 新生児の評価

図1に2015年版NCPRアルゴリズムを示す．2010年版のアルゴリズムと比較して基本的な評価と処置に対する流れに大きな変更点はない．

出生直後のチェックポイントは「早産児」「弱い呼吸・啼泣」「筋緊張低下」の有無である．いずれかが認められれば蘇生の初期処置を行い「呼吸」と「心拍」を評価する．人工呼吸が必要となれば，以後，「呼吸」と「心拍」の評価をおおむね30秒ごとに繰り返す．人工呼吸を必要としなければ「努力呼吸」と「チアノーゼ」の有無を確認する．NCPRで定義する努力呼吸は「鼻翼呼吸」「呻吟」「多呼吸」「陥没呼吸」であり，「あえぎ呼吸」は「無呼吸」と同義として取り扱う．

出生直後のチェックポイントで問題がなければ保温，気道開通，皮膚乾燥のルーチンケアを母親のそばで行い，さらなる評価を繰り返す．

● 蘇生の実際

出生直後のチェックポイントで評価を行い1つでも当てはまれば蘇生の初期処置を行う．児の処置はなるべく母親のそばで行う．

1. 蘇生の初期処置

保温，体位保持，気道開通（胎便除去を含む），皮膚乾燥と刺激である．まとめると体温低下を防ぐ処置と鼻孔から肺までの気道開通と呼吸発現のための刺激に大別される．

2. 救命のための処置

蘇生の初期処置後，「呼吸」と「心拍」を確認する．あえぎ呼吸を含む無呼吸と心拍100/分未満では救急のためのアルゴリズムに進む．

1）人工呼吸

繰り返しになるが救命のためのアルゴリズムは有効な人工換気を迅速に行うことである．人工呼吸が必要な児は遅滞なく出生から60秒以内にそれを開始することが重要である．この際，経皮的酸素飽和度（SpO_2）モニターを装着し，可能なら心電図モニター装着を考慮する．

2）胸骨圧迫

有効な人工呼吸が30秒間行われた後，人工呼吸を継続しながら「心拍」を確認する．心拍が60/分未満なら胸骨圧迫に進む．胸骨圧迫は人工呼吸と連動し3：1の比で2秒で1サイクルのリズムで行う．胸骨圧迫の位置は胸骨下1/3の位置に指をおき圧迫の深さは胸郭の1/3を目安とする．胸郭包み込み両母指圧迫法のほうが二本指圧迫法と比較

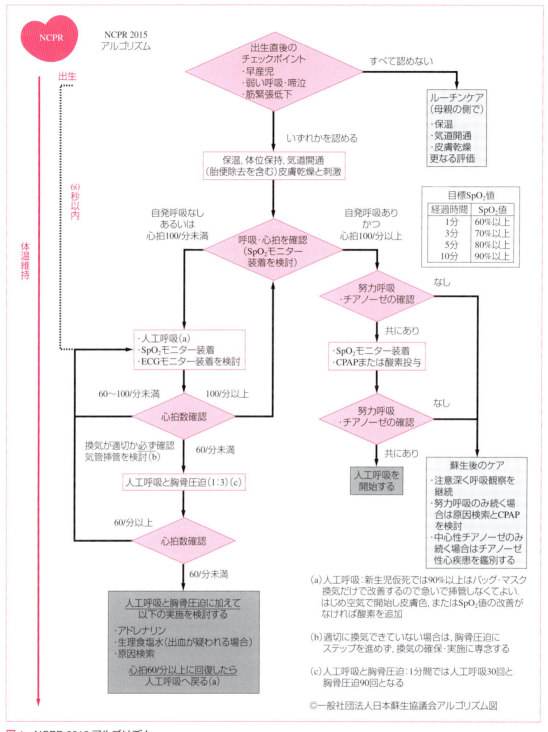

図1 NCPR 2015 アルゴリズム

して疲労が少なく，第一選択である．

3）薬剤投与

　有効な人工呼吸と胸骨圧迫の連動でも心拍が60/分未満である場合はアドレナリン投与を考慮する．十分な人員がなくアドレナリンの準備のために人工呼吸と胸骨圧迫の連動を中断しなければならなければ人工呼吸と胸骨圧迫を優先して人を集めたうえで投与を行う．

3. 安定化の処置

蘇生の初期処置後,自発呼吸を認め心拍が100/分以上または人工呼吸後,自発呼吸を認め心拍が100/分以上に回復すれば呼吸の安定化のアルゴリズムに進む.さらに努力呼吸とチアノーゼをともに認めた場合,SpO₂モニターを装着し空気による持続気道陽圧(continuous positive airway pressure:CPAP)またはフリーフローによる酸素投与を行う.さらに30秒後に努力呼吸とチアノーゼともに続く場合人工呼吸を開始する.

4. 蘇生後のケア

努力呼吸およびチアノーゼともに消失した場合は注意深く呼吸状態の観察を継続する.努力呼吸のみが続く場合は原因検索とCPAPを検討する.努力呼吸がなく中心性チアノーゼのみが続く場合はチアノーゼ性心疾患の有無の精査を進める.

● 2015年新生児蘇生法改訂によりアルゴリズムで何が変わったか

2015年版NCPRアルゴリズム(図1)を2010年版のアルゴリズムと比較してみると基本的な評価と処置に対する流れに大きな変更点はない.以下変更点について解説する.

1. 蘇生中の体温管理

蘇生中に36℃未満となることが死亡率の予後予測因子であることや複数の研究から中等度の低体温は単純な介入で避けられるとのエビデンスから,新たなアルゴリズムでは分娩から入院までの新生児早期の体温管理を再認識させる表示を盛り込んでいる.目標の中心体温は36.5〜37.5℃としている.なお,入院時の体温は必ず測定し記録する.

2. 生後60秒以内の時間軸の表示

ILCOR新生児作業部会では,生後60秒の時間軸の表示についてかなりの論議がなされた.30秒のルールの表示は科学的根拠に乏しいとの意見が多くある一方で,蘇生に慣れていない術者にとって致命的な蘇生の遅れを防ぐための方法として維持すべきとの強い意見もあった.JRC蘇生ガイドライン2015新生児作業部会では後者の意見を重んじ,アルゴリズムから30秒の時間表示を削除するものの,おおむね30秒間の処置を実施し,再評価することをILCORへの対応上記載はせず,実際のNCPR講習会用スライドでは呈示することとした.これは分娩施設の多くが周産期センターではない一次分娩施設が多くを占める日本の実情を加味したものである.したがって,「この30秒の意味は初期処置を必ず30秒間続けることを示すものではなく,初期処置を確実に実践するとともに人工呼吸のタイミングを遅延させないためのおおむねの指標であり,無呼吸・徐脈の児に対し生後60秒以内に確実に有効な人工呼吸を開始することを目標とする」とした.

3. 心電図モニターについて

今回のCoSTR2015では自発呼吸なしあるいは心拍100/分未満で人工換気を開始する際にSpO₂モニターの装着とともに心電図モニターの活用が新たに提案された.しかし,日本では多くの分娩を担う一次施設では,新生児用の心電図モニターが十分普及しているとはいえない.新生児用の心電図モニターの有用性はより早く正確な心拍数の測定を目的としているが,現状のパルスオキシメータを活用したモニタリングを否定するものではなく,必要に応じ心電図モニターの装着も考慮しようということである.また今後ハイリスク分娩を取り扱う周産期センターなどにおいては新生児用の心電図モニターの分娩室での常備が望ましい.NCPRアルゴリズムでは「心拍」により介入が異なる.「心拍」が過小評価されると不要な介入となり,「心拍」が過大評価されると介入の遅れにつながるため,より正確な心拍評価のため心電図の導入が提案された.

4. 換気が適切か"必ず"確認

有効な人工呼吸を30秒以上実施しても心拍数が60/分未満の場合には胸骨圧迫と人工呼吸を連動して開始する.従来から人工呼吸の実施にあたり,適切に換気できていない場合は,胸骨圧迫にはステップを進めず,換気を確保しさらに適切な人工換気を30秒間実施することとしてきた.今回,新生児蘇生での換気の重要性を再認識するために人工換気を30秒以上実施しても心拍が60/分未満の場合には"必ず"という言葉を追加してアルゴリズムに「換気が適切か"必ず"確認」と明示した.

5. 胸骨圧迫時の酸素濃度

2010年のガイドラインでは正期産児の蘇生については空気によって人工換気を開始し，パルスオキシメータの値によって必要に応じ酸素濃度を増量することを推奨している．しかし蘇生のステップが胸骨圧迫になると人工換気の酸素投与濃度は高濃度にすることが提案されていた．今回CoSTR2015では改めて胸骨圧迫時の100%酸素投与濃度の有用性に関して検証したがヒトでのデータは存在しなかった．動物実験において100%酸素の有益性は認められなかった．しかし論理的には，胸骨圧迫中は100%酸素を投与することもやむを得ないと考えられる．しかし自己心拍が再開したときはSpO_2の基準に照らしあわせて，SpO_2が上昇してくれば可及的速やかに酸素濃度を減量すべきである．つまり「胸骨圧迫までした児だからSpO_2はあがってきたがしばらくは100%酸素投与を続けておこう」というようなことは避けるべきである．

6. 胸骨圧迫

人工呼吸と胸骨圧迫の比は1:3で胸骨下1/3の部位を胸郭の1/3の深さで圧迫することは変わらない．

7. アドレナリン投与

2010年のガイドラインでは，「有効な人工呼吸と胸骨圧迫にもかかわらず心拍数が60/分未満の場合には，アドレナリンの投与を検討する」としている．この推奨は2015年のガイドラインでも継承されているが，追記として「アドレナリンの科学的根拠は乏しく，人工呼吸と胸骨圧迫を中断してまで実施する処置ではない．人工呼吸と胸骨圧迫を優先しながらその投与を検討する」となった．アドレナリンの投与経路別投与量には変更はない．

参考文献

・ 日本蘇生協議会，他：第4章 新生児の蘇生．JRC蘇生ガイドライン2015オンライン版．1-67，2016

[細野茂春]

第Ⅳ章 分娩室での対応

3 低体温療法の適応

　新生児低酸素性虚血性脳症に対する低体温療法は国際蘇生連絡委員会(ILCOR)の2010年のCoSTRではじめて推奨された治療法でCoSTR 2015でも適応および実施方法について変更はなかった．

　低酸素性虚血性脳症(hypoxic-ischemic encephalopathy:HIE)はすべての年齢に生じる病態であるが新生児では出生を契機とした胎内環境から胎外環境への移行期に生じる仮死に伴うHIEが最も頻度が高く，またその後の神経学的後障害の原因として重要である．CoSTR 2010で「在胎36週以上で中等症から重症の低酸素性虚血性脳症の新生児に対しては，生後6時間以内に低体温療法を開始する」ことを推奨することになった．JRC蘇生ガイドライン2010において蘇生後の管理として「正期産もしくは正期産に近い児では，中等症から重症の低酸素性虚血性脳症の新生児に対しては，低体温療法を考慮すべきである」と言及した[1]．CoSTR 2015においてもCoSTR 2010と同様の推奨でありJRC蘇生ガイドライン2015[2]でもこれを踏襲した．

● 低体温療法の適応基準(表1)と除外基準(表2)[3]

　JRC蘇生ガイドライン2010の改訂に伴い，わが国では日本周産期・新生児医学会において新生児蘇生法委員会を中心にConsensuse 2010に基づく新生児低体温療法の実践マニュアルを2011年に作成した[3]．

　母子保健の主たる統計によると，わが国の分娩数は2013年では1,029,816人でそのうち病院53.3%，診療所45.8%，助産所0.8%[4]で，病院にお

表1　新生児低体温療法の適応基準

A：在胎週数36週以上で出生し，少なくとも以下のうち1つを満たすもの
　・生後10分のApgarスコアが5以下
　・10分以上持続的な新生児蘇生(気管挿管，陽圧換気など)が必要
　・生後60分以内の血液ガス(臍帯血，動脈，静脈末梢毛細管)でpHが7未満
　・生後60分以内の血液ガス(臍帯血，動脈，静脈末梢毛細管)でbase deficitが16 mmol/L以上
B：中等症から重症の脳症(Sarnat分類2度以上に相当)，すなわち意識障害(傾眠，鈍麻，昏睡)および少なくとも以下のうち1つを認めるもの(新生児HIEに詳しい新生児科医もしくは小児神経科医が診察することが望ましい)
　・筋緊張低下
　・"人形の目"反射もしくは瞳孔反射異常を含む異常反射
　・吸啜の減弱もしくは消失
　・臨床的けいれん
適応基準A，Bをともに満たしたものには，可能であればさらにaEEGによって評価することが望ましい
C：少なくとも30分間のaEEGの記録で，基礎律動の中等度以上の異常①もしくはけいれん②を認めるもの．この際，標準脳波検査による評価は基準としては採用しない
　　①中等度異常＝upper margin＞10 μV かつ lower margin＜5 μV もしくは
　　　高度異常＝upper margin＜10 μV
　　②けいれん発作波
　　　突発的な電位の増加と振幅の狭小化，それに引き続いて起こる短いバーストサプレッションも含む

〔田村正徳(監修)，岩田欧介(編集)：低体温療法の適応基準と除外基準 実践編-2010 CoSTRに基づく適応基準 CONSENSUS 2010に基づく　新生児低体温療法　実践マニュアル．東京医学社，32-37，2011〕

95

表2 低体温療法の除外基準

- ・冷却開始の時点で，生後6時間を超えている場合
- ・在胎36週未満のもの
- ・出生体重が1,800 g未満のもの
- ・大きな奇形を認めるもの
- ・現場の医師が，全身状態や合併症から，低体温療法によって利益を得られない，あるいは低体温療法によるリスクが利益を上回ると判断した場合
- ・必要な環境がそろえられない場合

〔田村正徳(監修)，岩田欧介(編集)：低体温療法の適応基準と除外基準 実践編-2010 CoSTRに基づく適応基準 CONSEN-SUS 2010に基づく 新生児低体温療法 実践マニュアル．東京医学社，32-37，2011〕

いてもハイリスク分娩以外は小児科医が立ち会わない事例がほとんどである．そのため表1に示すように分娩を取り扱う医療者なら誰もが評価可能なApgarスコアと実際に行われた蘇生の時間および客観的に評価可能な血液ガス所見でスクリーニングしてもらい，1つ以上該当した場合は低体温装置や熟練した医師がいない医療機関では低体温療法が可能な高次医療機関に連絡し，転送するか否かの判断を行う．施設内に低体温装置があり熟練した医師がいる場合は，診察・評価して低体温療法の適応の有無を判断し，転送または院内で低体温療法が実施可能なら集中治療を継続し除外項目(表2)に適合しないことを確認したうえで，低体温療法を実施する．可能ならamplitude EEGを用いて低体温療法実施の有無を最終決定する．

低体温療法適応基準A(表1)

分娩室での評価として基準Aが必須であるのでこれについて解説を加える．

①生後10分のApgarスコアが5以下な場合

Apgarスコアは，出生後1分と5分はどの分娩医療機関でも記載されているが，仮死の児では，10分値のApgarスコアがきわめて重要である．Apgarスコア総得点のみでなく5項目の内訳もその都度記載すべきである．

②10分以上持続的な新生児蘇生(気管挿管，陽圧換気など)が必要な場合

③生後60分以内の血液ガス(臍帯血，動脈，静脈末梢毛細管)でpHが7未満の場合

④生後60分以内の血液ガス(臍帯血，動脈，静脈末梢毛細管)でbase deficitが16 mmol/L以上の場合

多くの分娩施設で血液ガス分析が可能になってきているが，臍帯動脈血で検査ができなかった場合は出生後60分以内に児自身の血液で血液ガス分析を行う必要がある．また，分娩直前または分娩中の異常による仮死では臍帯血ガスより出生後の児の血液ガスの悪化がみられることがあるため臍帯血液ガス分析でpH7.1未満の際は出生後再検して臨床症状とともに評価すべきである．

新生児低体温療法登録事業[5]

臨床情報を蓄積・解析することで，新生児低体温療法の新たな適応や限界を明らかにし，新たなエビデンスを世界に向け発信する目的で，日本周産期新生児医学会において中等症～重症HIEと診断された児の登録が開始されている．各種講習会，研究発表，マニュアル作成等を通して，医療実践現場へのフィードバックを行っている．

◎おわりに

分娩を行う医療機関に勤務する小児科医は日本版救急蘇生法ガイドラインに基づく新生児蘇生法を修得し低体温療法の適応および除外に関して熟知する必要がある．また，自院において新生児低体温療法が実施できない場合は地域における実施可能施設について把握し遅滞なく搬送できるように体制づくりをする必要がある．

文 献

1) 日本蘇生協議会，他：第4章 新生児の蘇生 7．蘇生後の管理1．体温管理 2)低体温療法．JRC蘇生ガイドライン2010．へるす出版，216-217，2011
2) 日本蘇生協議会，他：第4章 新生児の蘇生 7．蘇生後の管理1．体温管理 2)低体温療法．JRC蘇生ガイドライン2015オンライン版．2015
3) 田村正徳(監修)，岩田欧介(編集)：低体温療法の適応基準と除外基準 実践編-2010 CoSTRに基づく適応基準 CONSENSU S2010に基づく 新生児低体温療法 実践マニュアル，東京医学社，32-37，2011
4) 母子衛生研究会：母子保健の主なる統計 平成26年度刊行．母子保健事業団，47，2015
5) 新生児低体温療法登録事業
https://www.babycooling.jp

[細野茂春]

第IV章 分娩室での対応

4 分娩室内での身体診察

分娩室内の身体診察で必要なことは蘇生のためのアルゴリズムに沿った評価とそれに引き続く全身の評価である．ここには蘇生を必要としなかった児または蘇生後のケアにおける呼吸・循環の評価とともに緊急性を要する疾患の発見と早期母子接触が可能な状態かの判断が含まれる．

新生児蘇生アルゴリズムに沿った児の評価（本章2 図1 参照）

すべての児は出生時蘇生が必要かの判断を行い人工呼吸が必要と判断されれば60秒以内に開始することがCoSTR 2015で強調された．

蘇生を必要とするかの判断は，在胎週数が事前にわかっていれば，①呼吸状態すなわち弱い呼吸・啼泣かどうかと，②筋緊張低下の有無，である．蘇生が必要と判断されれば蘇生の初期処置を行い呼吸と心拍の確認を行う．ここでの呼吸評価は自発呼吸の有無であえぎ呼吸は無呼吸に含める．現場ではあえぎ呼吸か有効な呼吸なのかを判断することは難しいこともあるがあえぎ呼吸を放置すれば心拍が低下するため心拍の低下傾向にあれば速やかに人工呼吸を開始する必要がある．人工呼吸・胸骨圧迫でも改善しない場合は，①胸郭の膨隆（気胸），②腹部の陥凹（横隔膜ヘルニア）を見逃さないようにする．

一方，自発呼吸がありかつ心拍が100/分以上なら努力呼吸とチアノーゼの有無の確認を行う．新生児蘇生法での努力呼吸は鼻翼呼吸，呻吟，多呼吸，陥没呼吸である．チアノーゼは中心性と末梢性を鑑別する．またApgarスコアの5項目（皮膚色，心拍，刺激に対する反応，筋緊張，呼吸）に関しては1分，5分に評価を行い，5分値7点未満ではその後5分ごとに7点以上になるまで20分まで評価する．特に10分値は低体温療法の適応を考えるときに大切なので必ず記録しておく．

表1 分娩室でのチェック項目

i. 頭・顔・頸部：頭血腫・産瘤，大泉門の大きさと骨重積，縫合離開，odd lookingや耳介低位などの異常，老人様顔貌，顔面の左右差，呻吟・鼻翼呼吸，泡沫状分泌物，頸部の腫瘤
ii. 胸部：多呼吸，陥没呼吸（鎖骨下，剣状突起下，肋間），胸郭の対称性，膨隆，呼吸音の減弱および左右差，不整脈，心雑音，心音の大きさ
iii. 腹部：腹部膨隆・陥凹，肝脾腫などの腹部腫瘤，臍帯血管の確認と臍帯の黄染，臍断端からの出血
iv. 外陰部・肛門：停留精巣，性分化疾患，鎖肛
v. 四肢：奇形，筋緊張
vi. 背部：仙骨部陥凹，脊髄髄膜瘤
vii. 皮膚：黄染，胎便汚染，皮膚乾燥，剥離，血管腫・母斑，紅潮または蒼白
viii. 神経学的評価：Moro反射，把握反射

全身評価

分娩室での全身評価は早期母子接触が可能な状態かどうかの判断が優先されるため呼吸，心拍，経皮的酸素飽和度（SpO_2）などのバイタルサインが安定していることが前提になる．実際に母親が抱くことになるため母親が奇異に感じる外表奇形は見落とさないようにする．臍帯ヘルニア，腹壁破裂を見逃すことはないが脊椎破裂は背部にあるためこれを見逃すと髄液の漏出をきたしたり，神経損傷を引き起こすことがあるため分娩室での背部の診察は重要である．臍クリップが完全にとまって臍結紮が十分行われ臍出血がないことを必ず早期母子接触の際には確認する．鎖骨の触診と把握反射，Moro反射の確認を行っておけば鎖骨骨折また腕神経叢麻痺を見逃すことはない．

表1に分娩室での確認項目を示す．項目が多いように感じるかもしれないが自分なりの診察の手順を身につけると1〜2分で診察可能である．

[細野茂春]

第Ⅳ章 分娩室での対応

5 出生時のルーチンケア

出生後，児が安定した状態で個人標識，身体計測，点眼を行う．

個人標識

まず，児の取り違え防止のために，出生後ただちに児に個人標識（母親の氏名，性別，出生日）を分娩室で必ず行う．市販の新生児用標識を使用したり，マジックインク等で児の足底に記入するなどの方法が経験的に用いられているが，色素残存の報告もあり，注意を要する．新生児用標識による個人標識は，全身麻酔下帝王切開や母の意識が清明でない場合を除き，個人標識は必ず母と一緒に確認して行う．

身体計測

身体計測中は保温に留意する．また，交差感染を防ぐために体重測定は児ごとに清潔なシーツに交換して行う[1]．

点　眼

新生児眼炎予防のために，出生児の両眼にエリスロマイシン，テトラサイクリンを点眼する．特に淋菌性眼炎の予防に重要である．点眼によるクラミジア性眼炎予防に対する有効性は議論があり，また鼻咽喉に存在するクラミジアは除去されないので，クラミジア感染が証明された場合は経口での抗菌薬投与が必要である[2]．

これらのルーチンケアは，医学的に必要でない限り早期母子接触を終えた後に実施する．なお原則として，ルーチンケアとしての出生直後の沐浴は行わない．呼吸循環動態が安定する，少なくとも生後6時間以後に行う．

また，身体計測後には，在胎期間別出生時体格基準値を用いて，表1の判断を忘れずに行う．

体温の保持

NCPRガイドライン2015では分娩から新生児室入院時まで36.5〜37.5℃に保ち，新生児室入院時の体温を記録しておくことが強く推奨されることになった．

文　献

1) American Academy of Pediatrics：Guidelines for Perinatal Care. 6th ed., American College of Obstetricians and Gynecologists, Elk Grove Village, IL, 280, 2012
2) American Academy of Pediatrics：Prevention of neonatal ophthalmia. Redbook 2009 report of the committee on infectious diseases. 28th ed., Elk Grove Village, IL, 827-829, 2009

［渡部晋一］

表1　在胎期間別出生時体格標準値による分類

small-for-dates（SFD）infant〔＝small for gestational age（SGA）infant〕	身長も体重も10パーセンタイル未満の新生児
appropriate-for-dates（AFD）infant〔＝Appropriate for gestational age（AGA）infant〕	身長，体重ともに10パーセンタイル以上90パーセンタイル未満の新生児
large-for-dates infant（＝Large for gestational age infant）	身長，体重ともに90パーセンタイル以上の新生児
light-for-dates infant（＝light for gestational age infant）	身長は10パーセンタイル以上，体重のみが10パーセンタイル未満の新生児
heavy-for-dates infant（＝heavy for gestational age infant）	身長は90パーセンタイル未満，体重のみが90パーセンタイル以上の新生児 超巨大児：出生体重4,500g以上の児

第Ⅳ章 分娩室での対応

6 早期母子接触の必要性と留意点

○ 早期母子接触の必要性

出生直後の母子接触は母乳率向上，母乳期間延長，母親の児に対する愛着行動に対する効果が証明されている．また，心拍，呼吸数，血糖値を安定化させる効果[1]や，体温保持効果がある[2]．一方，生後早期の母子分離は児の啼泣を強め，卵円孔での右左シャントを増加させ動脈血の酸素化が妨げられる[3]．出生直後の早期母子接触としてのカンガルーケアには児の啼泣時間を短縮させる効果があることから[1]，児の動脈血の酸素化にも寄与すると考えられる．

○ 早期母子接触の留意点

2012年10月17日，「『早期母子接触』実施の留意点」[4]が発表され，日本周産期・新生児医学会，日本産科婦人科学会，日本産婦人科医会，日本小児科学会，日本未熟児新生児学会（現・日本新生児成育医学会），日本小児外科学会，日本看護協会，日本助産師会の8学会・団体により承認された．

1. 名称について

正期産新生児の出生直後に実施する母子の皮膚接触を，早期母子接触とよぶ．

2. 生直後の病態と危急事態の発症頻度について

生後48時間頃までは，寒冷刺激，アシドーシス，低体温などで容易に肺高血圧から右左シャントが惹起され，啼泣だけでも右左シャントは増加する[3]．肺高血圧に至ると組織は低酸素となり，肺高血圧がさらに進行するとショック状態となる．このように生後早期は，早期母子接触の有無にかかわらず危急事態は起こる可能性がある．

出生時に問題を認めない正期産新生児が，生後24時間以内に急変して蘇生処置が必要となるのは，10万出生あたり2.6～5.0人との報告がある[5]．久保らが2010年に行った調査では，児の変化の発生率は15.2/10万出生であり，約1万の早期母子接触中1.5人に児の変化が発生した[6]．一方，全国の「赤ちゃんにやさしい病院」を対象とした調査では，乳幼児突然死症候群（sudden infant death syndrome：SIDS）および乳幼児突発性危急事態（apparent life threatening event：ALTE）の発症率は1.1/10万出生であった．早期母子接触導入前のSID-ALTEの発症率は5.5/10万出生であったことから，早期母子接触の有無にかかわらず，生直後は危急事態が発生する可能性が示唆された[7]．

3. 新生児蘇生法（NCPR）研修・啓発の必要性

生後早期は新生児蘇生法（NCPR）研修を受けたスタッフが常時配置されるとともに，NCPRの普及に努める必要がある．

4. 早期母子接触の実施基準・中止基準と実施方法の作成

適応基準については，事前に母親に「早期母子接触」実施について説明をする．出産により母が疲れ切っていると思われるときは，早期母子接触は行わない．胎児機能不全や新生児仮死がない児を早期母子接触の対象とする．母親が傾眠傾向にあると児の転落の恐れがあり，危急事態に気づかない可能性もあるのでそのような場合は中止する．児に呼吸障害や無呼吸があれば中止する．経皮的酸素飽和度（SpO_2）モニターは肺高血圧の判断のために下肢に装着し直す．

5. 早期母子接触の理解と説明の必要性

説明はバースプラン時に行い有益性を説明する．同時に急変は約1万人に1人，重篤な事例は約5万人に1人発生すること，助産師（看護スタッフ）が十分見守るあるいはモニターを装着するとともに，抱き方などを指導することを説明する．分娩直後に今一度，早期母子接触の希望を確認し，カルテにその旨を記載する．

生後時間	10分		30分		60分		90分		120分
時刻	：	：	：	：	：	：	：	：	：
児のバイタルサイン	ピンク	ピンク	ピンク	ピンク	ピンク	ピンク	ピンク	ピンク	ピンク
皮膚色	紅潮	紅潮	紅潮	紅潮	紅潮	紅潮	紅潮	紅潮	紅潮
	暗紫色	暗紫色	暗紫色	暗紫色	暗紫色	暗紫色	暗紫色	暗紫色	暗紫色
	蒼白	蒼白	蒼白	蒼白	蒼白	蒼白	蒼白	蒼白	蒼白
チアノーゼ	口唇	口唇	口唇	口唇	口唇	口唇	口唇	口唇	口唇
	顔面	顔面	顔面	顔面	顔面	顔面	顔面	顔面	顔面
	四肢	四肢	四肢	四肢	四肢	四肢	四肢	四肢	四肢
	全身	全身	全身	全身	全身	全身	全身	全身	全身
多呼吸（呼吸数60以上）	有　無	有　無	有　無	有　無	有　無	有　無	有　無	有　無	有　無
呼吸障害	有　無	有　無	有　無	有　無	有　無	有　無	有　無	有　無	有　無
SpO2									
HR									
BT（直腸）									
児の覚醒状態									
高度に眠りがち									
眠りがち									
安静覚醒（母親の上にいる）									
動的覚醒									
啼泣									
顔の位置　側方									
正面									
母親の覚醒状態									
覚醒									
傾眠									
睡眠									
授乳行動									
なし									
お乳を吸わせようとしている									
介入（具体的に）									
担当者サイン									

図1　分娩直後の皮膚接触関与的観察票（例）

〔日本周産期・新生児医学会，他：「早期母子接触」実施の留意点．2012年10月17日　http://www.jspnm.com/sbsv13_8.pdf〕

6. 記録の必要性

　生直後の新生児は呼吸，循環ともに不安定であり，しっかりした観察と記録が行われるべきである．「『早期母子接触』実施の留意点」では「分娩直後の皮膚接触関与的観察票（例）」を掲載した（**図1**）[4]．

文　献

1) Moore ER, et al.：Early skin-to-skin contact for mothers and their healthy newborn infants. Cochrane Database Sys Rev 18：2007, CD003519
2) Bystrova K, et al.：Skin-to-skin contact may reduce negative consequences of "the stress of being born"：a study on temperature in newborn infants, subjected to different ward routines in St. Petersburg. Acta Paediatr 92：320-326, 2003
3) Anderson GC, et al.：Mother-newborn contact in a randomized trial of kangaroo（skin-to-skin）care. J Obstet Gynecol Neonatal Nurs 32：604-611, 2003
4) 日本周産期・新生児医学会，他：「早期母子接触」実施の留意点．2012年10月17日　http://www.jspnm.com/sbsv13_8.pdf
5) Fleming PJ：Unexpected collapse of apparently healthy newborn infants：the benefits and potential risks of skin-to-skin contact. Arch Dis Child Fetal Neonatal Ed 97：F2-3, 2012
6) 久保隆彦：分娩室・新生児室における母子の安全性についての全国調査．財団法人こども未来財団平成23年度児童関連サービス調査研究事業報告書．2012年3月
7) 吉永宗義，他：出生直後の母児接触のあり方に関する調査．財団法人こども未来財団．平成20年度児童関連サービス調査研究等事業報告書「妊娠・出産の安全性と快適性確保に関する調査研究」．48-58，2010

［渡部晋一］

第Ⅳ章 分娩室での対応

7 前期破水があった新生児の対応

定　義

分娩開始前に卵膜の破綻をきたし，羊水の流出を伴うことを前期破水（premature rupture of the membrane：PROM），特に早産の時期の破水をpreterm PROMとよぶ．前期破水は正期産で8〜10%，早産全体では約30〜40%の割合に発生する[1]．

原　因

前期破水の原因は絨毛膜羊膜炎，多胎妊娠，羊水過多，喫煙，性交，子宮頸部手術，羊水穿刺などがあげられる．

前期破水の合併症

1. 子宮内感染

破水後に上行性感染が起こり，敗血症，肺炎，髄膜炎などの原因となる．破水から分娩までの期間が長いほど感染症発症率が増加する[2]．

2. 羊水過少に伴う異常

子宮内での胎児生活空間の減少に伴い，臍帯圧迫や児の変形をきたすことがある．破水期間が長期に及んだ場合，肺低形成を発症することがある．

新生児への対応

1. 出生前の情報確認

分娩立ち会いに際して，前期破水の期間，B群溶血性連鎖球菌（group B Streptococcus：GBS）保菌の有無，抗菌薬投与の有無，臨床的絨毛膜羊膜炎の有無などの母体情報を把握する．常位胎盤早期剝離や胎児心拍モニタリング異常を伴った場合，新生児仮死に備える．

2. 出生後の対応

児が出生した際は，呼吸窮迫症状，無呼吸，チアノーゼ，循環不全徴候の有無に注意して対応する．早発型敗血症の症状は非特異的でないため，

表1　敗血症のリスク因子

・18時間以上の前期破水	・母体GBS陽性（分娩前に適切に抗菌薬が投与されていない場合）
・38℃以上の母体発熱	
・絨毛膜羊膜炎	
・在胎37週未満の早産	・前児GBS感染症

〔Barrington KJ：Management of the infant at increased risk for sepsis. Paediatr Child Health 12：893-898, 2007/Verani JR, et al.：Prevention of perinatal group B streptococcal disease-revised guidelines from CDC, 2010. MMWR Recomm Rep 59：1-36, 2010より作成〕

生直後に症状がなくとも，その後の慎重な観察を要する．敗血症の症状がみられる児に対しては，血液検査，血液培養，髄液培養を行い，速やかにempiricalな抗菌薬投与を開始する．GBS陽性または不明母体に適切な抗菌薬投与がなされた場合（分娩4時間以前からの抗菌薬投与），児が無症状であれば特別な評価や観察は不要である．適切な抗菌薬投与がなかった場合，血液検査（血算など）を行い，注意深い観察（4時間ごとのバイタルチェック）を行う[3]．敗血症のリスク因子（表1）[3,4]を有する無症状の児の場合，バイタルサインや血液検査に異常がなければ，注意深い観察のもと母子同室は可能である．その際は家族に感染症発症のリスクについて十分な説明をする必要がある．

文　献

1) Parry S, et al.：Premature rupture of the fetal membranes. N Engl J Med 338：663-670, 1998
2) Stoll BJ, et al.：Changes in pathogens causing early-onset sepsis in very-low-birth-weight infants. N Engl J Med 347：240-247, 2002
3) Barrington KJ：Management of the infant at increased risk for sepsis. Paediatr Child Health 12：893-898, 2007
4) Verani JR, et al.：Prevention of perinatal group B streptococcal disease-revised guidelines from CDC, 2010. MMWR Recomm Rep 59：1-36, 2010

〔川村直人／網塚貴介〕

第IV章 分娩室での対応

8 羊水混濁があった新生児の対応

胎便性の羊水混濁（以下，羊混）は全分娩の10%強に認められ，胎便吸引症候群（meconium aspiration syndrome：MAS）を発症するのは，そのうちの約5%といわれている[1]．正常と思われる妊娠経過，分娩においても羊混を認める可能性があり，特に過期産ではその頻度が高くなる．羊混の原因の1つに胎児機能不全があり，臍帯圧迫などによって血流障害が生じると胎児は低酸素症やアシドーシスに陥る．迷走神経反射が刺激されることで腸管蠕動運動が亢進して肛門括約筋は弛緩する．胎内で排泄された胎便はあえぎ呼吸などによって呼吸器系に吸引され，サーファクタントの活性低下や化学性炎症，肺血管の攣縮を引き起こす．混濁した羊水の吸引は出生直後にも生じる可能性があり，胎児機能不全の状態も加わって出生後に呼吸障害を発症することになる．つまり，羊混の際に問題となるのは，胎児機能不全の存在と混濁した羊水を呼吸器に吸引することによって生じるMASということになる．したがって，羊混を認めた際には上記の点を考慮に入れて出生時の対応にあたらなければならない．

なお，小児科医が分娩に立ち会う際の原則であるが，それまでの妊娠経過，母体の合併症，妊娠週数を確認し，胎児心拍モニターで胎児機能不全の徴候があるかどうかを把握しておくことが望ましい．

出生直後の対応

日本版新生児蘇生法（NCPR）[2,3]のアルゴリズムに則り，蘇生の適応を判断する．羊混のみでは蘇生の適応とはならず，あくまでも出生直後の呼吸の有無，筋緊張，児の成熟度によって蘇生のステップに入るかどうかを判断してよい．蘇生の適応があると判断されたなら蘇生の初期処置を行うが，羊混を認めた場合は口腔から咽頭の吸引を行

う．通常使用される吸引カテーテルでは胎便によって粘稠度の高くなった羊水の吸引効率は低下してしまうため，より径の太い吸引カテーテル（12〜14 Frが推奨される）やバルブシリンジを用いる．吸引圧は羊水が清明な場合と同様（100 mmHg, 13.3 kPaを超えない）とする．口腔咽頭の吸引の後，鼻腔の吸引も行うが，奥深くにカテーテル等を挿し入れると迷走神経反射で徐脈をきたすことがあるので，2〜3 cmくらいが安全である．

1. 活気のない新生児の場合

無呼吸で筋緊張が低下し，さらに心拍が100/分以下の徐脈を呈しているような場合には，胎便栓によって気道が閉塞している可能性もある．その場合には上記の処置に加え，気管挿管のうえ，直接気管内の吸引を行うことも考慮される．実際には気管挿管の後，挿管チューブに挿入可能なサイズの吸引カテーテルで気管内を吸引する．しかし，活気のない児に対する気管吸引の効果（死亡率低下やMAS発症予防）に関してのエビデンスは不十分であり[4,5]，気管挿管などの処置に熟練したスタッフがいる場合のオプションとして捉えておくべきである．さらに，生理食塩水や人工肺サーファクタントでの気管洗浄に関しては，その方法や効果はまだ研究段階にある．

2. 活気のある新生児の場合

以前は羊混を認めた際には気管挿管による気道吸引がルーチンに行われたこともある．しかし，活気のある児に対する気管内吸引は予後の改善には結びつかず[5]，かえって頭蓋内出血や気胸などの合併症の頻度をあげることになることが明らかとなった[6]．したがって，活気のある児に対して気管挿管による気管内吸引は行うべきではなく，蘇生の初期処置の1つとしての吸引処置にとどめるべきである．

3. 蘇生の適応条件を満たさない場合

羊混があっても，啼泣し，筋緊張良好な正期産児の場合にはルーチンケアを行う[2,3]．その際，口腔咽頭の吸引が必要な場合は前述と同様に通常より太い吸引カテーテルかバルブシリンジを用いる．しかし，軽症の胎児機能不全をきたしていた可能性もあることから，ルーチンケア後も児を定期的に評価し，呼吸状態の変化には細心の注意を払っておく必要がある．

処置における留意点

蘇生の初期処置を行う際，気道吸引と呼吸刺激の優先順位が問題となる．十分な呼吸がない場合はまず混濁羊水で充満した気道の吸引が優先され，その後に呼吸刺激を行うほうが胎便の気道への吸引の予防という観点では理にかなっている．しかし，気道吸引を繰り返すことによって徐脈が進行してしまう場合には，呼吸刺激と気道吸引を交互に行う必要がある．特に吸引によっても呼吸が出現しない場合には，出生後60秒以内にはバッグ・マスク換気を含めた呼吸補助を行うことが児の予後改善には最も重要である．

文 献

1) Walsh MC, et al.：Meconium stained fluid：approach to the mother and baby. Clin Perinatol 34：653-665, 2007
2) 日本蘇生協議会, 他：第4章 新生児の蘇生（NCPR）．JRC蘇生ガイドライン2010．へるす出版，206-225，2011
3) 和田雅樹，他：蘇生の初期処置．田村正徳（監修），改訂第2版 日本版蘇生ガイドライン2010に基づく新生児蘇生法テキスト．メジカルビュー，51-55，2011
4) Al Takroni AM, et al.：Selective tracheal suctioning to prevent meconium aspiration syndrome. Int J Gynaecol Obstet 63：259-263, 1998
5) Gupta V, et al.：Meconium stained amniotic fluid：antenatal, intrapartum and neonatal attributes. Indian Pediatr 33：293-297, 1996
6) Wiswell TE, et al.：Delivery room management of the apparently vigorous meconium-stained neonate：results of the multicenter, international collaborative trial. Pediatrics 105：1-7, 2000

［和田雅樹］

第Ⅳ章 分娩室での対応

9 染色体異常や先天異常症候群が疑われるときの対応

　奇形には個性の範疇に入るものから，治療の対象とすべきもの，生命予後に重大な影響を及ぼすものまで広範で多彩な身体的異常所見が含まれる[1]．1つの小奇形は4%弱の人に認め，14〜20%の人は何らかの小奇形をもっているといわれている[2]．そして，全出生児のうち治療的意義のある奇形を有する児は約2%であり，3種以上の小奇形が同時に存在する場合は90%の確率で大奇形や奇形症候群が存在するといわれている[2]．周産期医療にかかわる者にとって先天異常症候群（奇形症候群）の児やその家族と接する機会は決してまれなことではない．しかも周産期医療関係者はその奇形に最初に接することになるため，その対応は児や家族に対して非常に大きな影響を及ぼすことになる．胎児診断やその対応，遺伝相談に関しては他項を参照とし，本項では分娩室での対応に絞って述べていく．なお，小児科医が分娩に立ち会う場合の原則として，母体の既往歴，家族歴，妊娠経過，在胎週数，推定体重，胎児超音波や胎児心拍モニターの所見などの情報をあらかじめ把握しておくことが重要である．

胎児期に染色体異常，奇形症候群が疑われている場合

　産婦人科医療の進歩によって胎児期から染色体異常や奇形症候群が疑われる場合も多くなっており，分娩室での出生直後の対応のみではなく，現代でもなお妊娠中から家族とかかわりをもつ頻度も増えている．特に長期的な生命予後を期待することが難しいとされている疾患が疑われた場合，出生時の蘇生手技，医療介入の程度について事前に家族と話し合っておく[3]．話し合いによって治療方針が決定されたとしても，その内容は変更しうるものであること，家族の希望によっては繰り返し話し合うことができることも伝えておく．

「児にとっての最善の利益」を医療者は常に熟慮しながら対応していく．

1. 染色体異常が疑われる場合

　染色体異常の種類，他の合併奇形の有無などによって，生命予後は大きく異なってくる．出生前に確実な診断に至ることは難しいが，想定される児の状態に応じて，分娩様式や出生後の治療について検討しておく．その方針に則って，出生後に蘇生手技を進めていく．

2. 心奇形が疑われる場合

　先天性心疾患が疑われている場合には酸素投与は慎重でなければならない．特に動脈管依存性心疾患や総肺静脈還流異常症（胎児診断は依然として困難であるが）では，酸素投与が児の呼吸・循環状態の悪化に直結してしまう場合がある．経皮的酸素飽和度（SpO_2）のモニタリングを開始するとともに，呼吸状態が安定しない場合は空気で人工呼吸を行う．先天性心疾患は奇形症候群の一症状である場合も多いため，他の奇形の検索も同時に行っていく．

3. 開放性病変が疑われる場合

　脊髄髄膜瘤や臍帯ヘルニア，腹壁破裂などで病変が上皮で覆われていない奇形を合併した場合は，内臓器の乾燥と細菌感染を予防することが重要である．温生食で湿らせたガーゼで病変部を覆い，食品用のプラスチックラップや皮膚保護剤でガーゼをさらに覆った後に蘇生処置を進めていく．病変部位によっては通常の蘇生体位をとることが困難なことも多く，髄膜瘤や巨大な脳瘤では側臥位での気道開通も行われる．

4. 横隔膜ヘルニアが疑われる場合

　児の啼泣や自発呼吸によって脱出腸管に空気が入り込み，病態がより重症化していく．したがって，自発呼吸を抑制したうえで素早く気管挿管を行い，さらに肺血管抵抗を下げるための一酸化窒

素吸入療法や鎮痛・鎮静薬投与を開始する．自発呼吸を促してはいけない代表的な疾患である．

5. 羊水量の異常がある場合

羊水過多の場合には上部消化管奇形や嚥下障害を念頭において分娩立ち会いにあたる．Pierre Robin 症候群や Treacher Collins 症候群では開口障害を認め，気道開通が非常に難しい場合がある．事前に気管支ファイバー下での気管挿管も含めた準備をしておく．神経筋疾患による嚥下障害によっても羊水過多となるが，出生児は呼吸開始も遅れる場合が多く，蘇生が必要となる．

羊水過少の原因としては長期破水，胎児機能不全，児の腎尿路系の疾患などがある．児の腎不全としては閉塞性，機能性の両者があるが，Potter 症候群をきたした場合は肺低形成となり蘇生自体が難しい場合もある．重症度に応じて長期予後を推定し，出生後の対応を検討しておく必要がある．

●胎児奇形が疑われていない場合

胎児期に異常が指摘されていないときの奇形としては，一般的には小奇形の頻度が高いが，事前の情報が乏しいことから実際の対応に苦慮することも多い．必要に応じて蘇生を開始し，迅速に呼吸・循環の安定・確立に努めることをまず原則とする．そのうえで，多少，大雑把なものにとどまるとしても身体所見を素早くとり，奇形の把握を行っていく．緊急性のある異常所見を見逃さないようにすることが，この段階では特に重要である．身体所見のとり方[4〜6]や身体測定値の標準値[7]などを参考にしながら外表奇形を素早く診断していく．

代表的なものとして，外性器の異常，四肢の異常，顔貌の異常などがあるが，出生直後に緊急処置を要する必要性は高くない．まず呼吸・循環の安定化に努めるべきであろう．

また，早産児，低出生体重児では奇形そのものの診断が難しい場合も多い．

●出生に際しての基本的態度

染色体異常，奇形症候群の出生には，まずは呼吸・循環の安定・維持を目指して，全身状態の把握，治療を行っていく．あらかじめ治療方針が決まっている場合はそれに従って治療を進めていく．超急性期の対応の後に，診断基準を参照[1,4,8,9]しながら各奇形の診断を行っていく．詳細な画像診断や原因検索，遺伝子・染色体検査などはその後でも十分に可能である．

また，出生直後の面会時には医療者自身も動揺していることが多く，瞬時にどのような説明を家族にするべきかを判断することは難しい．胎児期に異常を指摘されていたかどうかによっても，説明の仕方はまったく異なってくる．「気になる点がある」として，その概要を伝えることしかできないかもしれない．しかし，児の誕生を一緒に喜ぶ，祝福する態度を示すことが医療従事者にはまず求められる．常に児と家族を中心としたケアを行うように心がけ，病状説明は可能な限り両親がそろった状況で行うようにする．

文　献

1) Jones KL：Introduction including dysmorphology approach and classification. Smith's Recognizable Patterns of Human Malformation. 4th ed, Saunders, 1-9, 1988
2) Marden PM, et al.：Congenital anomalies in the newborn infant, including minor variaions. A Study Of 4,412 Babies By Surface Examination For Anomalies And Buccal Smear For Sex Chromatin. J Pediatr 64：357-371, 1964
3) 日本新生児成育医学会：重篤な疾患を持つ新生児の家族と医療スタッフの話し合いのガイドライン
http://jspn.gr.jp/pdf/guideline.pdf
4) 梶井　正：身体測定値．新生天奇形症候群アトラス，南江堂，409-439, 1998
5) 新生児医療連絡会（編）：先天異常．NICUマニュアル．第5版，金原出版，115-119, 2014
6) 新生児医療連絡会（編）：特異的顔貌を有する新生児．NICUマニュアル．第5版，金原出版，119-123, 2014
7) 板橋家頭夫，他：新しい在胎期間別出生時体格標準値の導入について．日本小児科学会雑誌 114：1271-1293, 2010
8) Mendelian Inheritance in Man（OMIN）
http://www.omim.org/
9) 琉球大学遺伝性疾患データベース UR-DBMS
http://becomerich.lab.u-ryukyu.ac.jp/

［和田雅樹］

第Ⅳ章　分娩室での対応

10 自施設で入院管理不能な (超)早産児に対する分娩室での対応

　周産期医療では一定週数未満の早産児の多くは高次医療機関へ母体搬送されている．一方で母体搬送が間にあわず超早産児が突然出生する可能性は常にあり，分娩施設に勤務する小児科専門医である以上，普段診療することのない超早産児であったとしても高次医療機関へ搬送する前のプライマリケアとしての適切な処置を行う責任がある．早産児の出生に際しては特別な準備や対処が必要であり，以下にその要点について概説する．

超早産児に対する初期蘇生・処置

　超早産児の蘇生も基本的には NCPR と大きく異なるわけではない．ただし，超早産児ならではの注意点があるのでいくつか列挙する．

1. 一般的注意

　早産児は**表1**[1)]に示すような様々な全身の未熟性を有する．早産児の皮膚は脆弱で，特に24週未満児ではゼリー状で，わずかな刺激でも傷つき感染の培地や門戸となる．蘇生に用いる物品は清潔である必要があるが，滅多に使わない物品も多いので物品管理も重要である．

　脳内の血管は脆弱で脳血流は呼吸循環動態の変化によって容易に影響を受ける．脳保護の観点からは血圧や CO_2 の急激な変化，過剰な陽圧換気を避ける必要があり，処置に際しては minimal handling を心がける．また頭部からの静脈還流の阻害を避けるためヘッドアップも考慮する．その他，静注に際しては高張液の急速静注も禁忌である．

2. 体温管理

　早産児では汗腺が発達していないので水分の喪失はすべて受動的な経表皮性水分喪失による．超早産児の表皮は表皮細胞層が希薄で角質層がほとんどなく，水分とともに体熱が容易に奪われ，特に生後早期に顕著である．蘇生室の温度を上げておく必要があり，在胎28週未満の児の場合は最低

表1　早産児の未熟性の特徴

①皮膚が薄く，体重に比して体表面積が大きく，皮下脂肪が少ないため，容易に熱を喪失する
②未熟な組織は過剰な酸素によって容易に傷害される
③弱い(呼吸)筋のため，呼吸することが困難である
④神経系の未熟性のため，呼吸駆動が弱い
⑤肺が未熟で，サーファクタントが不足しているため，換気が困難であり，陽圧換気によって肺がより容易に傷害される
⑥免疫系が未熟なため，感染を合併して生まれたり，出生後感染症に罹患しやすい
⑦発育途上の脳内の脆弱な毛細血管が破綻しやすい
⑧血液量が少ないため，血液喪失による循環血液量検証性の変化に対して，より影響を受けやすい

〔金子孝之，他：出生時管理と蘇生．周産期医学 42：543-546，2012〕

でも26℃，できれば室温は30℃以上が望ましい．ポリエチレンラップを使用し，タオルなどはあらかじめ温めておく必要がある．

3. 呼吸管理

　蘇生に際しての皮膚刺激は最低限に，やさしく拭きとる程度とする．未熟児網膜症(retinopathy of prematurity：ROP)のリスクのある32週未満の蘇生には酸素・空気ブレンダーは必須である．また呼吸障害を呈する児では呼吸終末陽圧(PEEP)をかけることのできる流量膨張式バッグの使用が望ましい．酸素濃度は21〜30% で開始し，右手の経皮的酸素飽和度(SpO_2)をみながら呼吸状態に応じて酸素の使用は必要最小限にとどめる．

　明らかな呼吸障害がなければ気管挿管にこだわる必要はない．ただし，マスク持続気道陽圧(CPAP)やマスク＆バッグを続ける場合には消化管内へのガス流入による腹部膨満に注意する必要があり，胃内チューブ挿入により適宜脱気する必要がある．特に SGA 児の場合には空気の大量流入は後の胎便関連性腸閉塞の悪化リスクを高める

ので注意を要する．

呼吸障害の有無にかかわらず在胎25週未満は気管挿管の適応と考えてよい．baggingには加温加湿器の使用が望ましいが，なければ人工鼻を使用する（死腔を考慮して最小サイズのものを使用）[2]．

適切な蘇生処置によりマスクCPAPやマスク＆バッグを試行してもSpO_2が上昇しない，あるいは陥没呼吸・呻吟などの呼吸窮迫症状が続く場合には，呼吸窮迫症候群（respiratory distress syndrome：RDS）を疑い人工肺サーファクタントの気管内投与を検討する．RDSは進行性疾患で時間とともに呼吸状態が悪化するため診断は比較的容易である．呼吸障害が重篤化する前にサーファクタントを投与したほうが肺傷害は軽減できる可能性があるので，RDSと判断した場合には速やかに投与されることが望ましい．診断には羊水または胃液のマイクロバブルテストが有用であるが，サーファクタント投与に間にあわない場合には羊水または胃液の事前採取のみにとどめる場合もある．

気管挿管に際しては，普段なかなか扱うことのない超早産児の場合，困難が予想される．気管挿管は20秒以内で行うことが望ましいが，それが無理であったとしても少なくともなかなか入らない場合の深追いは全身状態を悪化させる可能性が高いので，いったんマスク＆バッグに切りかえ，状態を安定させて再度試みる．

挿管チューブの固定は出生体重（kg）＋6 cmが標準的である．他施設への搬送を前提としている場合，搬送中の抜去を恐れるあまり深めで固定すると片肺挿管の可能性が高くなる．片肺挿管では気胸のリスクが増加し，またサーファクタントの気管内投与ではサーファクタントが片肺にだけ入ることにより機能的残気量と肺コンプライアンスに左右差が生じ，その後の呼吸管理に難渋することがある．

適切な蘇生処置にもかかわらず心拍数やSpO_2の改善に乏しい場合には気胸を疑う必要がある．気胸は胸腔に向かって光をあてるトランスイルミネーションによって簡単に診断可能である．最近は携帯型で赤色光を発生させる光源もあるので，事前に用意しておくことが望ましい．

4. 蘇生に際してのその他の注意点

超早産児では出生時の臍帯血ミルキングが生後早期の呼吸循環の安定や輸血頻度の減少に寄与することが報告されている．臍帯血ミルキングに際しては，臍帯結紮前に児を胎盤より低い位置に保持し，臍帯をなるべく胎盤に近い位置でクランプして臍帯を切断後，児を蘇生台に移動させる．臍帯断端を懸垂し，臍帯の捻転を解除後，数秒かけて児の方向に向かって臍帯をミルキングする．臍帯の捻転を解除せずに行うと臍帯内に血液が残存するため十分な効果が得られないので注意を要する[3,4]．

5. 搬送に際しての注意点

突然の超早産児出生の際の高次医療施設への搬送方法に関しては日頃から高次医療施設と取り決めておく必要がある．

一般の搬送用保育器では加湿が不足するため児をポリエチレンラップで覆っておく必要がある．気管挿管されている場合，特に呼吸障害を認める場合にはPEEPをかけるために流量膨張式バッグの使用が望ましく，そのためには搬送中も酸素・空気ブレンダーが必要となる．

早産児は生後間もなく低血糖に陥ることが多いので搬送に際してはブドウ糖輸液を要する．特に重度のSGA児の場合には通常のブドウ糖輸液では血糖値を維持できない場合もあり，複数回の採血により血糖値が初期のブドウ糖輸液で維持できそうかを確認しておく必要がある．

超早産児に限らず新生児搬送は母子分離を意味する．新生児搬送に際しては，まずは母親と面会させ，可能であれば早期母子接触を行うか，それが難しければ手を握るなどの皮膚接触を行うことが望ましい．また，可能であれば母親の児の搬送先の施設への転院も検討する．

文献

1) 金子孝之，他：出生時管理と蘇生．周産期医学 42：543-546，2012
2) 白石　淳：超早産児．小児内科 41（増刊）：82-92，2009
3) 細野茂春：臍帯血ミルキング．周産期医学 42：581-584，2012
4) 超早産児の赤血球輸血回避に対する臍帯ミルキングの多施設ランダム化比較試験
   http://nrn.shiga-med.ac.jp/milking/

［網塚貴介］

第Ⅳ章 分娩室での対応

11 分娩室内でのパルスオキシメータの使用

●蘇生時におけるパルスオキシメータの装着

パルスオキシメータは心拍数と経皮的酸素飽和度（SpO_2）を経時的に測定する機器である．適切な蘇生を行ううえで，酸素化の程度と心拍数の断続的な評価が必要である．CoSTR2005 では蘇生の初期処置後に呼吸・心拍・皮膚色を評価していたが，肉眼によるチアノーゼの評価は不正確であることが指摘された．また，臍帯拍動による心拍数の測定は過小評価する可能性がある．これらをふまえ，CoSTR2010 以降，出生後に呼吸や心拍数に異常がある場合には，パルスオキシメータを活用することが推奨されるようになった[1]．

1. パルスオキシメータは右手に装着

パルスオキシメータのプローブは動脈管の影響を受けず，脳血流の酸素飽和度を反映する右手に装着する．パルスオキシメータは，装着してから測定値が表示されるまで時間がかかるので，蘇生処置を続けていく可能性のある児に対しては，早い時期での装着を考慮するべきである．

2. SpO_2 の目標値

正期産児でも出生後 10 分以内の SpO_2 にはバラツキが多いことが報告されている．Dawson らの報告によると，生後 1 分では半数以上の正常新生児で SpO_2 は測定困難である．生後 5 分では SpO_2 90％以上は約半数にとどまる（図1）[2]．NCPR では SpO_2 の目標値を生後 1 分 60％以上，生後 3 分 70％以上，生後 5 分 80％以上，生後 10 分 90％以上としている．目標値に達しない場合は持続気道陽圧（continuous positive airway pressure：CPAP）もしくは，フリーフロー酸素の開始，それで不十分な場合には人工呼吸を検討する．

3. 酸素投与は慎重に

近年，過剰な酸素投与による，フリーラジカルの増加に伴う脳や肺での細胞レベルの傷害，死亡率の増加などが報告されるようになった．蘇生の場においても，パルスオキシメータを装着し，SpO_2 が基準値以上となれば，酸素を減量・中止し，必要最小限の使用とすることが推奨される．

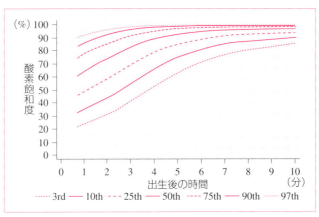

図1　正期産児における動脈管前 SpO_2 の推移
注：生後 1 分では半数以上が測定できていない
〔Dawson JA, et al.：Defining the reference range for oxygen saturation for infants after birth. Pediatrics 125：e1340-1347, 2010〕

早期母子接触中のモニタリング

正常新生児における生後早期からの早期母子接触（skin to skin contact）の有効性が報告されている．しかし，一方でケア中のSpO_2の低下についても報告されており，「根拠と総意に基づく，カンガルーケア・ガイドライン」[3]（平成21年11月作成）にもあるように，ケアの際，医療者による臨床的な観察に加え，機械を用いたモニタリングを併用することで，安全性を確保することが望まれる．

文 献

1) 日本蘇生協議会，他：JRC蘇生法ガイドライン2010，へるす出版，2011
2) Dawson JA, et al.：Defining the reference range for oxygen saturation for infants after birth. Pediatrics 125：e1340-1347, 2010
3) カンガルーケアワーキンググループ：根拠と総意に基づく，カンガルーケア・ガイドライン国際母子保健研究所，2009

［大久保沙紀／中尾秀人］

第Ⅳ章 分娩室での対応

12 新生児搬送の準備

搬送用準備用品

表1に救急搬送用品一式を示す．分娩室から NICU までが近距離の場合は，必ずしもすべてが必要ではない．

搬送前の留意点

搬送に大事なのは，(救命)処置，時間，診断(鑑別)である．まずは救命処置を行い，状態を安定させてからの搬送が基本となる．呼吸が不安定な場合には，挿管・人工呼吸管理をためらわない．必要時，鎮静薬投与も行う．搬送前にできるだけ児と母親を含む保護者との面会とタッチングの機会をつくる．

搬送中の留意点

基本的に児の足側を先頭に移動を行う．用手バッグによる人工呼吸管理を行いながら移動する場合には，左手の母指と示指で挿管チューブの口元を，その他の指は児の頭や顎に密着させ，挿管チューブをしっかり固定し，右手はバッグを押す．頸部の過剰な後方伸展位は挿管チューブ先端が浅く，前方への過剰屈曲位(うつむいた姿勢)では先端が深くなるため，適切に頸部を軽度伸展させる体位を保つ．肩枕が有用である．移動中は心拍・SpO_2値のモニタリングを行い，モニターが呼吸補助者にみえるようにする．呼吸補助者以外が搬送用保育器を移動させ，大きな振動を与えないように注意する．必ず蘇生器具も一緒に移動さ

表1 救急搬送用品一式

搬送用保育器等	下に敷くシート，タオル，肩枕，聴診器，必要時保温用パック(直接児に接触させない)
蘇生器具	聴診器，流量膨張式バッグまたは自己膨張式バッグ，マスク(各種サイズ)，長めのグリーンチューブ，吸引器
バイタル測定機器	心電図モニターとセンサー，パルスオキシメータとセンサー(必要時2つ)，血圧計，体温計
医療機器	シリンジポンプ(複数)，血液ガス測定器，乳酸・血糖測定器，気管挿管用具〔喉頭鏡，喉頭鏡ブレード各サイズ(00，0，1)〕，挿管チューブ(2，2.5，3，3.5 mm)，皮膚保護剤，胃管カテーテル(各種サイズ4〜6 Fr サイズ)，呼気ガスディテクター，吸引チューブ(気管内・口鼻用；5〜10 Fr)，スタイレット
テープ類	気管チューブ・胃管チューブ・点滴固定用テープ，はさみ，点滴用シーネ，パルスオキシメータとセンサー固定用自着性弾力包帯，粘着性透明創傷被覆・保護材，清潔ガーゼ
注射器，点滴用具等	1，2.5，5，10，20，50 mL シリンジ複数，点滴用ルートセット，延長チューブ，三方活栓，駆血帯，静脈ライン用フィルタ，絆創膏，皮膚消毒用エタノール
注射針等	注射針(18，22，23 G 等)，留置針，翼状針，骨髄針，胸腔穿刺用留置針
薬品	5，20% 糖水，蒸留水，生理食塩水，重炭酸ナトリウム，グルコン酸カルシウム，アドレナリン，ビタミン K，必要時フェノバルビタール・塩酸ドパミン・ドブタミン・プロスタグランディン製剤，ソルコーテフまたはソルメドロール，硫酸アトロピン，ミタゾラム，肺人工サーファクタント(冷蔵保存，トラックケア)
清潔用具	手指消毒薬，簡易手袋，医療滅菌手袋各種サイズ，消毒薬剤，マスク等
その他	おむつ，保温用ラップフィルムまたは保温用シート，ストップウォッチ，乾電池，皮膚透光器(点滴確保や気胸確認時)，各種検体スピッツ，培養スピッツ，ポリエチレン袋等
特殊機器(必要時)	胃内持続吸引用カテーテル，持続吸引器
書類一式	搬送・蘇生記録用紙，搬送同意書，紹介状等

せ，マスクは計画外抜管に備えて，すぐに使用できる場所に置いておく．搬送中の突然の呼吸状態の悪化時は，挿管チューブの計画外抜管や緊張性気胸の鑑別が必要である．計画外抜管の有無の鑑別には呼気CO_2検出装置が，緊張性気胸の鑑別には聴診と透光試験が有用である．搬送中は必ず体温を含むバイタルと治療内容の記録を行う．

特殊な病態での搬送

1. 早産児

1）適切な体温維持

低体温を予防するために，閉鎖式保育器内の温度を適切に保ち，可能であれば加湿も加える．超早産児の場合には，皮膚からの水分蒸散による体温低下を防ぐ目的で，ポリエチレン袋に包む，または，食品用ポリエチレンラップ等のフィルムで体を覆うとよい．

2）搬送前の全身状態の安定化

まず搬送ありきではなく，必要時挿管や人工肺サーファクタント投与等による呼吸の安定化に努める．

2. 中等度〜重症新生児仮死の搬送

中等度〜重症新生児仮死では低体温療法の適応となる可能性が高い．中等度以上の低酸素性虚血脳症を疑うが，自施設で低体温療法が行えない場合には，行える施設への搬送をできるだけ早く決定する．

3. 遷延性肺高血圧症

新生児仮死や胎便吸引症候群では新生児遷延性肺高血圧症（persistent pulmonary hypertension of newborn：PPHN）を合併することが多い．説明のつかない低酸素血症，SpO_2値の上下肢差（3%以上），刺激や処置等でのSpO_2値の低下や上下肢差の出現や血圧の低下等の臨床所見がみられる場合にはPPHNの合併を疑う．遷延する全身性チアノーゼの原因として先天性心疾患を除外するために，心臓超音波検査が必要となる．PPHN発症時には麻薬性鎮痛薬投与が好ましい．

4. 消化管閉鎖

一般的に閉鎖部位が下部消化管になるほど腹部膨満症状が強く，消化管穿孔のリスクが高くな

る．搬送時には太めの胃管チューブを挿入し，こまめにガスを引いて開放にすることによって胃内の減圧に努める．可能ならばセイラムサンプを挿入し，持続吸引を行う．消化管閉鎖では脱水を合併している場合が多く，輸液を行うことが望ましい．腹膜炎を合併している場合には，人工呼吸管理と十分な輸液管理を行い，血圧低下に注意する．

5. 脊髄髄膜瘤（脊髄披裂）

病変部の汚染は髄膜炎を，乾燥は神経障害の増悪を引き起こす．直腸膀胱障害を伴う場合が多く，便による病変部汚染に注意する．児を腹臥位にして，病変部が高くなるようにお腹にタオルを入れる．創部を濡れたガーゼまたは，創部に貼りつかない保護材等でカバーする．ガーゼを使用した場合にはガーゼが乾燥しないように配慮し，ポリエチレンラップ等でさらに覆う．

6. エアリーク

緊張性気胸（強い呼吸障害やチアノーゼ，徐脈や低血圧等）を認める場合には緊急的に胸腔穿刺を行う．緊張性気胸またはエアリーク増悪の可能性がある場合は搬送前に必ず胸腔穿刺処置を行い，ロックまたは適宜用手吸引を行いながら搬送を行う．

7. 超緊急の搬送が必要な場合

総肺静脈還流異常症で重度の肺静脈狭窄を合併している場合には，重篤な肺うっ血による出生後からの強い遷延性チアノーゼと呼吸障害症状が出現し，PPHNとの鑑別が重要となる．PPHNでは十分な酸素投与が必要であるが，肺静脈狭窄を合併した総肺静脈還流異常症に対する酸素投与は肺うっ血をさらに増悪させる．この疾患はまず疑って，心臓超音波を行うことが重要である．重度の場合には心臓外科手術が可能な施設への一刻も早い搬送が必要である．呼吸障害がある場合には人工呼吸管理を行い，できるだけ酸素を使用しない．

完全大血管転位症I型で卵円孔狭窄を合併している場合にも重度のチアノーゼ症状を呈し，緊急の心臓カテーテルによる心房中隔欠損裂開術の適応となるため，早期の搬送が重要となる．

［中村友彦］

第Ⅴ章　産科入院中のケア

第Ⅴ章　産科入院中のケア

1 母子同室の意義と留意点

母子同室の意義

　正常新生児の早期ケアにおいて，最も重要なことはよい母子関係確立促進と感染予防である．この2つの目的にかなうケア方法は，分娩後すぐからの早期母子接触と母子同室である．①母親がよい微生物環境（細菌叢）をもつこと，②生後すぐから母子の肌と肌との濃厚な接触をはかり，それに続きしっかりと母乳哺育を行いうること，③医療スタッフは，できるだけ母子間に入ることを避け，見守りながら常に母子を支援すること，この3点を遵守することが，最も自然で効率的な感染予防と良好な母子関係の確立を行える．母子同室は，この環境を構築するための最もよい方法である．

母子同室の現状と問題点

　われわれの調査[1]では，全国の産科併設総合病院578施設のうち，母子同室は分娩後すぐから（39％），生後1日（26％），2日（6％），昼間だけ（10％），希望時のみ（6％），母子異室（12％）であった．日本看護協会の調査[2]では，453分娩施設のうち，母子同室は分娩後すぐから1日（15％），2～3日（66％），昼間あるいは夜間だけ（11％），母子異室（8％）で，ともに分娩後すぐからの母子同室が少ない．都道府県別分布を調べると，北海道，東北全域と茨城，群馬，山梨，新潟と富山，九州全域に母子同室が多く，石川，福井，京都，島根と香川に母子異室が多い[1]．三砂ら[3]のデータから母子同室を経験していない産科医ほど，意義を知ってそれを推進しようという気持ちがない．地域別較差は出身大学の産婦人科病棟における母子ケアのあり方が，大学やその系列病院で研修する産科医や助産師の考え方に大きな影響を与えていると考えられる．研修の場の改善が最も必要であろう．

母子同室による感染予防と母乳育児推進

1. 感染予防

　母子同室は母親の正常細菌叢を児に早く定着させる．Montgomeryら[4]が1959年に母子同室が新生児室で母子を隔離するよりも院内感染発症が少ないことを示した．グアテマラで起きた1976年の大地震の際に新生児室が破壊され母子隔離から同室になり（ベッド間隔が狭く）院内感染は前の17/1,000人から後の2～3/1,000人までに減少していた[5]．

2. 母乳育児推進

　母親の母乳分泌を十分に促し，新生児の哺乳欲求を満足させるためには，母子同室しかない．①Procianoy[6]（1983）：母乳育児をする意欲は，退院後に母子同室（73％）と母子異室（43％）で差がある，②Elander[7]（1986）：光線療法時に2群にわけて，母子同室（87％）・異室（50％）の4週での母乳育児率に差がある，③Mapata[8]（1988）：母子同室で母乳分泌開始が早まる，④Yamauchi[9]（1990）：母子同室で母乳分泌開始と母乳哺育回数が増え体重が増加する，⑤Lindenberg[10]（1990）：母子同室と母乳育児の特別な案内で母乳育児率上昇，⑥Perez-Escamilla[11]（1992）：初産婦が母子同室と特別な指導を受けると90日まで完全母乳率が高まる．

3. 母子関係改善

　①O'Conner[12]（1980）：母子同室（8時間以上/日）を行った母親は，子どもに対する虐待や育児放棄が少ない（観察期間は17か月），②Lvoff[13]（2000）：ロシアのサンクトペテルブルグ市の11分娩施設すべてが，母子異室から母子同室の「赤ちゃんにやさしい病院（baby friendly hospital：BFHI）」になると，市全体の乳児遺棄率が半減（50/10,000人

から28/10,000人）した．

母子同室の留意点

これまで書いてきたように，母子同室の効果は非常に大きなものがある．施設で実行するにあたって，各施設の状況において，分娩後すぐから母子同室を行えるような環境を整えることが第一である．根本に，施設長と病棟運営責任者がその必要性を知り心から母子同室を求めて動く必要がある．母乳育児の要因は母親の気持ちだが，母子同室は病棟責任者がその意志を強くもたなければ実現は不可能である．もう1つ大切なことは，母子関係構築上で，出産とつながる母乳育児推進と母子同室であり，混合病棟を解消するとともに助産師を増員することによって産科病棟単独で運営できる形態が理想である．

母子同室のもう1つの留意点は，母子同室時の児の病態急変との関係である．分娩室における早期母子接触が1990年後半頃より，全国の分娩施設に広まるとともに，分娩室における早期母子接触中での乳幼児突然死症候群(sudden infant death syndrome：SIDS)や乳幼児突発性危急事態(apparent life threatening event：ALTE)，それに関係する訴訟症例も報告されている．一方，早期母子接触が広がる以前に，山南らは1989年1月〜1993年12月までの5年間に，早期新生児期のSIDS/ALTEの全国アンケート調査を行い[14]，685施設287,135分娩（当時の平均年間分娩数の1/4）から以下のような報告がされた[15]．総合病院の母性病棟における新生児のSIDS/ALTEは1,000例中0.04/0.047の頻度で発症しており，平均の死亡/発症時間は生後56/40時間で男女比は17：17/25：14，発症時体位は腹臥位：仰臥位：不明は17：17/0：16：20：3であった．母子同室：異室は1：33/1：38で，母子同室のSIDSは34例中1名で33例は新生児預かり室で起き，同様にALTEも母子同室は39例中に1例しか発症していない．母子同室は異室に比べて明らかにSIDS/ALTEの頻度が少ない．当時，母子異室の施設は45%であり，同室の施設の53%のうち，日齢0での同室は2%，日齢1で22%，日齢3で19%であった．一方海外から，Polbergerらの調査[16]ではスウェーデンのルント大学での5年半にわたる正常院内出生児20,123件で生後4日以内の新生児SIDS/ALTEが1,000例中0.05〜0.075の発生率であり，スペインのRodríguez-Alarcónら[17]は生後3日以内の新生児SIDS/ALTEが107,263件で1,000例中0.14/0.13と比較的高い発生率であった．両者とも母性病棟はおそらくすべて母子同室であるために母子異室との比較がなかった．また日本とスウェーデンの両調査では多くの症例が午後11時〜午前6時までの時間帯に集中していた．全報告者が，生後数日間の新生児をよくみることができる習熟した養育者と母親の注意深い観察しか予防できないと述べている．まとめると出生後からの母子同室が母乳栄養確立の点から考えても，母子異室に比べて母子同室は常に母親の目が行き届くという点で利点が多い．

最後に，母子同室に至るお母さんの流れを考えてみよう．分娩施設でのバースプラン作成用紙に，上記の内容として母子同室の利点欠点情報を載せておき，分娩後に母子同室か異室かを選んでもらう．分娩後2時間までに分娩室で呼吸循環状態が落ち着いているのを確認して，母子同室へ至るようにする．この分娩室の2時間に，医療側が母子ともに十分観察することで母子の異常は把握できる．もし何かあれば，その時点で必要な検査やバイタルをモニターしながら観察を行い，問題が解決できていなければNICUに入院する．この場合には，児が安定するまでよく観察することが大切である．われわれの施設では開院以来，生後2時間以降は母子同室であり，この35年間約50,000例のなかで把握できなかった症例は2例（SIDS1例，ALTE1例）が正常新生児棟で発症しており，1,000例中それぞれ0.02の発症率であり全国統計データと近似している．

文献

1) 北島博之：全国の総合病院における産科混合病棟と母子同室の状況について．日本周産期・新生児医学会雑誌 48：661-668，2012
2) 日本看護協会：助産師の活用による出産環境の整備（2013.7.10）
http://www.nurse.or.jp/home/innaijyosan/index.html
3) 三砂ちづる，他：日本の赤ちゃんは出産後に母子同室で過ごせているか－産婦人科医と助産師を対象とした横断

研究より－．母性衛生 47：448-453，2006

4）Montgomery TL, et al.：A study of staphylococcic colonization of postpartum mothers and newborn infants. Comparison of central care and rooming-in. Am J Obstet Gynecol 78：1227-1233, 1959

5）Kennell J, Klaus M. are of the normal newborn infant. Paper at WHO Consensus Conference on Appro General Overview on cpriate Technology Following Birth, Trieste 1986

6）Procianoy RS, et al.：The influence of rooming-in on breastfeeding. J Trop Pediatr 29：112-114, 1983

7）Elander G, et al.：Hospital routines in infants with hyperbilirubinemia influences the duration of breast feeding. Acta Paediatr Scand 75：708-712, 1986

8）Mapata S, et al.：A study comparing rooming-in with separate nursing. Paediatr Indones 28：116-123, 1988

9）Yamauchi Y, et al.：The relationship between rooming-in/not rooming-in and breast-feeding variables. Acta Paediatr Scand 79：1017-1022, 1990

10）Lindenberg CS, et al.：The effect of early post-partum mother-infant contact and breastfeeding promotion on the incidence and continuation of breast-feeding. Int J Nurs Stud 27：179-186, 1990

11）Perez-Escamilla R, et al.：Effect of the maternity ward system on the lactation success of low-income urban Mexican women. Early Hum Dev 31：25-40, 1992

12）O'Conner S, et al.：Reduced incidence of parenting inadequacy following rooming-in. Pediatrics 66：176-182, 1980

13）Lvoff NM, et al.：Effect of the baby-friendly initiative on infant abandonment in a Russian hospital. Arch Pediatr Adolesc Med 154：474-477, 2000

14）山南貞夫，他：乳幼児突然死症候群（SIDS)に関する研究 早期新生児における SIDS および ALTE の全国調査 その 2（厚生省 S)．小児の心身障害予防，治療システムに関する研究．平成 6 年度研究報告書，245-250，1995

15）山南貞夫：Neonatal SIDS．小児内科 29，498-502，1997

16）Polberger S, et al.：Early neonatal sudden infant death and near death of fullterm infants in maternity wards. Acta Paediatr Scand 74：861-866, 1985

17）Rodriguez-Alarcón J, t al.：Early neonatal sudden death or near death syndrome. An epidemiological study of 29 cases. Acta Paediatr 83：704-708, 1994

［北島博之］

第Ⅴ章 産科入院中のケア

2 母子同室を推進するにあたっての体制整備のポイント

　母子同室の意義は前項で述べられたとおりであり，小児科医師としては積極的に推進すべきであると考えられるが，新生児医療関係者にはそれを安全に実施する方策を明確化する責任もあるので，最近公表されたばかりの産科医療補償制度再発防止委員会第6回再発防止に関する報告書を引用しながら学会レベルで解決すべき体制整備のポイントを提示したい．

●産科医療補償制度再発防止委員会報告書

　産科医療補償制度の早期創設が求められ，2009年1月1日より公益財団法人日本医療機能評価機構が運営組織となり，医療分野におけるわが国初の無過失補償制度として産科医療補償制度が開始された．産科医療補償制度再発防止委員会では，毎年分娩出産に関連した脳性麻痺の事例に関する再発防止の観点からテーマを絞って報告書を作成し関係者に配布している．2016年春に公表された第6回報告書[1]では，テーマの1つとして「生後5分まで新生児蘇生処置が不要であった事例について」が取りあげられ分析されている．

●産科医療補償制度再発防止委員会第6回報告書での母子同室関連の分析結果[1]

　産科医療補償制度再発防止委員会が分析対象として公表した793件のうち，生後5分までに新生児蘇生処置（人工呼吸，胸骨圧迫，気管挿管，アドレナリン投与）が実施されず，生後5分以内のApgarスコアが7点以上であり，かつ原因分析報告書において生後5分までに新生児蘇生処置の必要性が指摘されなかった事例（以下，「生後5分まで新生児蘇生処置が不要であった事例」）は188件（23.7%）であった．これらの事例は，出生から生後5分までは新生児蘇生処置が不要であったが，その後の経過において児に異常徴候が出現し，重度脳性麻痺と診断された事例である．

　「生後5分まで新生児蘇生処置が不要であった事例」188件のうち，脳性麻痺発症の主たる原因が「明らかではない，または特定困難」とされた事例103件において，脳性麻痺発症の原因となった可能性があるとされた事象のうち21件（20.4%）がALTE（apparent life-threatening events），15件（14.6%）が気道閉塞によると推定されていた．

　出生時に臍帯動脈血ガス分析値pH7.0未満かつBE −12.0 mmol/L以下，または呼吸・循環・神経学・筋所見に何らかの異常所見（啼泣なし，心拍100回/分未満，筋緊張なし等）がなく，その後の経過において，呼吸異常，循環異常，神経症状，哺乳不良等の小児科入院を要する何らかの事象（以下，「小児科入院を要する事象」）出現により小児科に入院となった事例が84件であった．また，「生後5分まで新生児蘇生処置が不要であった事例」188件のうち，早期母子接触中に小児科入院を要する事象が出現した事例が7件，母子同室中に小児科入院を要する事象が出現した事例が18件であった．これらの事例において，早期母子接触中に新生児蘇生処置が必要となった事例が7件，母子同室中に新生児蘇生処置が必要となった事例が11件，母子同室中に新生児蘇生処置は必要とならなかったが，小児科入院を要する事象が出現した事例が7件であった．

　早期母子接触中または母子同室中に新生児蘇生処置が必要となった事例において，SpO$_2$モニターまたは呼吸モニター使用中であった事例はなかった．また，早期母子接触中に新生児蘇生処置が必要となった事例は，いずれも「『早期母子接触』実施の留意点」[2]公表（2012年10月17日）前に児が出生した事例であった．これが『『早期母子接触』実

117

施の留意点」遵守による効果なのか，まだ公表後の経過時間が短いためなのかは現時点では即断できない．また，母子同室中に新生児蘇生処置は必要とならなかったが，小児科入院を要する事象が出現した事例は，母子同室中に発熱，哺乳不良，児の冷感等の症状が出現したため，すべての事例において医療者による観察が行われた後，小児科入院となった．

●産科医療補償制度再発防止委員会の提言（第6回報告書からの抜粋）

1.産科医療関係者に対する提言：現時点で母子同室実施時の管理方法に関して

ア．母子同室実施時の管理についてのガイドラインはないが，今回の分析において，生後3時間頃までは新生児蘇生処置および小児科入院を要する事象が出現した事例が特に多く，加えて生後2日までにおいても新生児蘇生処置および小児科入院を要する事象が出現した事例が多かった．一般的にも，分娩直後に新生児蘇生処置を必要とせず，リスクが低いと判断された新生児であっても，新生児期は胎内環境から胎外環境へ移行する不安定な時期であり，予期せぬ重篤な症状が出現する可能性があることから，母子同室の安全性を担保する方策〔医療関係者による観察，医療機器（SpO₂モニター，心電図モニター，呼吸モニター等）による観察等〕について，各施設において検討する．

イ．母子同室実施時は，医療関係者による常時観察ではなく，妊産婦も新生児の観察者となる．妊産婦に対し，児の体温，皮膚色，呼吸等の異常徴候について説明を行う．妊産婦から児の異常徴候について訴えがあった場合は，医療関係者が児の状態の観察・確認を行い，母子同室実施の継続の可否を判断する．

2.学会・職能団体に対する要望

ア．出生後に重篤な状態に至る疾患・事象（GBS感染，ALTE，低血糖，新生児脳梗塞等）について調査を行い，その知見を医療従事者へ周知することを要望する．

イ．早期母子接触・母子同室を阻害することなく，新生児の呼吸・心拍モニタリングができるよう，医療機器メーカーとも協働し，無呼吸・徐脈の早期発見・予防に関する研究を行うことを要望する．

ウ．新生児の経過において異常がみられる場合の診断，初期対応，新生児搬送等についてガイドラインを策定し，推進・普及することを要望する．

エ．日本産科婦人科学会，日本周産期・新生児医学会，日本新生児成育医学会に対し，妊産婦の心身の状況および新生児の全身状態について考慮した母子同室に関するガイドラインを作成することを要望する．

3.国・地方自治体に対する要望（一部抜粋）

ア．新生児の危機的状況に際して，分娩機関へのより充実したNICU医師の応援・往診体制を構築することを要望する．

イ．重篤な状態の新生児の搬送には，新生児科医が救急車に同乗して迎えに行くなど，円滑に救急搬送ができるような体制を構築することを要望する．

ウ．正常新生児は母親の付属物として管理され，診療記録も十分でないことが以前から指摘されている．分娩機関において，正常新生児についても独立した診療情報を十分に記録・管理できるよう，関連法規等について必要な整備をすることを要望する．

エ．出生後に重篤な状態に至る疾患・事象（GBS感染，ALTE，低血糖，新生児脳梗塞等）についての調査，早期発見・予防に関する研究を支援することを要望する．

文　献

1）産科医療補償制度再発防止委員会（池ノ上克委員長）：第6回再発防止に関する報告書，2016
2）日本周産期・新生児医学会，他：「早期母子接触」実施の留意点．2012年10月17日
http://www.jspnm.com/sbsv13_8.pdf
http://www.midwife.or.jp/pdf/h25other/sbsv12_1.pdf

［田村正徳（産科医療補償制度再発防止委員会委員）］

第V章 産科入院中のケア

3 出生後の身体診察

身体診察の意義

出生直後の診察はおもに「即座の介入の要否」を判断するために行う．一方，出生直後からの覚醒期とその後に続く睡眠を経て児の状態が安定した頃に行う身体診察の意義は，「見落しなく網羅的に評価を行うこと」にあり，先天異常の有無，子宮外環境への適応，母体疾患および分娩の影響を中心に評価する[1]．診察開始前に，合併症などの母体情報，分娩様式などの分娩情報，胎児心拍モニターなどの胎児情報，出生体重などの新生児情報を統合し，注意すべき情報の有無とその内容を確認したうえで診察を開始する（表1）．一方で，胎児先天性心疾患スクリーニングで異常が認められていないなどの情報が先入観にならないよう注意する．

チェックリストの活用

網羅的診察には，チェックリストの使用が適している．チェックリストに従って診察することで見落しのリスクを低減することができる．病院情報システム上にチェックリストを作成する際には，チェックリスト全体についての「未実施」を他の選択肢に切り替えないと登録できないように設定するなど，登録者に最低1つのアクションを求める必要がある．しかし，必須のチェック項目があまり多いと，内容を吟味せず盲目的にチェックを繰り返す結果となり，チェックリストの利点が生かされない．また，ある程度選択肢の数を制限することで検索などのデータ二次利用が可能とな

表1 身体診察前の情報収集

情報の種類	情報の内容	注意すべき情報の例
母体情報	年齢	若年妊娠・高齢妊娠
	既往歴	甲状腺切除
	妊娠歴	早産既往・形態異常児分娩既往
	生殖補助医療	体外受精・顕微受精・凍結胚移植
	合併症	糖尿病・自己免疫疾患・感染症
	妊娠経過	子宮内炎症・切迫早産
分娩情報	分娩様式	帝王切開・鉗子分娩
	胎位	骨盤位
胎児情報	胎児発育	胎児発育不全・大腿骨長短縮
	胎児形態異常	胎児先天性心疾患スクリーニング
	胎児心拍モニター	胎児機能不全（NRFS）
新生児情報	多胎の有無と膜性	一絨毛膜二羊膜性双胎
	出生体重	低出生体重児・SGA児
	出生時身長	低身長
	出生時頭囲	小頭症・頭囲拡大
	Apgarスコア	Apgarスコア1分値＜7点
	臍帯動脈pH	臍帯動脈pH＜7.20

母体情報，分娩情報，胎児情報，新生児情報などから注意すべき情報を抽出し，その情報を念頭において診察を開始する
SGA：small for gestatonal age, NRFS：non reassuring fetal status

119

表2 新生児身体診察用チェックリストの例

項目	デフォルト選択肢	選択肢					
診察状況	未実施	異常なし	異常所見あり	新生児集中治療	（未実施では登録不可）		
一般状態	良好	不良	その他の一般状態				
姿勢	正常	異常					
顔貌	正常	特異					
呼吸状態	正常	異常					
心音	異常なし	心雑音あり	不整脈あり	その他の心音異常			
腹部	異常なし	肝腫大	脾腫大	腹部膨満	その他の腹部異常		
腸音	異常なし	減弱	亢進	その他の腸音異常			
頭部	異常なし	右頭頂部頭血腫	左頭頂部頭血腫	両頭頂部頭血腫	右頭頂部吸引痕	左頭頂部吸引痕	産瘤	その他の頭部異常
鎖骨	骨折なし	右鎖骨骨折	左鎖骨骨折	両鎖骨骨折	その他の鎖骨異常		
背部	異常なし	pilonidal sinus	その他の背部異常				
股関節	異常なし	右股関節異常	左股関節異常	両股関節異常	その他の股関節異常		
大腿動脈拍動	触知	触知せず	その他の大腿動脈拍動異常				
外陰部	正常	異常					
肛門	異常なし	鎖肛	その他の肛門異常				
手掌	異常なし	右手掌単一屈曲線	左手掌単一屈曲線	両手掌単一屈曲線	その他の手掌異常		
眼	対光反射確認	対光反射確認できず	対光反射異常	その他の眼異常			
眼瞼	正常	右 salmon patch	左 salmon patch	両 salmon patch	その他の眼瞼異常		
口腔	口蓋裂なし	口蓋裂あり	その他の口腔異常				
Moro 反射	対象	非対称	減弱	その他の Moro 反射異常			
上肢 recoil	対象	非対称	減弱	その他の上肢 recoil 異常			
下肢 recoil	対象	非対称	減弱	その他の下肢 recoil 異常			
rooting 反射	正常	異常					
sucking 反射	正常	異常					
心臓超音波	異常なし	要再検査	異常あり				
脳超音波	異常なし	要再検査	異常あり				
腎臓超音波	異常なし	要再検査	異常あり				

自動表示項目

出生時刻	出生体重	臍帯動脈血 pH
診察時刻	出生時身長	臍帯静脈血 pH
診察の生後時間	出生時頭囲	
妊娠週数	出生時胸囲	

数値入力

Dubowitz スコア

チェックリストは網羅的な診察に適しているが，チェックする項目が多すぎると盲目的なチェックが増えるため有用性が低下する

る．表2に北海道大学病院の新生児室で使用しているチェックリストの項目を示す．診察の生後時間，妊娠週数，出生時の身体計測値，臍帯動静脈血 pH は自動表示される．各チェック項目にはデフォルトで選択肢が入力されているので，プルダウンメニューから適宜選択肢を変更し，テキストデータでコメントを追記して登録する．北海道大学病院では全新生児に対して心・腎・脳の超音波検査を行っており，研修医のトレーニングをおもな目的として Dubowitz スコアの採点を行っているが，これらは一般的には必須項目ではない．

身体診察のポイント

児が泣いてしまうと聴診が困難になるため，聴診を優先する．通常は，全体的な視診に続いて体前面の聴診と触診を行い，その後に頭部から順に視診と触診を行う．最後に神経学的診察と口腔の観察を行う[2]．環境の温度や湿度が低い場合や診察に時間を要する場合にはインファント・ウォーマー上で診察することにより体温を保持する．診察ごとに手洗い・手指消毒を行い，スタンダードプリコーションによる感染防止に努める．

1. 全体的な視診

活気，皮膚色，姿勢，四肢・体幹のバランス，自発運動などの観察を行う．あわせて努力呼吸・呻吟・多呼吸の有無を評価する．チアノーゼを疑った場合は，パルスオキシメータを装着して経皮的酸素飽和度(SpO_2)を測定する．呼吸障害がないか軽微である一方でチアノーゼを認める場合には動脈管依存性先天性心疾患を疑い，漫然と酸素投与を行うことを避け早急に心臓超音波を行う．軟骨低形成症では，胎児期に大腿骨の短縮が指摘されていても，生後早期の診察では四肢短縮を同定できない場合がある．

2. 体前面の聴診と触診

心音，呼吸音，腸蠕動音を確認する．心室中隔欠損症などの左右シャントに伴う心雑音は生後早期には聴取されないことが多いため，心雑音については在院中に複数回の診察が必要である．生後早期のFallot四徴症では心雑音が聴取される一方でチアノーゼを認めないことが多い．不整脈を認めた場合には心電図により不整脈の性質を判断する．連発のない心房性期外収縮は成熟とともに消失することが多い．肝臓を1～2 cm柔らかく触れ，脾臓の辺縁を触知することは正常である．

3. 頭部の診察

産瘤が生後早期のみに観察される一方で，頭血腫や帽状腱膜下血腫は半日程度時間が経過してから顕在化してくることが多い．吸引分娩や鉗子分娩の場合は，吸引痕や鉗子痕の確認と記録を行う．脂腺母斑は，生後早期の診察では羊水により頭髪が頭皮に固着していて発見されにくい．

4. 大腿動脈拍動の触診

出生前診断例が増えているとはいえ，大動脈縮窄・大動脈弓離断はいまだに出生後に診断される例が多い[3]．動脈管の収縮に伴い大動脈縮窄・大動脈弓離断が顕在化した場合には動脈管性ショックの原因となる．出生前診断されていない大動脈縮窄・大動脈弓離断を動脈管性ショック発症前に発見するためには大腿動脈拍動の触診が必須である．大腿動脈の拍動が確認できない場合は，上下肢の血圧あるいはSpO_2を比較し，下肢の血圧やSpO_2が低い場合は緊急で心臓超音波を行う．診察時にルーチンで下肢のSpO_2測定を行う施設もある．

5. 外陰部の診察

男児では停留精巣の有無を確認する．陰嚢水腫により精巣が確認できない場合は，透光試験あるいは超音波で精巣の位置を確認する．女児では新生児月経を認めることがある．尿酸によりおむつに吸収された尿がレンガ色にみえることがあり，色調で血尿との鑑別が困難な場合は採尿して潜血反応を確認する．

6. 口腔の診察

診察の度に口腔内を観察する必要はないが，最低1回は口蓋垂の観察を行わないと唇顎裂のない口蓋裂を看過することになるため，初回の身体診察の際に口腔内の観察を行うことをルーチンとする．

文献

1) 長　和俊：ルーチンケア．臨床婦人科産科 62：151-154，2008
2) 高野由紀子：正常新生児室での診察とルーチン．五十嵐隆(総編集)，渡辺とよ子(専門編集)，小児科臨床ピクス16　新生児医療．中山書店，28-32，2010
3) 武井黄太，他：出生直後に医学的介入が必要となる先天性心疾患に対する胎児診断の役割．日本小児循環器学会雑誌 26：106-112，2010

[長　和俊]

第Ⅴ章 産科入院中のケア

4 血糖測定の適応と留意点

なぜ，新生児の低血糖の診断・治療が難しいか

新生児診療において，低血糖は最もありふれた問題の1つであり，これまでも長く議論されてきた．しかし，コンセンサスの得られた低血糖の評価法は存在せず，治療介入の是非・タイミングに関しても，意見の一致はみられていない．

そのわけは，以下の問題から新生児の低血糖の管理が難しいためである．

①出生した児の血糖値は生後数時間，急速に変動する（生後早期の生理的血糖変動）．このような血糖変動の陰には，内分泌・代謝系調節機構の存在がある．

②症状を呈する低血糖症（＝症候性低血糖）を放置すると，神経学的予後不良に直結することは疑いがないが，測定した血糖値は低いが症状のない症例（＝無症候性低血糖）に関しては，神経学的予後に影響するという報告と，影響しないという報告があり，結論が出ていない．

どのようなときに，誰の血糖値を測定すべきか

1. 出生後の血糖値の生理的変動

低血糖のリスク因子のない元気な正期産児においても，出生後血糖値は急速に低下し，生後30分〜1時間には最低値をとり，この際，血糖値が30 mg/dL台となることはまれではない．しかし，その後，哺乳をせずとも，児の血糖値は自然に上昇し，通常生後2〜3時間までには血糖値は50 mg/dL以上で安定するようになる．このような経時的な変化を考慮した血糖値の評価が必要である．

すなわち，「低血糖のリスク因子のない元気な正期産児」の生後2時間未満の血糖低値をみて，慌ててブドウ糖の点滴を開始する，あるいは人工乳

を与える，などの介入を行うことは慎むべきである．

よって，「低血糖のリスク因子のない元気な正期産児」においては，低血糖を疑う症状（後述）がない限り，生後2時間以内に血糖を測定する必要はないと考えられる．

2. 低血糖症状

低血糖による症状は，中枢神経系のエネルギー不足による障害と低血糖に対処するための交感神経系の興奮およびその他にわけて考えると理解しやすい．低血糖症状を表1に記す．非特異的な所見も多く，感染症など他の病態でも同様の症状を呈することは少なくないため，注意深く観察し，常に「低血糖では？」と，その可能性を考慮に入れつつ，観察することが重要である．そして，「低血糖を疑わせる症状がある児は，まず血糖値を測定する」ことが重要である．

3. 低血糖のハイリスク児

これまでに，「低血糖のリスク因子のない元気な正期産児においては，低血糖を疑う症状がない限り，生後2時間以内に血糖を測定する必要はない」と記載してきたが，逆にいうと，「低血糖のハイリスク児は，たとえ低血糖症状がなくても，生後2時間以内から血糖値のモニタリングを行うべきである」となる．

それでは，低血糖のハイリスク児とは何か．それは，生後早期の生理的血糖変動を支える「内分泌・代謝系調節機構」に異常のある児ということになる．

1）生後早期の生理的血糖変動を支える内分泌・代謝系調節機構とは

胎児期は臍帯を介して持続的なブドウ糖の供給を受けてきたが，出生後臍帯切断とともにブドウ糖の供給が遮断され，児は低血糖に陥る．しかし以下の3つの機序により，血糖値は維持される．

①肝臓などに蓄えたグリコーゲンを分解し，ブ

表1 低血糖症状

中枢神経系の障害	哺乳障害，活動性低下，筋緊張低下，無呼吸，嗜眠傾向，異常な啼泣，易刺激性，けいれん等
交感神経系症状	皮膚蒼白，多汗，多呼吸，頻脈，チアノーゼ等
その他	代謝性アシドーシスを代償する多呼吸等

表2 低血糖のハイリスク因子

グリコーゲンの利用障害	①高インスリン血症：糖尿病母体児，巨大児，SGA児，仮死出生児 ②グリコーゲン蓄積量の過小：早産児，低出生体重児，SGA児 ③グリコーゲンの異常：糖原病
糖新生系の障害	①高インスリン血症（同上） ②糖新生系の代謝異常症 ③インスリン拮抗ホルモン産生の異常（内分泌疾患）
脂質の利用障害	①高インスリン血症（同上） ②脂質蓄積の過小：早産児，低出生体重児，SGA児 ③脂質代謝異常症 ④インスリン拮抗ホルモン産生の異常（内分泌疾患）

＊補足：上記3つの要因に加え，ブドウ糖消費の亢進する病的新生児（多血症，呼吸障害，感染症など），長期の哺乳障害などでも，低血糖のリスクが高くなる

ドウ糖を産生する.

②糖新生によって，ブドウ糖を産生する.

③脂肪組織に蓄積したトリグリセリドを利用し，エネルギーを産生するとともに，ケトン体を産生する.

すなわち，①および②の作用によってブドウ糖を産生するとともに，③の作用すなわち脂肪をエネルギーとして利用することによってブドウ糖の消費を抑制し，血糖値を維持するのであるが，そのためには，インスリンの抑制，インスリン拮抗ホルモン（グルカゴン，カテコラミン，コルチゾールなど）の分泌促進が必要である.

2）低血糖のハイリスク因子とは

上記維持機構の障害が，低血糖のハイリスク因子であり，**表2**に示す.

◉ 血糖測定の適応と留意点に関するまとめ

1. 低血糖のリスク因子のない元気な正期産児の場合

①低血糖のリスク因子のない元気な正期産児においては，低血糖を疑う症状がない限り，血糖を測定する必要はない.

②これらの児に対して，ルーチンに血糖を測定し，生後早期の血糖低値に不必要な介入をしないよう注意すべきである.

③これらの児に対して，血糖測定が必要になるのは，「低血糖を疑わせる症状を呈したとき」「長期に哺乳障害が持続するとき」である.

2. 低血糖のリスク因子を有する児の場合

①低血糖のリスク因子を有する場合，臍帯切断後の低血糖から立ち直り，血糖値が上昇すること

を期待しにくいため，生後早期からの慎重な血糖モニタリングが必要となる.

②リスク因子に関しては，糖尿病母体児，巨大児，SGA児，仮死出生児，早産児，低出生体重児，病的新生児といった気づきやすいものもあるが，内分泌疾患・代謝疾患など出生前・出生時の情報だけでは判断できない因子も少なくない．このため，リスク因子に気づかないこととリスク因子がないことは，同義ではない．よって，リスク因子がないと思われる児でも，低血糖症状の有無に注意を払う必要があるのは，当然のことである.

参考文献

- 河井昌彦：新生児医学．金芳堂，2015
- 河井昌彦，他（編著）：新生児内分泌ハンドブック改訂2版．メディカ出版，2014
- 河井昌彦：イラストで見る診る学ぶ新生児内分泌．メディカ出版，2011
- 河井昌彦：NICUナースのための必修知識（改訂3版）．金芳堂，2010
- 河井昌彦：NICUベッドサイドの診断と治療（改訂3版）．金芳堂，2012
- 河井昌彦：イラストで見る診る学ぶ新生児の栄養・代謝．メディカ出版，2013

［河井昌彦］

第 V 章　産科入院中のケア

5 家族の面会と留意点

　産科病棟における家族面会は，妊産婦のみならず免疫学的に抵抗力の弱い胎児・新生児の存在を考慮する必要があるため，従来わが国の産科施設では，感染症の合併頻度が高い小児などの面会制限を設けているところが多い．面会制限の仕方については，面会時間，面会対象者（父，祖父母，子どもの年齢等），面会場所等，各施設の基本的考え方，規模，個室での母子同室の有無等によっても異なってくる[1]．アメリカ小児科学会（American Academy of Pediatrics：AAP）では，患者と家族を中心においた医療（patient-and family-centered care）という考え方から[2]，産科病棟やNICUを含む小児病棟での同胞を含む家族面会は患者家族にとって有益であるとして推奨している[3]．わが国においてもその考え方は広がりつつあるものの，当然ながら面会に際しては感染症など事前のチェックは必要である．産科病棟における家族面会の留意点について述べる．

面会制限の目的

　医療施設は，基本的には病気療養中の患者の安静を保つ場であり，これを損う面会は実施されるべきではない．基本的な施設の防犯設定や常識的な言動のマナー順守は当然であるが，家族と母親との関係にも留意し，面会者に対する母親の了解を得ておくべきである．また産科病棟は女性患者中心の病棟であり，施設によっては産科以外の患者や長期入院中の患者がいたり，また大部屋で入院している場合などもあり，その病棟の特殊性を考慮する必要がある．面会者については，面会するごとにナースセンターにて面会日時，氏名の記載をしておくことが望ましい．また近年，防犯意識の高まりから施設によっては，家族の了解のうえで事前に面会予定者の顔写真を撮っておき，以後は確認の後に面会を認めている場合もある．

　産科病棟での面会制限の実質的な目的は院内感染症対策と思われる．胎児および新生児という免疫学的脆弱性が考えられる患者がいる病棟では，感染症合併頻度の高い小児の面会には，従来どの施設も注意を払っている．産科病棟での家族面会についての報告は少ないが，田村らは，全国116施設（大学病院，総合周産期母子医療センター）で行ったアンケート調査で，産科病棟で何らかの小児の面会制限をしている施設は63.6％で，小児の面会制限をしていない施設は全体の1/3程度と報告している[1]．また面会制限する小児の年齢は，12歳もしくは15歳未満としている施設が多いようである．決まったガイドラインはなく，各施設が施設の特性を考慮して必要と思われる面会制限を行っているのが現状である．

家族面会の留意点

　患者と家族を中心においた医療の考え方は，将来の患者・家族の愛着形成，絆をも見据えた考え方で，わが国でも広がりつつあり，産科病棟においても同胞を含む家族面会を許可している施設は増えている．AAPは，基本的ガイドラインを守れば院内感染症の拡大はないとしている（表1）．この基本的な留意点は重要と思われるが，これを参考にしながら前述のように各施設がその施設の特性にあった面会のマニュアルを作成すべきである．たとえば表1の指針は，感染症に対して十分に訓練された医療者がいることが前提になっているが，そのような医療者がいない場合やすべての医療スタッフに十分に教育ができていないと判断された場合はより厳しい面会制限になりうる．また個室で母子同室を行っている施設と比較的狭いスペースで大部屋管理を行っている施設とでも，面会の対応は異なる可能性がある．新生児への面会に際しても，直接タッチ可能な施設もあれば，

表1 家族面会の基本的な留意点

- 同胞の面会は入院中の患児にとって有益と考えられる
- 面会者に対しては，病棟外で訓練を積んだ医療従事者が健康状態を（小児の場合はその保護者に）尋ねる．質問内容と面会許可の有無をカルテに記載する
- 面会者に発熱や伝染性の疾患（気道感染症，胃腸炎，皮膚炎，結核など）の疑いがある場合は面会させない
- 面会者が，感染症を発症した人と最近接触し，その感染症を発症する可能性が考えられる場合は面会させない
- 面会児は，その年齢に即した推奨されるすべてのワクチンを接種しているか確認する．水痘の患者と最近接触したが，症状がなく水痘ワクチン接種歴があれば免疫があると判断できる
- 面会者は，インフルエンザ流行期にはインフルエンザワクチンを受けておくべきである
- 面会児は，その同胞のみと面会し，他の患者と接触する場所には行かせない
- 面会者は，入院児と接触する前には，その施設で推奨される方法で手指衛生を行う
- 面会児が指定された場所以外に行かないよう，面会中は保護者が責任をもって監督する

〔American Academy of Pediatrics：Red Book, Report of the Committee on Infectious Disease 29th ed., 2012 より引用一部改変〕

いわゆる窓越し面会という形にしている施設も多い．

わが国の出産施設は欧米のように大きな出産センターに集中しておらず，総合病院から個人医院まで幅があり，入院期間も欧米に比べ長く出産をとりまく環境は異なる．そのため各施設の医療責任者の面会に対する考え方にも幅がでてくる．医療責任者は面会と院内感染との狭間で苦慮することも多いが，母親，家族と十分に話し合い，了解を得ながら，ともに満足のいく家族面会を進めていく努力が必要である．

文献

1) 田村貴央，他：本邦の産科病棟における小児の面会制限の現状．現代産婦人科 62：171-175, 2013
2) COMMITTEE ON HOSPITAL CARE and INSTITUTE FOR PATIENT-AND FAMILY-CENTERED CARE：Patient-and family-centered care and the pediatricians role. Pediatrics 129：394-404, 2012
3) American Academy of Pediatrics：Red Book, Report of the Committee on Infectious Disease 29th ed., 2012

［吉尾博之］

第V章 産科入院中のケア

6 産科病棟（新生児室）の アウトブレイクの対応と予防

細菌感染に関する新生児の特殊性

新生児期は，母親の胎内では無菌であった児において急速に各部の常在細菌叢が形成される時期であることから，この時期の各種細菌叢は多彩でかつ不安定であるのが特徴である．

出生後まもなく皮膚，気道，消化管などの粘膜で細菌が増殖する．出生後初回に排泄される胎便は通常無菌であるが，その3〜4時間後にはすでに腸球菌，大腸菌，クロストリジウム，酵母などが出現し，哺乳開始後急速に増加して生後1日目にはほとんどの新生児の糞便内に大腸菌，腸球菌，ラクトバチルス，クロストリジウム，ブドウ球菌が認められるようになり，総菌数は $10^{11}/g$ 以上に達する[1]．気道，皮膚，消化管などに形成された常在細菌叢は保育器に収容するだけでも変化し，酸素投与・抗菌薬投与により大きく変化する．新生児，特に低出生体重児では，細菌感染における侵入門戸として腸管と皮膚があげられる．したがって皮膚のみならず腸内常在細菌叢の変動にも注意が必要となる[2]．

免疫能の未熟性も感染症発症に大きく影響する．新生児，特に低出生体重児は，白血球貪食殺菌系の未熟性，多核白血球のケモタキシスの低下，オプソニンの不足，ガンマグロブリンの低値など免疫力が低いことも特徴であり，新生児はすべてコンプロマイズドホスト（易感染宿主）と考えられる．

産科病棟における感染防止策

一般的に，正常新生児は産科病棟で母子同室あるいは新生児室で保育管理され，病的新生児，低出生体重児はNICUで管理される．NICUにおける感染対策の実際と注意点を表1に示した[3]．2007年に改訂されたアメリカ疾病予防管理セン

ター（Center for Disease Control and Prevention：CDC）のガイドライン[4]に準じており，標準予防策（standard precautions）と感染経路別予防策（transmission-based precautions）から成り立っている．産科病棟における感染対策は，病棟の特殊性を考慮したうえで早期母子接触，母子同室，母乳育児が中心となる[5]．産科病棟においても表1の感染対策の実施が望まれるが，正常新生児における感染予防ガイドライン案も表2のように示されている[6]．医療従事者，面会者の感染徴候に配慮することで飛沫感染はある程度抑制可能となるが，接触感染対策としては表1に示した感染対策が必要となる．

母乳，特に初乳には免疫物質が多く含まれ，新生児の感染防御には重要な働きを担っている．アメリカ小児科学会は母乳育児に関する提言のなかで「母乳育児成功のための10か条」の遵守を推奨している[7]（本章 7-D 参照）．

セレウス菌によるアウトブレイク

新生児室でのアウトブレイクで多く報告されているのは，リネン類を介したセレウス菌（*Bacillus cereus*）のアウトブレイクである[8,9]．セレウス菌は芽胞を形成する通性Gram陽性桿菌であり，病院環境を含む自然環境に広く分布している．芽胞は熱・乾燥・アルコールに対して高度に耐性であり[9]，セレウス菌に汚染されたリネン類については通常の洗濯では除菌できない．オートクレーブ（121℃，21分）による滅菌が必要となる[9]．リネン洗濯を受けもつ外部の業者では，一般細菌に対する洗濯・消毒基準を遵守していてもセレウス菌に対しては基準外であることが多い．セレウス菌芽胞に有効な消毒薬は，過酢酸，次亜塩素酸（1,000ppm以上），グルタラールなどがあげられるが，臭気の問題，毒性，腐食性の問題があり使用しづ

らい．大量の水を用いて確実にリネンを濯ぐことが，セレウス菌除去に最も効果的な方法と考えられている[9]．

アルコール耐性であることは，医療従事者の手指衛生にも注意する必要がある．セレウス菌汚染を考慮した場合，標準予防策によるアルコール消毒に加えて石けんによる手洗いの必要性があげられる．

理想的には，すべての医療機関においてリネン類のセレウス菌汚染を監視することが必要と考えられている．

セレウス菌に限らずアウトブレイク時には，①アウトブレイクの原因究明，②アウトブレイクのコントロール，③将来のアウトブレイクの予防が重要となる[10]．疫学調査の基本ステップを表3に示した[10]．

表1 感染対策の実際と注意点

1) 児に触れる前後には手指衛生を行う（1処置2手指衛生）
2) 血液，体液や排泄物に触れるとき，創のある皮膚や粘膜に触れる可能性があるとき，あるいは血液や体液で汚染された物品に触れるときには手袋を着用する．手袋をはずした後は手指衛生を行う
3) 肉眼的な汚染がある場合は流水と石けんによる手洗いを行い，肉眼的汚染がない場合は，擦式アルコール製剤を用いる
4) 誤って血液や体液，創のある皮膚や粘膜に触れた後はただちに抗菌石けんで手洗いする
5) MRSAをはじめとする多剤耐性菌の交差感染・伝播の予防には，未滅菌の使い捨て手袋を使用する．また，感染・保菌児は，個室隔離やコホート隔離を行い接触感染予防策を講じることが望ましい

〔森岡一朗：新生児病棟・新生児集中治療室（NICU）．小児科診療 76：1445-1449, 2013〕

表3 疫学調査の基本ステップ

1) 集団発生の確認
2) "症例定義"の作成，積極的な症例の探索
3) 現場および関連施設などの観察調査
4) 症例群の特徴を把握：時・場所・人ラインリスティング→図式化
5) 感染源/感染経路やリスク因子に関する仮説の設定
6) 仮説の検証
7) 感染拡大防止策の実践，今後の予防策の提案
8) 報告書作成

〔八幡裕一郎：アウトブレイク対応．小児科診療 76：1405-1410, 2013 より引用一部改変〕

表2 正常正期産児の感染予防のガイドライン案

1) 病棟構造，勤務体制
   ・正常菌叢の定着および水平感染伝播抑制のためにも母子同室が望ましい
   ・母子同室の場合は1人の看護師が扱う新生児の数は極端に多くなってはならない
2) 母乳栄養
   ・院内感染予防には母乳栄養が重要
   ・正常菌叢の定着および水平感染伝播抑制のためにも母子同室，母乳栄養が望ましい
3) 水平伝播予防
   ・児の処置後，2度の手洗いが基本である
4) 日常のケア
   ・リネン，器具の個別化
   ・コットの清拭にはエタノール，ヒビテンなどを使用する
5) 面会者
   ・感染症の疑いのある人は面会禁止
   ・児に触れる時は手洗いの励行
6) 感染者の発生時
   ・contact precaution を追加し，感染経路対策を行う
   ・感染児の隔離，ガウンテクニック
7) 新生児 TSS 様発疹症の監視

〔林田志峯，他：周産期医療関連感染とその防止策．産婦人科治療 99：111-114, 2009 より引用一部改変〕

その他の微生物によるアウトブレイク

エンテロウイルス感染症は通年性であり，新生児室での病棟内感染は1年を通じて報告されている．便からのウイルス排泄は長期間認められるため，流行期には分娩前後の母体の症状（発熱，発疹など）に加え，家族・スタッフ間での流行にも注意が必要である[11]．

RSウイルス感染症は基本的に飛沫感染であり，乳児では咳嗽・喘鳴・呼吸障害を認めるが，新生児では無呼吸を初期症状として認めることが多い．院外からの持ち込みに注意することが必要となる．パリビズマブの適応には制限があり，健康新生児への投与は認められていない．

メチシリン耐性黄色ブドウ球菌(methicillin-resistant *Staphylococcus aureus*：MRSA)の感染経路は，医療従事者の手指を介した直接接触感染と汚染された環境を介した間接接触感染である．感染予防策は，感染や保菌が確認された患児のケア前後での手指衛生を徹底することであり，この手指衛生のタイミングは，WHOの5つのタイミングにあわせて行うことが効果的であるといえる．感染予防策としては，常日頃実践している手指衛生，高頻度接触箇所の環境整備の徹底に加えおむつ交換の手技の見直し，スタッフ全員が統一した手技で行えるような指導があげられる．保菌児へのムピロシン鼻腔内塗布による除菌は，有効ではあるが耐性菌発現の可能性があるため，限定的に行う必要がある．

新生児は無菌状態で出生し，環境の汚染菌を受けるという成人とは異なる状況にあるため，患児にかかわるすべての人への徹底した感染予防策が必要となる．

文　献

1) 光岡知足：腸内菌叢の形成，推移，分布．光岡知足（編），腸内細菌学．朝倉書店，87-107，1997
2) 佐藤吉壮：細菌感染に関する新生児の特殊性　NICUにおける抗菌薬の使い方10の秘訣．南山堂，2-9，2015
3) 森岡一朗：新生児病棟・新生児集中治療室(NICU)．小児科診療76：1445-1449，2013
4) Guideline for Isolation Precautions：Preventing Transmission of Infectious Agents in Healthcare Settings 2007 http://www.cdc.gov/hicpac/pdf/isolation/Isolation2007.pdf
5) 曳野俊治：院内感染対策—新生児室・母児同室での感染防止策．周産期医学44：383-388，2014
6) 林田志峯，他：周産期医療関連感染とその防止策．産婦人科治療99：111-114，2009
7) Section on Breastfeedin：Breastfeeding and the use of human milk. Pediatrics 129：e827-841, 2012
8) Ohsaki Y, et al.：Undetected *Bacillus* pseudo-outbreak after renovation work in a teaching hospital. J Infect 54：617-622, 2007
9) 笹原鉄平，他：セレウス菌感染症．化学療法の領域26：201-207，2010
10) 八幡裕一郎：アウトブレイク対応．小児科診療76：1405-1410，2013
11) 山下　文，他：エンテロウイルス感染症．周産期医学41：620-622，2011

［佐藤吉壮］

第V章 産科入院中のケア

7 入院中のルーチンケア

A 沐浴

沐浴とは

沐浴とは，生まれたばかりの新生児期の児をベビーバスに入れて，湯や水をかけて体をきれいにすることをいう．児が大人と一緒の風呂に入ることを入浴といい，区別している．

目的

沐浴する目的は，①児の皮膚を清潔に保つ，②血行をよくし，発育を助ける，③全身観察の機会となる，④親と子のスキンシップやコミュニケーションの機会となる，などである．

沐浴前の観察と注意点

①沐浴実施前に児のバイタルサインのチェックを行い，沐浴可能かどうかを評価する．活気，哺乳力，筋緊張，排泄状況，体重減少率も参考にする．

②授乳直後は避け，授乳後30分〜1時間経ってから行う．

③従来行われてきた出生直後の沐浴は行わない．出生直後の沐浴は，末梢血管が拡張し皮膚からの熱の放散が増加して体温が低下したり，急激な肺血流量の増加による肺出血の危険がある．また，胎脂は皮膚の保湿や体温の放散の防止効果があり，とることによる皮膚の外傷や感染のリスクもある．

④当院では日齢1と日齢4に沐浴を行い，母親に指導している．

⑤産科退院当日は低体温や児の負担を考え，基本的に沐浴は行わない．

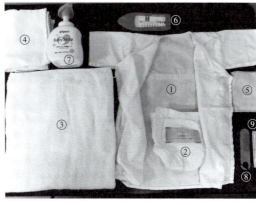

図1 準備するもの
①肌着，②おむつ，③バスタオル，④タオル，⑤ガーゼタオル，⑥湯温計，⑦ベビー用石けん，⑧ブラシ，⑨綿棒（臍処置セット）

必要物品（図1）

①児の衣類，②おむつ，③バスタオル，④タオル，⑤ガーゼハンカチ2〜3枚，⑥湯温計，⑦ベビー用石けん，⑧ブラシ，⑨綿棒（臍処置セット）．

手順・方法

沐浴の方法には中洗いと外洗いの2種類がある．中洗いが一般的である．外洗いは初産婦でも安全に，かつ手早く行うことができる．本項では中洗いの手順を示す．

①必要物品を用意し，沐浴槽に40℃前後の湯を溜める．

②マットの上に新しい着替え，おむつ，バスタオルの順に重ねて準備しておく．

③児の衣服を脱がせ，ガーゼハンカチを児の体の上に広げ，片方の手で児の耳朶をふさぐようにしながら頭部をもち（図2），もう片方の手で殿部を支え，足のほうからゆっくり湯のなかに入れる．

④湯で湿らせたガーゼハンカチを軽く絞り，

129

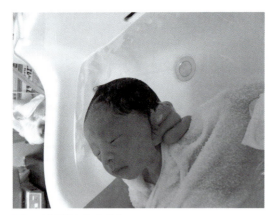

図2　外耳道のふさぎ方

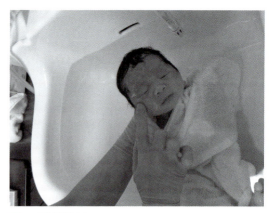

図3　顔の洗い方

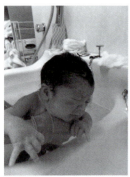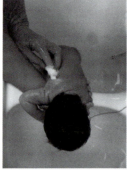

図4　背中の洗い方

眼，顔を拭いていく．石けんを介助者の手のなかで泡立て，児の眼，口，鼻に入らないように注意しながら顔を小さな円を描くように洗う（図3）．再度湿らせたガーゼハンカチで石けん分をきれいに拭きとる．

⑤泡立てた石けんで，頭→首→胸→腹→上肢→下肢→背中→陰部→殿部の順に洗う．首，腋窩，肘窩，鼠径部，膝窩もていねいに洗う．手の平もしっかり広げて洗う．

⑥児をしっかりと支えもち，上がり湯につからせ，石けんで洗った順に，湯のなかで石けん分を洗い流す．少し湯につからせてからゆっくりと湯からあげる．かけ湯でもよい．

⑦バスタオルで包み，押さえ拭きをする．

⑧綿棒で耳や臍部の残った水分を拭きとる．ブラシで髪を整える．

⑨新しい衣服を着せる．

注意点

①湯に浸っている時間が長いと児が体力を消耗するため，なるべく短時間に行えるようにする．

②湯からあがった後，濡れたバスタオルの上に長く置いておくと，体温低下を引き起こす要因となるので注意する．

③湯のなかは滑りやすいため，児を把持している側の前腕部を沐浴槽の縁にかけるようにすると固定しやすい．

④背中を洗う際に児をうつ伏せのようなかたちで洗う場合，児の顔が湯につからないように気をつける（図4）．

［久保　実］

B 臍帯のケア

出生後，臍は約1～2週間で自然に脱落する．臍クリップを外すまでは消毒を行うが，その後は臍の乾燥を促すため沐浴後には水分の拭きとりを行い，臍部の観察を行う．臍の処置は施設によって様々であるが，臍脱を早め，臍炎や臍肉芽の発生を防ぐためには，臍を乾燥させることが大切である．70％アルコールやサリチル酸亜鉛華デンプンは臍脱を早めるとする報告があるが，フランセチン・T・パウダー®はむしろ湿潤状態となって感染の母地になりやすい．

出生後の臍の処置

①出生後，臍帯付着部2～3cmのところで臍クリップをかけ，血流を遮断する．臍帯剪刀にてクリップの母体(胎盤)側を圧挫・切断する．

②サリチル酸亜鉛華デンプンあるいは70%アルコールを臍帯に塗布する．

③早産児や呼吸障害などで出生直後に腹臥位をとる児では，臍帯クリップによる圧迫を防止するために，臍帯結紮糸で臍帯を結紮し，止血を確認してクリップを外す．

④生後24時間以後のチェック時に，臍の乾燥を確認し，臍クリップを除去し，サリチル酸亜鉛華デンプンを臍帯に塗布する．

⑤日齢3以後の沐浴時には，サリチル酸亜鉛華デンプンを臍帯に塗布する．その他，湿潤が著しいときには，適宜サリチル酸亜鉛華デンプンを臍帯に塗布する．

⑥臍の脱落後は，1日に1回，3日間程度，70%消毒用アルコールを用いて臍脱部を消毒する．

⑦脱落後に出血や肉芽が認められる場合は，硝酸銀液(当院では10%で使用)で焼灼する．

臍肉芽の処置

臍部の乾燥が不良な場合，臍肉芽が形成されることがある．一般に，硝酸銀液による焼灼，肉芽根部の糸による結紮，ステロイド軟膏塗布などが行われている．

①臍帯からの出血が認められる場合や臍肉芽が認められた場合は，清潔な綿棒に硝酸銀液をつけ，必要な部分に塗布する．

②ただちに生理食塩水で中和する．

③臍肉芽が大きい場合は，根部を臍帯結紮糸等で結紮する(血流遮断により，肉芽は自然に脱落する)．

注意点

①臍炎(臍部の発赤，腫脹，排膿)に対しては，硝酸銀で焼灼後，アルコールで消毒し，ステロイド軟膏を塗布する．

②サリチル酸亜鉛華デンプンで発赤が生じることがある．臍周囲以外にはかからないように注意

し，発赤が認められたら中止する．

③臍から尿(尿膜管遺残)や胎便(臍腸瘻)が出てくる場合がある．臍部に粘膜を認めたら不用意に硝酸銀液で焼灼せず，小児外科医にコンサルトする．

[久保　実]

C 皮膚のケア

新生児・乳児の皮膚は成人と比べて角質層の水分量が少なく，生後2か月を過ぎると皮脂の分泌も減少し乾燥しやすい特徴がある．一方，生後2か月までは皮脂の分泌は盛んで，汗の分泌も多いので皮膚が汚れやすい．また，生後間もない新生児の皮膚は胎脂に覆われているが，この胎脂は皮膚の保湿や体温の放散の防止，あるいは感染防御に関係していると考えられており，近年では生直後の沐浴は行われなくなってきている．付着した血液などはドライテクニックで清拭した後，日齢1以降に沐浴を開始する．

皮膚のケアの方法

①汗や汚れ，皮脂は1日1回，石けんで洗う．石けんは刺激が強すぎたり，油分を奪いすぎるため湯だけで洗うという意見もあるが，汚れはアレルギーや湿疹などの皮膚トラブルの原因となる．

②石けんはよく泡立てて，なでるようにやさしく洗う

③洗った後は，刺激性の少ないベビーオイル，乳液等の保湿剤で皮膚を保護し，清潔を保つ．

[久保　実]

D 母乳育児支援

概　要

日本ではほとんどの女性が母乳育児を希望し，何らかの形で母乳を与えている(図5)[1]．健康な

正期産児では，早期接触から母子同室を行い，欲しがるときに欲しがるだけの授乳を行って，児が効果的に飲みとれていれば補足を必要とすることはまれである．生後早期に医学的な問題(過度の体重減少，高ビリルビン血症，低血糖，脱水など)を伴うリスクがある児は第VI章を参照して児の介入をされたい．本項ではこれらのリスクがない"健康な"正期産児を対象とし，WHO/UNICEFの「母乳育児成功のための10か条」(表1)を参考にしながら進めていく．

利点・問題点

母乳産生は産後1週間にどのくらい頻繁に，かつ，効果的に新生児が飲みとるかが大きな影響を与える．そのため，入院中からの母乳育児支援は母親にとって利点となる．概要にも示したように医学的な問題があるにもかかわらず，母乳だけで育てることにこだわると高張性脱水や低血糖などにより，思いもよらない後遺症を残すこともある．母乳分泌だけでなく児が飲みとれているか，児の全身状態も評価しなければならない．

方法・手順

入院中のルーチンケアではないが，妊娠中に行われる母親学級・両親学級では以下の項目も含めて小児科医から話があると，出産後の母乳育児にプラスとなる．

①母乳育児の利点．
②早期の授乳開始．
③母子同室の重要性(母子同室になじみのない場合)．
④母乳だけで育てることの重要性．
⑤母乳が足りていることを確かめる方法．
⑥人工栄養および哺乳瓶とおしゃぶりを使用することのリスクおよび適切な方法．
⑦母乳分泌を維持するため，児が吸いたそうなときは乳房を吸わせる．

母乳育児成功のための10か条 (表1)

母乳育児成功のための10か条はステップ1〜10からなる．

ステップ1・2は母親にかかわるすべての医療者が母乳育児の重要性を認識し，母親に母乳で児を育てられるように方向性が示されたポスターや資料が準備されていることの重要性を説いている．

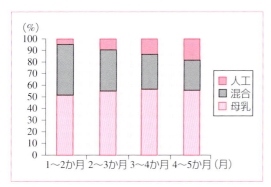

図5 月齢別乳汁栄養法の割合
〔厚生労働省雇用均等・児童家庭局：一般調査による乳汁栄養法の割合，月齢別出生年次別．平成22年乳幼児身体発育調査報告書．平成23年10月のデータをもとに著者作図〕

表1 「母乳育児成功のための10か条」(WHO/UNICEF：The Ten Steps To Successful Brestfeeding. 1989)

1. 母乳育児についての基本方針を文書にし，関係するすべての保健医療スタッフに周知徹底しましょう
2. この方針を実践するために必要な技能を，すべての関係する保健医療スタッフにトレーニングしましょう
3. 妊娠した女性すべてに母乳育児の利点とその方法に関する情報を提供しましょう
4. 産後30分以内に母乳育児が開始できるよう，母親を援助しましょう
5. 母親に母乳育児のやり方を教え，母と子が離れることが避けられない場合でも母乳分泌を維持できるような方法を教えましょう
6. 医学的に必要でない限り，新生児には母乳以外の栄養や水分を与えないようにしましょう
7. 母親と赤ちゃんが一緒にいられるように，終日，母子同室を実施しましょう
8. 赤ちゃんが欲しがるときに欲しがるだけの授乳を勧めましょう
9. 母乳で育てられている赤ちゃんに人工乳首やおしゃぶりを与えないようにしましょう
10. 母乳育児を支援するグループづくりを後援し，産科の退院時に母親に紹介しましょう

〔http://jalc-net.jp/dl/10steps_Code.pdf〕

ステップ3では，母親の母乳は児にとって最善の栄養であり，短期的な利点だけでなく将来にわたって多くの利点があることが示されている（図6）[2]．ステップ4では産後すぐから母親と児は肌と肌でふれあい，授乳を開始することの重要性が説かれている．ステップ5では母乳育児（特に搾乳手技）に詳しい助産師・看護師と一緒に抱き方・含ませ方を確認すること，児が直接授乳ではうまく飲みとれない場合（口唇口蓋裂など）に搾母乳を与えられるようにしておくことの大切さが明記されている．医学的処置などのために母親と児が離れなくてはならない場合は，できるだけ早期から搾乳を開始することが重要である．母乳産生量は乳房からどれだけ乳汁が除去されたかによって決定されるので，できるだけたくさん搾乳して，乳房を「空」に近い状態にすることが母乳分泌の増加と維持のカギとなる．

Righardらによれば，産科施設退院時に適切に吸着できていた場合の母乳育児率は，そうでない場合に比べて生後4か月で約2倍になることが報告されている[3]．また，入院中に保健医療者が母乳育児の介助を行ったほうが，そうでない場合に比べて母乳育児開始率が高く，継続期間も長いという報告もある[4,5]．日本では産後の入院期間が長いため，産科施設内での支援の有無による影響はさらに大きいと考えられる．

ステップ6では補足の医学的適応について説かれており，補足する場合は小児科医による新生児の診察・検査結果をもとに判断されなければならない（本章7-E参照）．体重減少率が大きい児では，母乳育児がうまくできているかどうかを見極めることも必要である．また，低血糖，黄疸のリスクの有無に応じて検査を行うとともに，児の全身評価も重要なポイントであり，小児科医の役割は大きい．分娩施設入院中に低血糖，黄疸，体重減少などがあっても安易に人工乳を補足するのではなく，母親の母乳分泌を確認することが必要である．児が飲みとれていないのであれば，搾乳した母乳を与えることもできる（第VI章参照）．ステップ7と8は母乳育児の成功において非常に重要であり，母親と児がいつも一緒にいて，頻回授乳を行うことは乳汁生成II期への移行を早めるだけでなく，その後の母乳産生量にも関係する．一緒にいることで児の出すサイン（表2）に気づいて対応しやすくなる．また，母親が児の世話に自信

表2　児の空腹のサイン

・おっぱいを吸うように口を動かす
・おっぱいを吸うときのような音を立てる
・手を口にもっていく
・素早く眼を動かす
・クーとはハーというような柔らかい声を出す
・むずがる

〔http://jalc-net.jp/dl/10steps_Code.pdf〕

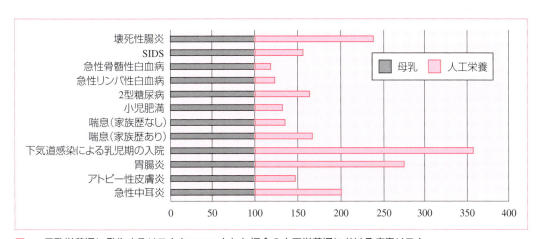

図6　母乳栄養児に発生するリスクを100％とした場合の人工栄養児における疾患リスク
〔U.S. Department of Health & Human Services：The Surgeon General's Call to Action to Support Breastfeeding 2011　http://www.surgeongeneral.gov/library/calls/breastfeeding/calltoactiontosupportbreastfeeding.pdf をもとに著者作図〕

をもつようになる．母親は児が元気でいることを確認でき，新生児室で泣いているのではないかと心配しなくてすむ．

もちろん母子同室においても意義と留意点を理解しておくことが重要であり，**本章1**を熟読されたい．ステップ9は哺乳瓶と直接授乳における乳汁流出パターンの違いが関係している．哺乳瓶からは吸啜と同時に持続的に乳汁が児の口腔内に流れるのに対して，乳房からは射乳反射が起こるまでは乳汁は口腔内に流れず，射乳反射に伴って乳汁が流出するという違いがある．哺乳瓶になれてしまうと乳房からうまく飲みとれない児も散見される（いわゆる乳頭混乱）．また，おしゃぶりを吸わされると乳房を吸啜する機会が減り，母乳分泌刺激が得られないという欠点もある．新生児の生理を理解したうえで，小児科医が先頭に立って母乳育児を支援する必要があるだろう．

入院中に適切で十分な支援が行われ，母乳育児がうまくいっていたとしても，退院後に適切なサポートが受けられないと様々な場合に母親は母乳育児が難しいと思ったり，人工乳を足したりする．そのため，ステップ10にあるように，自宅に帰った後に授乳に関して援助が必要になった場合，どこで支援が受けられるか伝えておく．

注意点

利点・問題点の項目にも記したように，新生児に基礎疾患がないか，全身状態はどうか，直接授乳で飲みとれているかどうか，助産師，看護師に任せるのではなく，小児科医も一緒に評価することが大切である．

文　献

1) 厚生労働省雇用均等・児童家庭局：一般調査による乳汁栄養法の割合，月齢別出生年次別．平成22年乳幼児身体発育調査報告書．平成23年10月
2) U.S. Department of Health & Human Services：The Surgeon General's Call to Action to Support Breastfeeding 2011
   http://www.surgeongeneral.gov/library/calls/breastfeeding/calltoactiontosupportbreastfeeding.pdf
3) Righard L, et al.：Sucking technique and its effect on success of breastfeeding. Birth 19：185-189, 1992
4) Lu MC, et al.：Provider encouragement of breast-feeding：evidence from a national survey. Obstet Gynecol 97：290-295, 2001

5) Perez-Escamilla R, et al.：Effect of the maternity ward system on the lactation success of low-income urban Mexican women. Early Hum Dev 31：25-40, 1992

[水野克己]

E 補足と人工乳

概　要

生後早期は母乳育児を確立するうえで大変重要な時期であるので，不適切な（ルーチンとしての）補足は避けなければならない．その一方で，補足が必要な場合は適切に行うようにする．この判断には新生児の全身評価が重要であり，小児科医の役割である．

児に補足が必要とされる場合，たとえそれが搾母乳であったとしても，直接授乳だけでは育てられないということに，母親は自責の念にかられたり，挫折感を感じたりすることがある．そのようなつらい気持ちを受け止めたうえで，補足の必要性を説明し，その後も継続して母乳育児を行えるよう細やかで温かな支援を行うことが大切である．

利点・問題点

低血糖のリスクを有する新生児では，定期的に血糖測定を行うが，介入が必要であるにもかかわらず母乳分泌が十分得られないのであれば人工乳を補足する．このように医学的な適応があればすぐに介入できるという点で人工乳は利点がある．しかし，生後早期から新生児に慣例で日齢に応じて，糖水・水・人工乳を与えることは様々な弊害をもたらす．また，母親への心理的影響として，児をなだめるために補足すれば，たとえそれが糖水であっても，児にとって十分な母乳を出せないように思えて，母親が自信をなくすかもしれない．医療者はこれらの不利益を理解し，補足を行う場合は適応となるかどうかよく検討する必要がある．

方法・手順

補足が必要かどうかを評価するには，母乳だけ

表3　生後早期の尿・便の回数と性状の変化

①尿や便の回数の目安	生後 24 時間以内：尿・便ともに 1 回以上
	生後 24～48 時間：尿・便ともに 2 回以上
	生後 48～72 時間：尿・便ともに 3 回以上，以降は同様に増加
	日齢 6 までに，24 時間に 8 回以上おむつが濡れ，3 回以上の排便がある
②便の性状の変化	胎便(黒緑色)：0～24 時間
	移行便(緑色)：生後 2～3 日までに変化
	母乳便(黄色)：生後 4～7 日までに変化

表4　補足の必要性の具体的な判断基準と援助方法

児側の補足の適応	適切で頻回な授乳にも反応しない低血糖
	母子分離：a）母親の疾病のために母子分離となってしまった場合
	b）母親が同じ病院内にいない場合(たとえば，母親の死亡)
	児が先天代謝異常の場合(たとえば，ガラクトース血症)
	児が直接授乳できない場合(たとえば，先天奇形や疾患)
	(母親が授乳禁忌となっている)薬剤を使用している場合
補足が考慮される場合	適切な授乳の機会が与えられた後にも，検査室レベルで低血糖が明らかな場合
	著しい脱水であるという臨床的根拠のある場合
	体重減少が 8～10% で，産後 5 日以降も乳汁産生が遅れている場合
	排便が遅れているか生後 5 日でも胎便が続く場合
	母乳分泌が十分であるにもかかわらず，児が十分摂取できない場合
	適切な介入によっても母乳移行が少なく母乳摂取不足のために黄疸を呈している場合
	ビリルビンが 20～25 mg/dL 以上である以外は正常に発育している「母乳性黄疸」の場合，診断のために母乳育児を中断することが有用な場合があるかもしれない
	低出生体重
	十分な母乳が得られない場合
	栄養的に補足が適応となる場合
母親側の適応	産後 5 日を過ぎても乳汁産生が遅れていて，児が適切な量を摂取できない場合
	授乳時の痛みが耐えられず，介入によっても軽快しない場合
	母親が重症であるか，遠隔地にいて，児のところに行けない場合
	妊娠中の乳腺の発育が不全で，乳汁産生がわずかしかみられない場合
	乳房の病理学的な変化や以前に乳腺の手術を受けていて，母乳の産生が少ない場合
	母乳の産生が遅れている場合
	胎盤遺残
	Sheehan 症候群

〔滝　元宏：出生直後の糖水補足．ネオネイタルケア(秋季増刊号)：60, 2008 より引用一部改変〕

で育てられている健康な正期産児の生後早期の体重変化を知っておく必要がある．一般的に体重の減り方が最も大きいのは日齢 1～2 にかけてであり，最大で 7～10% の体重減少となる．日齢 3 には体重減少の程度は減るか増加に転じる．日齢 4 を過ぎても体重減少が続くことは乳汁生成が遅れているか，児が適切に母乳を飲みとれていないことを強く示唆する所見である．新生児の尿・便の性状と回数の評価も補足が必要かどうかの判断に際して重要な情報である(表3)．表4[1]に補足が必要となる状態を示す．

具体的には，児の脱水徴候となる一般状態の評価(毛細血管再充満時間，口腔粘膜が湿潤しているか，活気があるか，眠りがちではないか，哺乳意欲があるか，など)や，尿・便の排泄状況(表3)を確認し，総合的に判断することになる．

補足の方法

効果的な母乳育児が行われているサインがみられず，補足の可能性が考えられる場合，第一に行うのは授乳のアセスメントである．適切な授乳の援助を行ってもまだ哺乳量が十分でない場合は補

足を考慮する．補足を行う場合はその必要性とデメリットを医師が親に説明する．

補足が必要なとき，第一選択は母親の搾母乳である．次の選択は人工乳である．糖水は児の空腹感を一時的に満たし，短時間なだめることはできるが，栄養的には不足している（5% 糖水は 10 mL でわずか 2 kcal である）．さらに，もしもわずかでも血糖上昇があれば，ブドウ糖によるインスリン分泌刺激により急速に上がった血糖値を下げる可能性があるかもしれない．

人工乳はアレルギー，腸内細菌叢を変化させる，乳房への吸啜の機会の減少などのリスクを伴っているが，栄養学的には糖水よりすぐれている．搾母乳が十分に得られず人工乳を選択するとき，アレルギーの家族歴がある場合は高度加水分解乳を考慮する．生後早期（生後 6 日目頃まで）の補足量については，1 回の授乳につき 5〜10 mL/kg としている．それ以降の補足量は，予想される直接授乳量と補足量をあわせて 120〜150 mL/kg を目安に，児と母親の状況により必要量を考慮して決定する．

注意点

母乳育児を継続するための支援を知っておくとよい．

児が補足を必要とするとき，母親への精神的な支援はとても大切である．ストレスを感じ落ち込んでいる気持ちは母乳分泌低下の一因ともなる．コミュニケーション・スキルを用いた支援を行うことは，母乳分泌と母親の自信を増し，医療者との信頼関係を築くために大切である．以下のようなことを試みてみる．

①母親の訴えや気持ちを傾聴し，適切な質問をする．

②児の状態を観察し，母親に伝える：活気，全身状態，行動，体重増加の経過など．

③授乳の様子を観察する．

④母親の疑問や悩みに答え，援助者が気づいたことを伝える．肯定的な言葉を選び，批判や評価をすることは避ける．

⑤その状況にふさわしい言葉を選んで，適切な質問をする．

⑥現在の状況を改善するような 2，3 の提案をし，それが母親に実行可能かを話し合う．

⑦母親が育児に対する自信をもてるような支援をする．

⑧母親が母乳育児や子どもの世話をする援助を得られるよう手助けをする．

文 献

1) 滝　元宏：出生直後の糖水補足．ネオネイタルケア（秋季増刊号）：60，2008

［水野克己］

F ビタミン K 投与

概要（ビタミン K 欠乏性出血症）

1. 胎児・新生児のビタミン K の代謝および動態

1) ビタミン K の胎児・新生児期の生理的動態

ビタミン K は，ビタミン K の代謝サイクルを形成し，凝固因子（II，VII，IX，X 因子）の活性化とカップリングしている（図7）[1] とともに，成長因子の生成にも関与している．胎児期から成人までの酵素の発達をみると，特異的な発達パターンを示す[2]．このビタミン K サイクルには，生体にとって毒性のある物質を生成する 2 つの経路があるので，この予防のため微量のビタミン K を有効に使用するためにサイクルの形に発達したと考えられる．そして，ビタミン K ビハイドロキシ体（KH_2）の異化作用は，フェノバルビタールなどの抗てんかん薬で亢進するため生体での KH_2 を低下させる．よって，抗てんかん薬服用妊婦では胎児のビタミン K 欠乏に注意する必要がある．

2) ビタミン K の胎児・新生児での動態

胎児期において，ビタミン K の胎盤移行が非常に悪く，ビタミン K の胎児への胎盤移行率は妊娠中期で 1/14 で，後期で 1/18 である[3]．生理的には胎児・新生児期の体内濃度は著しく低い[4]．

2. 発症時期による分類

一般的には，出生 24 時間以内に発症する "early onset form"，出生 24 時間〜7 日までに発症する "classical form" および出生後 2 週〜6 か月までに

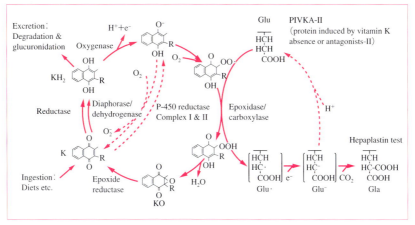

図 7 ビタミン K サイクルに関する酵素系
Glu：glutamate 残基，Gla：γ-carboxyglutamate，KO：vitamin K エポキシ体，KH$_2$：vitamin K ジハイドロキシ体
〔大西鐘壽，他：酸素代謝の適応生理．小児科 41：2265-2289，2000〕

発症する "late onset form" にわけられている．わが国では，出生後7日までの消化管出血を主体とした新生児メレナの病態を示す新生児ビタミン K 欠乏性出血症とそれ以降の乳児期の乳児ビタミン K 欠乏性出血症にわけられている．しかし，妊娠中の母体要因からの影響も考慮するうえでは，胎児ビタミン K 欠乏性出血症を加えておいたほうがよい．本項の入院中のルーチンケアの対象は，新生児ビタミン K 欠乏性出血症の予防であるが，それに続く乳児ビタミン K 欠乏性出血症も念頭においた母親への指導が含まれる．

3. 発症原因による分類

母乳栄養以外に誘因が認められない特発性新生児・乳児ビタミン K 欠乏性出血症と胆汁分泌障害によるビタミン K の吸収不全（閉塞性黄疸）や遷延する下痢や抗菌薬投与などの母乳栄養以外の他の誘因が認められる二次性新生児・乳児ビタミン K 欠乏性出血症に分類される．この鑑別は，常に念頭におかなければならない．

● 方法・手順および利点・問題点

1. 合併症をもたない正期産新生児への予防投与

わが国で推奨されている3回投与は以下のとおりである[5]．

①第1回目：出生後，数回の哺乳によりその確立したことを確かめてから，ビタミン K$_2$ シロップ 1 mL（2 mg）を1回経口投与する．なお，ビタミン K$_2$ シロップは高浸透圧のため，滅菌水で10倍に薄めて投与するのも1つの方法である．

②第2回目：生後1週間または産科退院時のいずれか早い時期に，ビタミン K$_2$ シロップを前回と同様に投与する．

③第3回目：1か月健診時にビタミン K$_2$ シロップを前回と同様に投与する．

しかし，EU 諸国の調査で[6]，この方法においてもビタミン K 欠乏性出血症の報告があり出生後3か月までビタミン K$_2$ シロップの週1回の投与方法も選択できる．この場合，産科退院時に投与方法を説明し，1か月健診までの投与本数を母親にわたす必要がある．また，EU 諸国の調査で，出生時の筋肉内注射で発症を完全に予防できるとの報告があるが，否定的な報告もある[7]．また，二次性のビタミン K 欠乏症を含めて，週1回投与で予防可能との報告もあるが，病態生理的な考察より不可能と考えられ，早期に発見し非経口投与より治療を開始する必要があると考えられる．

2. 合併症のある妊婦から出生した児への投与

凝固系の検査により，ビタミン K 欠乏性出血症の診断をして治療する方法でもよいが，以下の方法での予防も考えられる．

①全身状態が良好でも，母親が妊娠中にビタミン K 阻害作用の薬剤を服用していた場合，あるい

は炎症性腸疾患，celiac sprue などの吸収障害を有する場合は，出生後すぐにビタミン K_2 注射製剤 0.5〜1.0 mg を静注することが望ましい．

②上記①の状況（母親がワルファリン服用中を除く）において，妊娠 36〜38 週以降の母親に 1 日 15〜20 mg（分 2 または分 3）でのビタミン K 製剤を投与し，出生後に新生児のビタミン K の動態を評価する方法でもかまわない．なお，母体へのビタミン K 投与は少なくとも 1 週間以上の投与が可能な状況であることを考慮する．

3. 二次性のビタミン K 欠乏性出血症と考えられる児への予防的投与

凝固系のスクリーニングを行い治療的投与に従う．二次性ビタミン K 欠乏性出血症は，閉塞性黄疸による胆汁分泌障害が原因のビタミン K 吸収不全の合併例が多いので，産科退院時に「生後 2 週間の児の便の状態を母子健康手帳での便色カード（口絵 9）の項に記載するとともに，3 番以下の場合には児の便をもって医療機関への受診」を母親に必ず指導する．

4. 新生児ビタミン K 欠乏性出血症の治療

ビタミン K 欠乏性出血症の疑いがあれば凝固用の血液を採取後，検査結果を待つことなく（レシチン含有製剤）0.5〜1 mg を緩徐に静注する．もし，血管が確保できない場合には筋肉内注射が可能なビタミン K 製剤を皮下注する（筋肉内注射はできだけ避ける）．その後の投与は凝固系の検査結果をみながら判断する．最重症例ならびに超低出生体重児では，新鮮凍結血漿 10〜15 mg/kg あ

るいは第 IX 因子複合体製剤 50〜100 単位/kg（第 IX 因子量として）の静脈内注射を考慮する．

注意点

現在でも，ビタミン K の投与について適正な用法・用量が決められているわけではなく，なぜ胎児・新生児期で生理的に極めて低い血中濃度になっているかを念頭に今後決められるべきである．一方，児に最善の母乳育児を行っている母親に重篤な新生児・乳児ビタミン K 欠乏性出血症を発症させないようにできる限りの予防をすべきである．

文 献

1) 大西鐘壽，他：酸素代謝の適応生理．小児科 41：2265-2289，2000
2) Itoh S, et al.：Developmental changes of vitamin K epoxidase and reductase activities involved in the vitamin K cycle in human liver. Early Hum Dev 57：15-23, 2000
3) Mandelbrot L, et al.：Placental transfer of vitamin K1 and its implications in fetal hemostasis. Thromb Haemost 60：39-43, 1988
4) 伊藤 進，他：新生児・乳児ビタミン K 欠乏性出血症の今後の課題：過去の基礎的研究を踏まえて．ビタミン 86：24-27，2012
5) 白幡 聡，他：新生児・乳児ビタミン K 欠乏性出血症に対するビタミン K 製剤投与の改訂ガイドライン（修正版）．日本小児科学会雑誌 115：705-712，2011
6) Sutor AH：New aspects of vitamin K prophylaxis. Semin Thromb Hemost 29：373-376, 2003
7) Pirinccioglu AG, et al.：Intracranial hemorrhage：clinical and demographic features of patients with late hemorrhagic disease. Pediatr Int 53：68-71, 2011

［伊藤 進］

8 経皮黄疸計の使用と留意点

新生児黄疸の評価方法

 ヒトの一生において黄疸が生理的であるのは新生児期のみであり,その症状は一過性で,日本人の正期産児では通常生後2週間以内に消失する.黄疸を呈する原因は,ビリルビン(4Z,15Z-bilirubin IXa)の生体内への蓄積およびその皮膚への分布である.正期産新生児の生理的な血清ビリルビン濃度の変化は,種々の要因に影響を受けるが,日本人では生後48〜96時間にピークをとり平均10.3 mg/dLの報告があるが,白色人種ではピークも早く血清ビリルビン濃度も低値である.新生児黄疸の一般臨床での測定方法には,血清もしくは全血による総ビリルビン,経皮的黄疸測定がある.経皮的黄疸測定は光を用いた非侵襲的測定であるため,ベッドサイドでの測定が可能で,採血を必要とせずとても簡便である.経皮黄疸計は黄疸の原因となる皮下組織(血管内および血管外)に存在するビリルビン濃度を測定する機器で,Yamanouchiら[1]の測定報告から臨床応用され,黄疸計JM-101,JM-102が開発され[2],現在は総ビリルビン濃度として表示可能なJM-103やJM-105(開発:コニカミノルタ株式会社;販売:旭化成メディカル株式会社)と,ビリチェック(アトムメディカル株式会社)が臨床で使用されている.

経皮黄疸計の測定原理

 経皮黄疸計は皮膚上から入射したフラッシュ光に対する反対光を入射付近の皮膚上から測定している.生体に入射した光は生体物質により光散乱と光吸収され,反射光として受光される.この光吸収される物質には,波長特異的にビリルビンや,酸素化ヘモグロビン,脱酸素化ヘモグロビン,メラニン,コラーゲンなどが存在する.黄疸計では基準波長と測定波長の2波長を用いるが,その2波長での光散乱やメラニン光吸収にあまり差がない.ビリルビンやヘモグロビンの光吸収が少ない波長を基準波長とし,ビリルビンを測定するため450〜500 nmを測定波長(光)とする.

 JM-103(または105)は1か所の光源と2か所の受光部を設置し,光源には2波長域のフラッシュ光を用いている.光源の緑色光(中心波長550 nm)を基準光とし,青色光(中心波長450 nm)を測定光として照射する.それらを受光しこの2波長での光学濃度差を用いて血清総ビリルビン濃度に換算して表示している.さらに安定した基準光を得るために同時測定した2か所の受光部のうち近位の光量を基準として用い,光源から遠位の光量と近位の光量との差を求め,演算を行っている.本測定方法での光源遠位の測定光は,近位の測定光と比較しより皮膚深部の測定が可能と考えられ,皮膚表面の影響(メラニン色素や皮膚成熟度による影響)を軽減する効果もある[3,4].

 ビリチェックは同様に484 nmと563 nmの光吸収の差を利用してビリルビン濃度を推定しているが,受光部が1か所で測定ごとに校正チップを用いた基準光の測定が必要である.

 よって経皮黄疸計測定時には,投光部と受光部が接する部分はできるだけ皮膚の平坦な領域で,外光が入らないようにきっちり皮膚に接触させて測定することが肝要である.実際には前額部や胸部を用いた測定が行われており,その測定差はないことが報告されているが[5],ビリルビンの外光による皮膚での光異性体反応を考慮すると,常に衣類で覆われている胸部での測定が妥当である.経皮黄疸計の測定値は,上記原理で測定した実測値と血清総ビリルビン濃度を同時に測定し,その関係から計算された値が表示されている.そのために,全濃度に対する保証はされていない.いずれにしても,機器の使用説明書を熟読し使用する[6].

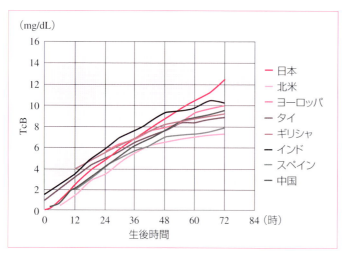

図1 生後時間の関係と経皮黄疸計測定値（50パーセンタイル値）の各国での比較
〔Kuboi T, et al.：Hour-specific nomogram for transcutaneous bilirubin in Japanese neonate. Pediatr Int 55：608-611, 2013〕

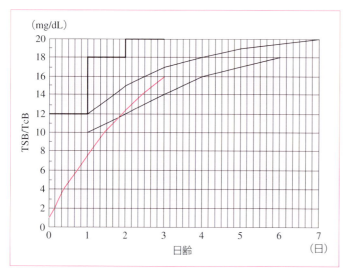

図2 早発黄疸をスクリーニングするための，生後時間における経皮黄疸計（JM-103）測定値の97.5パーセンタイル値（赤線）を用いたノモグラム
黒線は出生体重2,500 g以上，2,000 g以上2,500 g未満の新生児における光線療法の基準値，太字黒線は出生体重2,500 g以上での交換輸血の基準を示すが，これらは血清総ビリルビン値での基準値である．赤線は経皮膚黄疸計による基準値であり，血清総ビリルビン測定の目安であることに注意する
〔Kuboi T, et al.：Hour-specific nomogram for transcutaneous bilirubin in Japanese neonate. Pediatr Int 55：608-611, 2013〕

経皮黄疸計を用いた高ビリルビン血症のスクリーニング

　経皮的黄疸濃度値は真の血清総ビリルビン濃度を示しているのではなく新生児黄疸管理のスクリーニングに用いる方法であり，濃度が15 mg/dL以上では信頼性が乏しくなることを理解しておく必要がある[3,5]．このため出生直後から頻回に測定し，その上昇速度やノモグラム（生後時間を考慮した基準値）を利用し採血の基準として用いることが妥当である[7]．血清総ビリルビン値の濃度，ピークに至る時間は人種差がある．白色人種のノモグラムでは偽陽性が多く含まれてしまうため（採血頻度が増加する），経皮黄疸計の測定値の評価には日本人独自のノモグラムを使用することが重要である（図1，2）[8]．本ノモグラムでの97.5パーセンタイルを超えた症例は，採血を実施して血清総ビリルビン濃度を確認し，早発黄疸の場合は血液型不適合溶血性黄疸のための検査も同時に行う必要がある．また生後早期には経皮的黄疸濃度は血清総ビリルビン値よりゆっくり上昇することがあるため，経皮的黄疸濃度の時間ごとの上昇率を考慮する必要がある．特に溶血性黄疸など急激な著しいビリルビン血症は核黄疸をきたすため，経皮黄疸計とそのノモグラムを用いた早期スクリーニングとガンマグロブリン療法などの予防

的治療を行い，重篤な副作用を含みその頻度も多い交換輸血を回避することが重要である．このノモグラムの使用に関して紙および電子媒体での使用が可能になっている（旭化成メディカル株式会社）．

光線療法中での光照射部での測定は血清総ビリルビン濃度より低値を示すことが多く，不正確であるため注意が必要であるが，光線療法中に光遮光をするパッチを皮膚上に貼りつけその部分での測定を行う場合もある．また光線療法後 8 時間以降であれば光線療法前と同様に使用可能であるとの報告もある[9]．早産児を対象とした測定では，在胎 32 週未満の児の測定でもその測定信頼性が確認されているが[3,10]，児の状態により測定値が異なる可能性もあり，今後の十分な臨床的検討が必要である．

文献

1) Yamanouchi I, et al.：Transcutaneous bilirubinometry：preliminary studies of noninvasive transcutaneous bilirubin meter in the Okayama National Hospital. Pediatrics 65：195-202, 1980
2) Itoh S, et al.：Differences in transcutaneous bilirubin readings in Japanese term infants according to feeding method. Pediatr Int 43：12-15, 2001
3) Yasuda S, et al.：New transcutaneous jaundice device with two optical paths. J Perinat Med 31：81-88, 2003
4) Kusaka T, et al.：Quantification of cerebral oxygenation by full-spectrum near-infrared spectroscopy using a two-point method. Comp Biochem Physiol A Mol Integr Physiol 132：121-132, 2002
5) Taylor JA, et al.：Discrepancies between transcutaneous and serum bilirubin measurements. Pediatrics 135：224-231, 2015
6) 黄疸計 JM-105．認証番号 225AABZX00063000，作成年月日：2013.04.01 第 1 版
7) American Academy of Pediatrics Subcommittee on Hyperbilirubinemia：Management of hyperbilirubinemia in the newborn infant 35 or more weeks of gestation. Pediatrics 114：297-316, 2004
8) Kuboi T, et al.：Hour-specific nomogram for transcutaneous bilirubin in Japanese neonate. Pediatr Int 55：608-611, 2013
9) Grabenhenrich J, et al.：Transcutaneous bilirubin after phototherapy in term and preterm infants. Pediatrics 134：e1324-1329, 2014
10) Nagar G, et al.：Reliability of transcutaneous bilirubin devices in preterm infants：a systematic review. Pediatrics 132：871-881, 2013

［日下　隆］

第Ⅴ章 産科入院中のケア

9 新生児聴覚スクリーニング検査

検査の意義

新生児に対するマススクリーニング検査の対象となる疾患の条件は，①対象集団においてある程度の発生頻度があること，②不可逆的な障害の原因となること，③早期発見・治療により予後が改善すること，④安価・簡便で感度の高い検査法が存在すること，に集約することができる．中等度以上の両側先天難聴は，出生1,000あたり1～2人に発生する比較的頻度の高い疾患であり，その半分は家族歴や早産などのリスクのない児に発生する．また，適切な療育を受けなかった場合には，先天難聴は言語発達の阻害を介して認知，社会性，行動，注意力，学習能力などの発達における障害の原因となる．一方，先天難聴に対して生後6か月までに療育を開始した場合には，生後6か月以降に療育を開始した場合に比べて3歳時点での言語能力が改善し，知的障害を伴わない場合の言語指数は健聴児に近くなることが証明されている[1]．すなわち，簡便で感度の高い検査法が存在すれば，先天難聴はマススクリーニングの対象として適していると換言することができる．自動判定機能を搭載した，聴性脳幹反応(auditory brainstem response：ABR)や耳音響放射(otoacoustic emissions：OAE)による聴覚検査機器が開発されたことが，新生児聴覚スクリーニング検査を可能とした．アメリカでは1990年代に整備が進み，2000年にNIHからガイドラインが発表され，生後1か月までにスクリーニングの段階を終了し，3か月までに精密診断を終了し，6か月までに療育を開始することが，所謂「1-3-6ルール」として推奨されている[2]．日本では，1998年から厚生労働科学研究「新生児期の効果的な聴覚スクリーニング方法と療育体制に関する研究」が開始され，その後の研究成果が2007年に「新生児聴覚スクリーニングマニュアル」として公開されている[3,4]．母子健康手帳の厚生労働省令様式に2012年の改定から新生児聴覚検査の検査日記入欄が設けられたことは，新生児聴覚スクリーニング検査の実施を強く推奨することを示している．しかし，2015年末の段階では，新生児聴覚スクリーニング検査に対する公的支援の有無および支援の対象や範囲には地域差がある[5]．公的支援のない地域では，検査費用を分娩費用に含める，家族の実費負担で検査を行う，自費で希望者のみを対象に検査を行うなど，分娩施設ごとに対応が異なっている．

検査の方法

新生児聴覚スクリーニング検査には，自動ABR(automated ABR：AABR)を用いた方法とOAEを用いた方法がある．一般的に，AABRはOAEよりも機器や消耗品にかかる経費が大きく，準備や検査に時間を要するが，外耳から下丘までの聴覚路の広い範囲を評価することができる．また，OAEよりも再検査率が低い．OAEは内耳までの機能を評価するため後迷路性聴覚障害を検出できないが，先天難聴の多くが外有毛性細胞およびその周辺の障害に起因するため，難聴リスクのない正期産児を対象としてスクーニングを行う際には，OAEが広く用いられている．一方，NICUに5日以上の入院を必要とした児にはAABRを用いたスクリーニングが勧められる．

1. AABR

複数の機器が開発され，それぞれ独自のアルゴリズムで35dBのクリック音に対するABRを検出・自動判定している[6]．Natus社製ALGO®シリーズでは，使い捨て電極を使用し，肩を基準電極として前額部と後頸部の間でABRを検出する(図1)．検出したABRを正常テンプレートと統計学的に比較し，類似性を示す尤度比(likelyhood

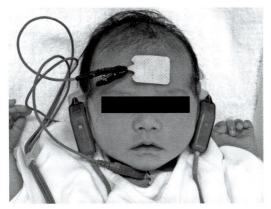

図1 ALGO®シリーズを用いたAABR
使い捨てのイヤーカプラを両耳に装着する

ratio：LR）が規定値である160を超えると正常なABRが存在すると判断し「PASS（正常）」と表示する．刺激回数が15,000回に達した時点でLRが160に達しない場合は，「REFER（要再検査）」と表示する．

2. OAE

OAEは内耳蝸牛の外有毛細胞の機能を反映する検査法で，外耳道に挿入したプローブ内のスピーカーから出た刺激音に対して蝸牛から返される音をプローブ内のマイクで集音して記録・判定する．スクリーニング用機器には，歪成分耳音響放射（distortion product OAE：DPOAE），誘発耳音響放射（transient evoked OAE：TEOAE）のいずれか，あるいは両方の機能が搭載されており，40 dB以上の難聴の検出を目的としている[7]．DPOAEでは，2種類の周波数（f1，f2）の刺激音に対して，刺激音とは異なる周波数の音波（DP1＝2f1－f2，DP2＝2f2－f1）が返されることを用いている．TEOAEは，クリック音を入射して誘発される比較的長い潜時を有する音波を同期加算することで得られる．

検査の実際

保護者の同意を得てから検査を行う．生後24時間以内は外耳道内の液体貯留などのために再検査率が高くなるので，生後24時間以降に検査を行うが，検査結果がREFERであった場合には日を改めて再検査を行う必要があるため，入院期間の早い時期に初回検査を行う．哺乳後などの自然睡眠の状態で検査を行う．結果がPASSであった場合には，検査時点での聴覚は高い確率で正常であるが，将来の聴覚を保証するものではない．一方，結果がREFERであった場合は，「正常であることが確認できなかった」のであり，聴覚障害を意味するわけではない．

スクリーニング陽性例への対応

AABRで結果が2回以上REFERであった場合には精密検査の対象となる．OAEで2回以上REFERであった場合は，AABRが可能であればAABRを行うが，AABR用機器がない場合は専門施設に紹介する．いずれの場合も，精密検査が必要ではあるがただちに難聴を意味するわけではないことを保護者に説明する．

文献

1) Yoshinaga-Itano C, et al.：Language of early- and later-identified children with hearing loss. Pediatrics 102：1161-1171, 1998
2) 三科　潤：新生児の聴覚スクリーニングは必要か？　周産期医学 34（増刊）：717-719，2004
3) 三科　潤：厚生労働科学研究費補助金（子ども家庭総合研究事業）「新生児聴覚スクリーニングの効率的実施および早期支援とその評価に関する研究」（主任研究者　三科　潤）．平成16～18年度報告書，2007
4) 新生児聴覚スクリーニングマニュアル
   http://www.jaog.or.jp/sep2012/JAPANESE/jigyo/JYOSEI/shinseiji_html/shi-top.html
5) 松田秀雄：新生児聴覚検査：全国一律の公的支援に向けて．日本産婦人科医会記者懇談会（平成27年5月13日）http://www.jaog.or.jp/all/document/87_150513.pdf
6) 新正由紀子：AABR（自動聴性脳幹反応）．加我君孝（編），新生児・幼小児の耳音響放射とABR．診断と治療社，45-48，2012
7) 中川雅文：耳音響放射（TEOAE，DPOAE，SOAE）．加我君孝（編），新生児・幼小児の耳音響放射とABR．診断と治療社，12-19，2012

［長　和俊］

第Ⅴ章　産科入院中のケア

10 新生児マススクリーニングの実施と異常への対応—特にタンデムマス法について

新生児マススクリーニングの概念

知らずに放置すると障害の出るような先天的な代謝異常症を、新生児期の症状のないうちに発見して介入し障害を防止する公的事業である。わが国では1977年より開始され、2014年からタンデムマス法が新たに導入された。対象疾患の要件は、発症前に発見されることによって障害が予防されることを原則とする。また新生児に対する侵襲が少なく費用対効果も適切であることが求められる。

新生児マススクリーニングの現状

わが国では1977年から全国実施が開始され、2014年からタンデムマス法が全国に導入された。2015年現在わが国のマススクリーニングの対象疾患は19疾患とされている[1]。**表1**に示すように、タンデムマス法でみつかる疾患16疾患と内分泌疾患2疾患、およびガラクトース血症である。

タンデムマス法とは

質量分析計が直列に2つ並んだ精密分析機器のことで、血液濾紙からパンチアウトした直径3mmのディスクの1回の分析で(分析時間は1検体あたり約2分間)、計30種類以上の疾患を検査する能力をもち、1台の機器で年間5〜6万検体を検査できるといわれている[2]。

測定項目はアミノ酸とアシルカルニチンで、**表1**に示すようなアミノ酸代謝異常症(尿素回路異常症も含む)、有機酸代謝異常症、および脂肪酸β酸化異常症(β酸化異常症)を検出できる。

しかし、疾患によっては、偽陽性が多すぎるもの、治療効果の明らかでないものもある。そこで見逃し例や偽陽性が少なく、発見すれば治療効果が期待できるもの16疾患を一次対象疾患として

いる。それ以外は二次対象疾患として、引き続き検討するものとしている(**表1**)。

マススクリーニングの実際

1. 検体採取法

生後3〜5日頃に新生児の踵を穿刺して、血液濾紙に少量の血液を染み込ませて、水平にして室温で十分乾燥させる。ぶら下げた状態で乾燥させると血液スポットの上部と下部で濃度に差が出ることがある。また血液を重ねて染み込ませることも望ましくない。

2. 検体送付方法

乾燥血液濾紙ができたら、各自治体で指定した検査施設に室温で郵送する。

3. 検査方法

表1の対象疾患1〜16はタンデムマス法で検査される。疾患1〜3のアミノ酸血症3疾患は従来ガスリー法で行われていた疾患であるが、タンデムマス法導入とともにガスリー法は中止された。**表1**の17〜19の疾患はタンデムマスで検査できないので、酵素法(TSH、17OHP、ガラクトース濃度)が多く応用される。施設によってはガラクトース血症の古典的な検査法であるペイゲン法、ボイトラー法も行われる。またTSHや17OHPの測定を全自動化したautoDELFIA法もある。

陽性者に遭遇したときの対応

1. 確定診断へのアプローチ

疾患の種類によって確定診断の方法は異なる。適切な方法によって、できるだけ迅速に判定する必要がある。疾患によっては生後1か月以内に治療をはじめたかどうかによって予後の異なる疾患もある。**表2**にタンデムマス・スクリーニング対象疾患の診断アプローチをサマライズしている。

表1　新生児マススクリーニング対象疾患と頻度

No.	疾患	頻度	おもな症状	検査方法
タンデムマス検査（アミノ酸，有機酸，脂肪酸代謝異常症）				
A．アミノ酸代謝異常症				
1	フェニルケトン尿症[*1]	1/5.3万	発達遅滞	
2	メープルシロップ尿症[*2]	1/195万	ショック	
3	ホモシスチン尿症[*3]	1/65万	骨格異常，血管異常	
4	シトルリン血症1型	1/33万	高アンモニア血症	
5	アルギニコハク酸尿症	1/98万		
★	シトリン欠損症	1/8万		
B．有機酸代謝異常症				
6	メチルマロン酸血症	1/11万	多呼吸，意識障害	タンデムマス法
7	プロピオン酸血症[*4]	1/4.5万	ケトアシドーシス	
8	イソ吉草酸血症	1/65万	高アンモニア血症	
9	複合カルボキシ欠損症	1/65万	間欠的発作	
10	MCC欠損症	1/15万	神経退行	
11	HMG血症	—		
12	グルタル酸尿症1型	1/28万		
★	βケトチオラーゼ欠損症	—		
C．脂肪酸β酸化異常症				
13	CPT1欠損症	1/39万	全身倦怠	
14	VLCAD欠損症	1/16万	肝機能障害，低血糖	
15	MCAD欠損症	1/11万	高アンモニア血症	
16	TFP欠損症	1/98万	急性脳症，突然死	
★	CPT2欠損症	1/28万	骨格筋症状	
★	グルタル酸尿症2型	1/33万		
★	全身性カルニチン欠乏症	1/28万		
タンデムマス検査以外（内分泌疾患，およびガラクトース症）				
17	先天性甲状腺機能低下症（CH）	1：3,000	発達遅滞	酵素法
18	先天性副腎過形成症（CAH）	1：1.7万	電解質異常，色素沈着	酵素法
19	ガラクトース血症I型	1：80万	肝障害，白内障	酵素法，ボイトラー法，ペイゲン法
	ガラクトース血症II型	1：0万		

タンデムマス・スクリーニング対象疾患の頻度は，1997～2012年にわが国で行われたパイロット研究（195万人対象）の結果[1]．疾患1～19はタンデムマス導入後の新生児マススクリーニング対象疾患

★：タンデムマス・スクリーニング二次対象疾患（現時点では見逃しが多いなどの理由で検討中のもの）

表2　タンデムマス・スクリーニング対象疾患のための確定診断法の選択

	アミノ酸分析（血清，血漿）	GC/MS検査（尿中有機酸）	MS/MS詳細検査[*1]	遺伝子検査等[*2]	その他
アミノ酸代謝異常症	◎	○	—	△	※ HPA例のBH₄負荷，ビオプテリン分析
尿素回路異常症	○	○	△	○	血中アンモニア
有機酸代謝異常症	—	◎	△	△	薬剤負荷試験[*3]
β酸化異常症	—	○	○	◎	クリアランス測定[*4]

◎：非常に有用，○：補助的に有用，△：有用なことがある，—：通常は診断のために行われない

HPA：高フェニルアラニン血症，BH_4：テトラヒドロビオプテリン

[*1]：LC-MS/MSによる2nd tierテストなど，[*2]：酵素測定も行われることがある，[*3]：たとえばメチルマロン酸血症に対する治療的B_{12}負荷試験など，[*4]：全身カルニチン欠乏症の診断のためのカルニチンクリアランス測定

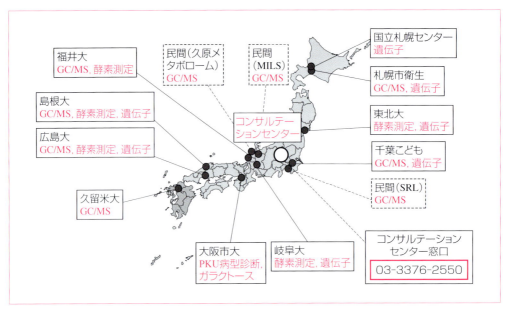

図1 タンデムマス・コンサルテーションセンターと全国ネットワーク（2012年時点）

2. マススクリーニングに関する相談窓口

マススクリーニングで陽性がでたとき，確定診断法，あるいは治療法などについて戸惑うことがある．マススクリーニング全般の相談は各自治体のマススクリーニング連絡協議会メンバーや中核病院などに連絡をとって標準的な診療を進めることが望ましい．

また2014年度から導入されたタンデムマス法の対象疾患は聞いたことのないような稀少疾患が多く，確定診断には特殊な検査が必要な場合もある．図1のような「タンデムマス・コンサルテーションセンター（電話：03-3376-2550）」が設置されているので，電話窓口を介して全国ネットワークを利用することができる（おもにEメール）．

3. 偽陽性者への配慮

陽性が指摘されとき，確定診断の結果がでるまでの間の家族の不安は想像以上であり，十分な説明とカウンセリングによって不安を取り除く配慮が必要である．経験した母親から，「夜眠れなかった」「出産のめでたい気分は吹っ飛んだ」「こんなことならマススクリーニングを受けるんじゃなかった」などの本音も聞かれる．医療者側は「偽陽性でよかったですね」だけでは割り切れない家族の心情に配慮した対応が求められよう．

4. 再採血

初回の検査で陽性がでると，医療機関で診断のために，再検査，精密検査を受けることになる．β酸化異常症に関しては診断マーカーが再検のたびに低下することがある．ダラダラと血液濾紙を採取して再検を繰り返すべきではない．血清を用いる検査，遺伝子検査などを考慮すべきである．

5. 低出生体重児に対する配慮

出生体重2,000g未満の場合，生後早期には副腎過形成症のマーカーが高めにでることが知られている．そこで通常の採血以外に，生後1か月（または体重が2,500gに達したときのうち早いほうの日に）もう一度採血する．また生後数日はミルクも十分に入らないことがあるので偽陰性となる心配もある．

対象疾患の治療

確定診断されたら，表3に示すような治療をできるだけ早く開始すべきである．通常生後1か月以内に治療を開始すべきであり，場合によっては治療を開始しながら診断を進める．

補 足

わが国のマススクリーニングの実施率は100%である．検体採取漏れや，せっかく採取した検体

表3 マススクリーニング対象疾患のおもな治療

タンデムマス対象疾患（アミノ酸・有機酸・脂肪酸代謝異常症）			
1）食事療法（特殊ミルクなど）	前駆体制限	アミノ酸・有機酸代謝異常症	
2）食事間隔の指導	異化亢進予防	有機酸・脂肪酸代謝異常症	
3）早めのブドウ糖輸液			
4）カルニチン療法	蓄積物質の解毒	有機酸代謝異常症	
5）薬物療法	ビタミン類など	ビタミン依存性疾患：ビオプテリン反応性PKU，B_{12}依存性MMAなど	
6）その他	欠乏物質の補充など	カルニチン欠乏症	
タンデムマス対象疾患以外（内分泌疾患，ガラクトース血症）			
7）食事療法	乳糖除去食（ミルク）	ガラクトース血症	
8）ホルモン補充	CHに対する甲状腺ホルモン製剤[3]		
	CAHに対するコルチゾール，フロリネフ		
9）その他	CAHに対する塩分補充，外科治療など		

PKU：フェニルケトン尿症（高フェニルアラニン血症），MMA：メチルマロン酸血症，CH：先天性甲状腺機能低下症，CAH：先天性副腎過形成症

の送付漏れは許されない．対象疾患は稀少疾患であるので，我流で治療していると思わぬ落とし穴がある．専門医と連絡をとりながら，診断・治療を進めるべきである．早期発見や隠れた病気の診断自体が新生児マススクリーニングの本来の目的ではない．「障害発生防止」がその目的であることを銘記すべきである．

文献

1) 山口清次：タンデムマスを導入した新生児マススクリーニングの社会的意義と課題．公衆衛生情報 44：5-8, 2014
2) 山口清次（編）：タンデムマス・スクリーニングガイドブック．診断と治療社，8-11, 2013
3) 日本小児内分泌学会マス・スクーリング委員会，他：先天性甲状腺機能低下症マス・スクリーニングガイドライン－その診断・治療ガイドライン（2014年改訂版），1-19, 2014

［山口清次］

第Ⅴ章 産科入院中のケア

11 母体に投与された薬剤と新生児のリスク

妊娠中に母体に投与された薬剤のリスク

妊娠中に薬剤が投与された場合に，妊娠のどの時期かによって，影響が違う．

1. 全か無かの時期

受精卵が着床する前に何らかの影響で異常が生じると，胎芽が失われてしまうか，あるいは発生した異常が修復されてまったく問題ない状態になるかどちらかになると考えられている．これを全か無かの時期とよぶ．受精から2週，妊娠4週までとされている．したがって，この時期に，胎児異常を起こす可能性のある薬剤を投与されたとしても，児が生存していれば影響はなかったと考えられる．

2. 胎芽期

着床から妊娠10週未満を胎芽期とよぶ．ヒトでは15%は自然流産となり，3%には，はっきりした原因がなくても大奇形が生じることが知られている．様々な器官形成の時期であり，時期によって影響を受けやすい臓器も変わってくる．

3. 胎児期

妊娠10週以上，出生までを胎児期とする．胎児期は器官形成が終了しており，発生としての胎児奇形は生じないが，たとえば，動脈管の早期閉鎖や消化管穿孔後の胎便性腹膜炎，あるいは，向精神薬，抗てんかん薬などの中枢への影響などの臓器異常が起きうる．

胎児毒性

明らかに胎児毒性を呈する薬剤が知られている（表1）[1]．

1. 非ステロイド系抗炎症薬(non-steroidal anti-inflammatory drugs：NSAIDs)

胎児の動脈管に影響し，後期曝露により，胎児動脈管早期閉鎖，胎児循環遺残，羊水過少などの報告がある．

2. アンジオテンシン変換酵素阻害薬(angiotensin converting enzyme inhibitor：ACE inhibitor)，アンジオテンシンⅡ受容体拮抗薬(angiotensin Ⅱ receptor blockers：ARB)

胎児の腎の形成を阻害し，胎児の無尿およびそれによる肺低形成，四肢変形などの羊水過少症候

表1 胎児毒性があると考えられるおもな薬剤

分類または一般名	報告されている影響
非ステロイド系抗炎症薬（NSAIDs）	第3三半期曝露で胎児動脈管早期閉鎖 後期曝露により，動脈管収縮，胎児循環遺残，羊水過少
アンジオテンシン変換酵素阻害薬 アンジオテンシンⅡ受容体拮抗薬	妊娠中期・後期曝露による胎児腎障害・無尿・羊水過少，羊水過少による肺低形成・四肢拘縮・頭蓋変形
アルキル化薬（ブスルファン，シクロホスファミド）	胎児発育不全
アミノグリコシド系抗菌薬	非可逆的第Ⅷ脳神経障害
テトラサイクリン系抗菌薬	中期・後期曝露により，歯牙着色・エナメル質形成不全
ヨード	過剰摂取により，可逆的な甲状腺機能低下
抗凝固薬（ワルファリン）	頭蓋内出血
アルコール	胎児性アルコールスペクトラム障害
喫煙	胎児発育不全

〔渡邉央美：胎児毒性を起こす主な薬剤．伊藤真也，他(編)：薬物治療コンサルテーション　妊娠と授乳．南山堂，15，2014〕

群を呈することがある.

3. アルキル化薬

ブスルファン, シクロホスファミドなどのアルキル化薬で胎児の発育不全が報告されている.

4. ヨード

母体への大量投与や過剰摂取により, 胎児の甲状腺機能低下症が起こりうる.

5. 抗凝固薬(ワルファリン)

母体へのワルファリン投与によって, 胎児期の頭蓋内出血が起こりうる.

6. アルコール

母親のアルコール摂取により, 胎児性アルコールスペクトラム障害とよばれる, 発育障害, 中枢神経障害, 顔貌異常などを伴った異常を呈することがある. 少量でも起きうるとされる.

7. 喫煙

喫煙は, 胎児発育不全および頭囲の成長を阻害する.

向精神薬と薬物離脱症候群

向精神薬を投与された母親から出生した児が, その影響を受け, 出生時には不活発, 傾眠傾向を呈し, 数日後, むしろ易刺激性が強くなり, 激しい啼泣や筋緊張亢進などの薬物離脱症候群を認めることがある. 一部の児では鎮静を要する.

泌乳の維持

出産から2か月ほどは児の吸啜ごとに母親の下垂体から泌乳ホルモンであるプロラクチンが分泌される. 産後2か月以降ではプロラクチンの分泌は減少するが, 児に吸啜されることによって, 乳房自体が乳汁産生を刺激される状態となる. どの時期でも乳汁産生は児の吸啜で維持される. 2~3日の禁乳によって, 禁乳期間の間に乳汁産生が減少する可能性があり, 人工乳に切り替えるきっかけとなってしまう.

授乳中の薬剤の判断の問題点

1. 添付文書の記載

多くの薬剤では添付文書の「妊婦, 産婦, 授乳婦等への投与」の項に, 「授乳中の婦人には投与を避けることが望ましい. やむを得ず投与する場合は

授乳を中止させること」などの記載がある. この記載は, 母乳中に少しでも移行するあるいは, 動物の母乳中に移行することが根拠となっていて, ほとんどの場合, 実際に薬剤が移行して児に影響があるかどうかは考慮されていない.

2. ガイドライン

診療ガイドラインで授乳について述べているものがあり, その一部では判断の根拠を添付文書によっている. これらは科学的根拠によっているとはいえない. したがってガイドラインを利用する際, 授乳についての判断については, 何を根拠にしているかも確認する必要がある.

母乳からの移行で児への影響の高い薬剤

母乳から乳児に薬剤が移行し影響を与える可能性がある薬剤には以下がある.

1. 一定量以上母乳に分泌され, 効果または副作用を起こすもの

児の薬剤摂取量が多いと母親に期待されるような効果や副作用を呈する可能性がある.

2. 蓄積性があるもの

放射性同位元素のように蓄積性のあるものは, 母乳中の濃度が低くても児へ影響を与える可能性がある.

3. 毒性が強いもの

抗腫瘍薬のように毒性の強いものでは, 細胞毒性などで児への障害の可能性がある.

4. 児の未熟性

新生児期早期, 早産児などで未熟性のある場合は代謝が遅く, 血中濃度が上昇する可能性がある.

5. 生体利用率が高いもの

母乳からの摂取なので, ここでの生体利用率は腸管からの吸収率となる. 腸管からの吸収率が低い場合は逆に母乳中に分泌されていても吸収されず, 児への影響が低いことが推定される.

役に立つ指標

1. 母乳/血漿比

milk/plasma比(M/P比)は母乳中と血漿中の薬剤濃度の比である. 1未満が低く, 1以上5が高いとされるが, M/P比が高いだけでは判断できな

149

表2　参考になる参考書，インターネットサイト

参考書，インターネットサイトなど	著者など	特徴
薬物治療コンサルテーション妊娠と授乳 第2版，南山堂	伊藤真也，村島温子編	基礎的な情報と薬剤についての具体的な情報が記載されている
母乳とくすりハンドブック改訂版	大分県地域保健協議会編	サイトから送付依頼
Drugs in pregnancy and lactation, 9th ed., Lippincott Williams & Wilkins	Briggs GG	妊娠と授乳についての情報が得られる．購入するとオンラインサイトへのアクセスが可能になる
Medications and Mother's Milk：A Manual of Lactational Pharmacology 15th ed., Hale Pub	Hale TW	ハンディである iPAD，Android のタブレットなどで利用可能なアプリも安価で購入できる
LactMed http//toxnet.nlm.nih.gov/cgi-bin/sis/htmlgen?LACT	NLM/NIH	データベース検索 最新情報が得られる iPAD，Android のタブレットなどで利用可能なアプリあり

い．M/P 比がわかっていれば，母体の血中濃度から母乳中濃度を推定できる．

2. relative infant dose

relative infant dose（RID）は体重あたりの乳児の乳汁からの薬剤の摂取量と母体の薬剤摂取量の比である．乳児の薬剤摂取量は最大の推定値とし，哺乳量を1日体重あたり150 mL，母親の体重は60 kg と仮定する．RID は10% 未満なら通常薬剤投与中に授乳しても安全とされる．

薬剤の特性と母乳移行

薬剤の母乳への移行に影響する因子としては，母体の最大血中濃度が高く，半減期が長いものは移行量が多い可能性が高くなる．

・M/P 比

①薬剤の pK：pK が塩基性のものは，弱酸性の母乳に対して移行が多くなる．

②脂溶性：母乳には脂質が多く含まれるので，脂溶性の高い薬剤は移行する割合が多くなる．

③分子量：薬剤の分子量が500 未満だと透過性が高く母乳中に分泌されやすい．

④蛋白結合率：薬剤は血中では蛋白と結合している．遊離した分子が移行しやすいので，蛋白結合率の低い薬剤は移行しやすい．

授乳禁忌とすべき薬剤

1. 抗腫瘍薬

シクロホスファミド，母乳中に濃縮されるドキ

ソルビシンなど．

2. 覚せい剤・麻薬

アンフェタミン，コカイン，ヘロイン，大麻など．覚せい剤，麻薬依存症の母親自体が子育てできる状態ではないことがほとんどである．

3. 放射性物質

核種と量によって，授乳中止期間を計算することができる．

情報提供とインフォームドチョイス（表2）

授乳に関するデータがないか少ない薬物のほうが圧倒的に多いので，その薬剤のデータだけでは判断を下せないことが多い．その薬剤と同系統のものからの類推や，血中濃度，蛋白結合率など薬剤の性質から推定することができる．

向精神薬などでは，長期予後への影響が不明な薬物も多く，また，複数の薬剤を投与されていると判断は非常に難しい．しかし，データが少ないことを含めての情報提供が必要であり，十分な調査を行って，その時点での推奨を示すと安心することが多い．

文　献

1) 渡邉央美：胎児毒性を起こす主な薬剤．伊藤真也，他（編），薬物治療コンサルテーション　妊娠と授乳．南山堂，15，2014

［関　和男］

第V章 産科入院中のケア

12 退院時診察と家族への説明

退院時診察の意義

出生直後の診察は「即座の介入の要否」の判断をおもな目的としており，児の状態が安定した頃に行う身体診察は，「見落しなく網羅的に評価を行うこと」を目的としている．一方，退院時診察の意義は，次回受診までの見通しを立てることにある．他の児と比べて特段のリスクがない場合は，施設ごとのルーチンである2週間健診や1か月健診を受診するよう指導する．身体的な異常所見は認められないものの体重減少が続いている，光線療法の基準に達しない範囲で黄疸の増強が続いているなど，ルーチンの受診時期までの見通しが立たない場合には個別に受診時期を設定する．また，新生児Basedow病や新生児ループス（neonatal lupus erythematosus：NLE）など，退院後に症状が発現することが想定される場合は，一般的な説明に加えて想定される症状についてあらかじめ説明する．

退院時診察の項目

網羅的診察には，チェックリストの使用が適している．表1に北海道大学病院の新生児室で使用しているチェックリストの項目を示す．出生日時，診察日時，診察の生後時間は自動表示される．各チェック項目にはデフォルトで選択肢が入力されているので，プルダウンメニューから適宜選択肢を変更し，テキストデータでコメントを追記して登録する．北海道大学病院では，登録された「新生児退院診察情報」の内容は「退院サマリー」として病院情報システム上の診療録に出力される．

退院時診察のポイント

出生時の記録，出生後の診察記録，体重の経過，黄疸の経過，哺乳回数，排尿・排便回数，看護記録，母親の表情や訴えなどから，注意して診察すべき項目を抽出して診察に臨む．通常は，全体的な視診に続いて体前面の聴診と触診を行い，その後に頭部から順に背部や外陰部を含めた全身の視診と触診を行う．最後に神経学的診察と口腔の観察とを行う．脂腺母斑，鎖骨骨折，心雑音，不整脈などは退院時診察の際にはじめて指摘されることがある．

活気と哺乳力が良好であり，体重が増加に転じていれば，出生体重に比べて体重が少ないことを理由に退院を延期する必要はない[1]．体重が減少し続けている場合は，看護師・助産師による観察や母親の不安などの情報を総合して退院の可否を判断する．体重が増加に転じる前に退院する場合は，必要に応じて来院日を設定する．

退院前に，ビタミンKの予防投与，新生児マススクリーニング検査の実施，新生児聴覚スクリーニング検査の希望・実施の有無と結果について確認する．特に，生後早期のみ一時的にNICUやGCUに収容された児については，ルーチンのケア・検査に抜けがないか確認する．

家族への説明

蒙古斑，異所性蒙古斑，ウンナ母斑，サーモンパッチ，副耳，耳前瘻孔，副乳，魔乳などの正常な所見については，両親からの質問がなくても退院時診察の際に説明する[2]．活気，哺乳力，排尿回数，黄疸などの一般的な観察項目については，両親の育児歴，性格，理解力などを考慮しつつ説明を行う．過剰な心配のもとにならないよう配慮する一方で，誤解がある場合には修正する必要がある．たとえば，それまでの育児経験から「小児の発熱は翌日まで様子をみる」と理解している場合は，乳児期早期までの発熱は例外的であることを説明する．また，睡眠リズムや排便回数の変化な

151

表1　退院時診察の項目

項目	デフォルト選択肢	選択肢			
診察状況	未実施	異常なし	異常所見あり	新生児集中治療	（未実施では登録不可）
一般状態	良好	不良	その他の一般状態		
皮膚	著明な皮膚剥脱	血管腫	その他の皮膚所見		
姿勢	正常	異常			
黄疸	なし	軽度	重度		
呼吸状態	正常	異常			
心音	異常なし	心雑音あり	不整脈あり	その他の心音異常	
腹部	異常なし	肝腫大	脾腫大	腹部膨満	
肛門	異常なし	周囲発赤	その他の肛門異常		
頭部	異常なし	右頭頂部頭血腫	左頭頂部頭血腫	両頭頂部頭血腫	その他の頭部異常
鎖骨	骨折なし	右鎖骨骨折	左鎖骨骨折	両鎖骨骨折	その他の鎖骨異常
音刺激	反応あり	反応なし	反応不明		
AABR	PASS	施行なし	REFER		
筋緊張	正常	低下	亢進		
原始反射	正常	減弱	その他の原始反射異常		

治療内容　（「治療なし」以外は複数選択可）

治療なし	新生児集中治療	補液	抗菌薬投与	HBIG 投与	HB ワクチン接種
酸素投与	Mask & Bag	人工換気	サーファクタント投与	光線療法	チューブ栄養
輸血	交換輸血	部分交換輸血	ステロイド投与	その他の薬剤投与	その他の治療

退院指導

当院で1か月健診	指定日産科受診	当院小児科受診	他院の1か月健診に紹介	他科に紹介
他院に紹介	転院	転科	転棟	死亡

自動表示項目

出生日時
診察日時
診察の生後時間

チェックリストは網羅的な診察に適しているが，チェックする項目数が多すぎると有用性が低下するため，必要十分な項目数に整理する努力が必要である

ど，生後1か月までの生理的変化についても説明する．疾患のサインについては，活気の低下などの一般的なサインと，母体疾患などから想定される特異的なサインについてそれぞれ説明する．

1. 一般的な疾患のサイン

活気・哺乳力の低下，不機嫌，顔色の不良などは非特異的であり，原因としても感染症，顕在化した大動脈縮窄，代謝疾患など複数の原因が想定されるが，翌日まで持ち越さずに医療機関へ相談する必要がある．

単発的で量の少ない嘔吐は病的意義がないことが多いが，胆汁性嘔吐や血便を伴う嘔吐は回数によらず緊急である．嘔吐の量や頻度が増加傾向にある場合は肥厚性幽門狭窄を想定する．

退院後に黄疸が増強する場合には，哺乳量と便の色に着目する．母乳栄養児にみられる遷延性黄疸は母乳性黄疸であることが多いが，その場合は便の色は濃い黄色が基本となる．母乳栄養児でありながら便の色が濃い緑である場合には母乳不足の可能性を考える．便の色がレモン色〜白色になる場合は，胆道閉鎖症と乳児肝炎などの感染症の鑑別診断を行う．

2. 疾患が想定される場合

退院後に児に特定の疾患発症が想定される場合

には，あらかじめ想定される症状を説明しておく．

　母体に Basedow 病がある場合に児が新生児 Basedow 病を発症する確率は約1％である．しかし，母体の甲状腺刺激抗体（thyroid stimulating antibody：TSAb）の抗体価が高い場合には，児が新生児 Basedow 病を発症する可能性が高くなる[3]．新生児 Basedow 病は，母体から移行した抗甲状腺薬の影響が消える生後数日以内に発症することが多いが，発症が生後2週間くらいまで遅れることがある．易刺激性，下痢などを認めた場合には相談するよう指導し，可能であれば生後2週頃に体重増加と頻脈の有無を評価する．新生児マススクリーニングで fT_4 を測定している地域では，fT_4 高値によって新生児 Basedow 病が発見されることがあるが，多くの地域では甲状腺機能検査としては甲状腺刺激ホルモン（thyroid stimulating hormone：TSH）のみを測定しているため，新生児マススクリーニングによって新生児 Basedow 病を発見することはできない．

　経胎盤的に母体から移行した抗 SS-A/Ro 抗体や抗 SS-B/La 抗体，あるいは U1-RNP 抗体が原因で児に発症する疾患を NLE とよぶ[4]．NLE には，環状紅斑や円盤状紅斑などの皮膚病変，房室ブロックなどの心病変，胆汁うっ帯などの肝病変，血小板減少などの血液病変がある．抗 SS-A 抗体陽性の母体から出生した児が NLE を発症する確率は1～5％であり，多くは無症状で経過する．しかし，皮膚病変には光過敏性があり，生後2週間以降に発症することが多いため，退院前に皮膚病変発症の可能性について説明しておく．

文　献

1) 吉尾博之：退院時の診療項目を教えてください．特に注意することはどのようなことですか．佐藤和夫（編），新生児の診療・ケア Q & A　正期産編：これだけは知っておきたい well-baby 診察の基本．メディカ出版，162-165，2014
2) 吉尾博之：退院時に母親に伝えておくべき新生児の生理的症状とその対応を教えてください．また受診を勧めるのはどのような場合ですか．佐藤和夫（編），新生児の診療・ケア Q & A　正期産編：これだけは知っておきたい well-baby 診察の基本，166-169，2014
3) 長　和俊：新生児 Basedow 病．小児科診療 74：649-651，2011
4) 長　和俊：新生児ループス．小児科診療 74：645-648，2011

［長　和俊］

第 V 章 産科入院中のケア

13 チャイルドシート

チャイルドシートの役割

チャイルドシートの役割として，衝突の際の衝撃を分散吸収する目的と，シートから子どもが離脱して車内の物に衝突したり，車外に放出されたりするのを防ぐ役目がある．そのためにも，正しい使用が望まれるが，警察庁と日本自動車連盟が毎年行っている全国調査では約6割に誤使用が認められた[1]．警察庁の集計では，平成26年の1年間に6歳未満の幼児が自動車乗車中に事故に遭い，死傷した人数は8,166人であり，そのうち死者数が9人，重傷者数が90人[2]．チャイルドシートの使用有無別で死亡重傷率をみると，不使用では2.1倍上昇する．適正に使用した群と不適正に使用（事故の際にチャイルドシートがシートベルトから完全に分離もしくは幼児がチャイルドシートから飛び出した状態など）した群，不使用の群で比較すると，死亡重傷率はそれぞれ6倍，3倍となる．チャイルドシートは適切に使用してこそ子どもの生命を守ることができるのである．

安全基準の変遷

日本ではチャイルドシートの安全基準が数年ごとに改定され，平成24年7月以降はヨーロッパ基準（ECE R44/04）が採用されることとなった．ヨーロッパ基準は世界で最も厳しい基準といわれるもので，追突や側面衝突に対する安全対策も考慮されており，簡易取りつけ装置（ISO-FIX）などの規格統一もなされている[3]．これに伴い，メーカー各社からISO-FIXに対応した製品が発売され，自動車メーカーも積極的にISO-FIXアンカーを導入している．新規購入時には選択肢として考慮してもよい．ヨーロッパからの輸入品であるならば基準を満たしており，何ら問題ない．逆に，新基準を満たさない製品をみた場合には，積極的

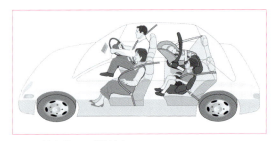

図1 着座位置の模範例
〔衞藤 隆：提言 車での安全な移動について-子どもの場合．日本小児科学会雑誌 112：1024-1036, 2008〕

に買い替えを勧めるほうがよい．

取りつけする位置（図1）[4]

子どもの座る位置によっても死亡重傷率は変化する．エアバッグのついている助手席にはチャイルドシートを取りつけず，身長が140 cmに満たない子どもは後部座席を使用することを勧める．生まれたばかりの乳児を助手席に設置するケースは近年ほとんどみられなくなり，だいぶ乳児用シートがエアバッグから被る危険性が認識されたと思われるが，一方で年長児を助手席にのせようとする両親はまだかなりの数みかける．年長児であっても助手席では後部座席と比較して受傷率が1.4倍となるとする報告もある[5]．「子どもは後部座席」を徹底したい（図1）．

退院前チェック

退院前の指導について図2のフローチャートを参照されたい．最近はチャイルドシートの取りつけが簡便になったものが多く，以前ほど難渋はしなくなったものの，いまだに誤使用の7割がチャイルドシートの固定不十分によるものである[1]．きちんとついたチャイルドシート（乳児期専用のベビーシートはその限りでない）は，そのベース部分をもって揺らすと車が揺れる．後部座席のリ

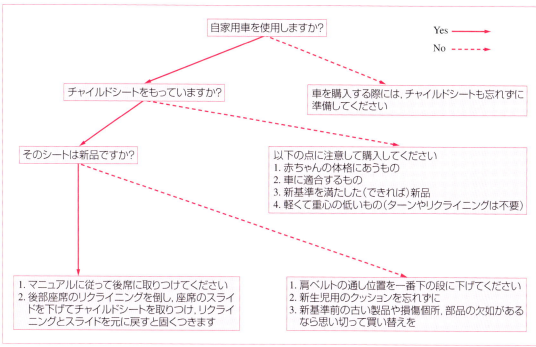

図2 退院時指導のフローチャート

クライニングやスライド機構を使用すると，簡単に強固な取りつけができ，力の弱い女性にも便利な方法である．

文献

1) 警察庁，日本自動車連盟（JAF）：チャイルドシート使用状況全国調査，2015
 http://www.jaf.or.jp/eco-safety/safety/date/pdf/crsdata2015.pdf
2) 警察庁：チャイルドシート関連統計，2015
 http://www.npa.go.jp/koutsuu/kikaku/childseat/statistical_chart_table.pdf
3) Japan Automobile Standards Internationalization Center：ECE No. 44, 1999
4) 衞藤 隆：提言 車での安全な移動について-子どもの場合．日本小児科学会雑誌 112：1024-1036, 2008
5) Durbin DR, et al.：Effects of seating position and appropriate restraint use on the risk of injury to children in motor vehicle crashes. Pediatrics 115：e305-309, 2005

［市川知則］

第 Ⅵ 章　産科入院中の よくある症状, 注意すべき症状への 対応

第VI章 産科入院中のよくある症状，注意すべき症状への対応

1 早期新生児期の緊急疾患

呼吸関連疾患[1]

正期産または late preterm（LP）児が出生後自発呼吸の開始とともに，肺血流が増加，動脈管，卵円孔が閉鎖し，肺胞水が吸収されて胎盤循環から新生児呼吸循環に移行が確立すると，生後数時間で鼻翼呼吸，呻吟，陥没呼吸，1分間に60回以上の多呼吸のいずれの呼吸障害もなく，経皮的酸素飽和度（SpO_2）が95％以上を維持できるようになる．

1. 早産児

在胎34週以降に出生した2〜8％の児が，この呼吸の確立ができないといわれている．注意しなければならないことは，これらの児の最初の症状は特異的ではなく，たとえ上記のような症状があったとしても半数以上が具体的な診断が下されていない．

2. 呼吸窮迫症候群

呼吸窮迫症候群（respiratory distress syndrome：RDS）は0.45〜2.4％の頻度で発症する．LP児，陣痛開始前の帝王切開で出生した児に多い．

3. 遷延性肺高血圧症

新生児遷延性肺高血圧症（persistent pulmonary hypertension of newborn：PPHN）は，0.1〜0.3％の頻度で発症するといわれ，急性の呼吸障害に引き続いて発症する．右上肢と下肢のSpO_2の差が5％以上ある場合は本疾患を疑う．

4. 胎便吸引症候群

胎便吸引症候群（meconium aspiration syndrome：MAS）は，羊水混濁のある分娩（全分娩の7〜20％）のうち，2〜9％で発症する．在胎40週以降，胎児機能不全のあった児で頻度が増加する．

5. 気　胸

気胸は，0.1〜0.8％の頻度で発症する．帝王切開で出生した児はリスクが高い．

6. 新生児一過性多呼吸

新生児一過性多呼吸（transient tachypnea of the newborn：TTN）は，気道・肺胞の肺水の吸収遅延が原因で0.3〜3.9％の頻度で発症する．LP児と帝王切開で出生した児のリスクが高い．肺炎と呼吸窮迫症候群との鑑別が難しい．

7. 肺　炎

肺炎は発症頻度の推定は難しいが，0.3％との報告がある．母体絨毛膜羊膜炎，長期破水がリスクとなる．

8. 診　断

診断には，心臓超音波検査所見，母体細菌培養検査などの母体情報が有用である．最初の検査としては，胸部X線検査とSpO_2の評価が必要である．これらの情報から酸素投与の開始とSpO_2モニタリングの継続を決定し，さらに後述する心疾患，感染症との鑑別のため心臓超音波検査，血液検査，細菌培養検査の必要性について検討し，高次医療機関への紹介を考慮する．

心臓循環器系疾患

先天性心疾患は，0.8％の頻度で発症する．心室中隔欠損症が最も多く，その30％を占める[1]．胎児診断される心疾患が増えているが，胎児診断の難しい心疾患も少なくない（大動脈縮窄症・大動脈弓離断症，総肺静脈還流異常症，軽度〜中等度の心室中隔欠損症など）．

1. チアノーゼ性先天性心疾患

総肺静脈還流異常症を除いて呼吸窮迫がなく，チアノーゼが主症状である．チアノーゼは見た目ではわからないこともあり，正期産，正常産でも生後パルスオキシメータによりSpO_2を測定することが大事であり，SpO_2値が90％未満であれば精査が必要である[2]．動脈管閉鎖に伴いチアノーゼの増強，アシドーシスの出現，呼吸窮迫など急激

158

に全身状態が悪化する.

2. 体血流減少型の先天性心疾患

大動脈縮窄・大動脈弓離断症,左心低形成症など動脈管に体血流が依存している先天性心疾患である.生後の動脈管閉鎖により急激な呼吸循環不全(ductal shock)の症状(低血圧,アシドーシス,呼吸窮迫)をきたす.これらの症状は他の重篤な全身疾患(先天代謝異常症,敗血症,副腎不全など)の初期症状であることもあり,迅速な鑑別が必要である.ductal shock出現以前に診断することが重要であり,右上肢と下肢のSpO_2の解離(3%以上)があれば,本疾患かPPHNを疑う[2].

3. 呼吸障害が顕著な先天性心疾患

心室中隔欠損症,動脈管開存症など,肺うっ血から心不全,呼吸障害を呈する.出生直後に心雑音などの症状が出現することは少なく,肺動脈圧が低下する生後1週間頃から心雑音が強くなり症状がはっきりしてくる.

● 細菌感染症

1. 原　因

起炎菌は,母体・産道由来の大腸菌などの腸内細菌,B群溶連菌(group B *Streptococcus*:GBS),リステリアが主である.先天肺炎,敗血症,髄膜炎で発症する.

2. 症　状

呼吸窮迫,循環不全,PPHN,チアノーゼなど,前述の呼吸関連疾患,心臓循環器系疾患の症状と類似し鑑別が重要である.

3. 診　断

母体情報(発熱,血液検査,破水時期,羊水の性状など),特に腟培養の結果は重要な情報となる.上記のような,急激に症状を発症した場合は,常に敗血症を念頭において,血液培養を採取後できるだけ速やかに抗菌薬を投与する.全身状態が不良の場合は,必ずしも髄液検査が必要でなく,髄膜炎に用いられる量の抗菌薬を所定の期間投与する.24~48時間の血液培養結果を待ち,抗菌薬の変更または中止を考える.

文　献

1) Taylor JA, et al.:Routine newborn care. In:Gleason CA, et al.(eds), Avery's disease of the newborn. 9th ed., Elsevier Saunders, Philaderphia, 312-313, 2012
2) Mahle WT, et al.:Endorsement of Health and Human Services recommendation for pulse oximetry screening for critical congenital heart disease. Pediatrics 129:190-192, 2012

[中村友彦]

第Ⅵ章 産科入院中のよくある症状，注意すべき症状への対応

2 黄疸

概要

　黄疸は新生児を取り扱うにあたって最も頻繁に遭遇する臨床症状の1つである．その多くは生理的とされ無症状のうちに自然に消えていくが，病的で重症の黄疸の場合，血中のビリルビンが血液脳関門を越えて中枢神経系に侵入し，その神経毒性により神経障害を引き起こす可能性がある．その神経学的後遺症である核黄疸はすでにわが国では解決済みの問題であるかのように考えられがちであるが，早産児の救命率の向上や診断技術の進歩により現在もなお発生し続けていることが明らかになっている[1]．ビリルビンによる中枢神経障害の初期には，傾眠傾向，吸啜不良，筋緊張低下など，進行すれば，嗜眠，易刺激性，筋緊張亢進，甲高い声などの症状が認められる．これらの症状は新生児，特に早産児にあっては非特異的であって捉えにくいことが多いため，客観的にリスクを評価して適切に管理しなければならない．

新生児評価

1. 生理的黄疸

　新生児は生理的にも高ビリルビン血症を呈しやすい状態にあり，そのピークは日齢4〜6の間にみられることが多い．成人に比べて循環赤血球量が多いことや赤血球の寿命が短いことなどより体内でのビリルビンの生成量が著しく亢進した状態にあること，肝における抱合機能や胆汁への排泄機能が未熟であること，哺乳量が少なく腸管蠕動が弱いと腸管に排泄されたビリルビンが再吸収されてしまうこと（腸肝循環），などが要因となっている．このような生理的な要因により健康な児でも黄疸を示すことはあるが，治療を必要とする一定のレベルを超えなければ問題とはならない．

　母乳栄養に伴って黄疸が顕在化することがあ

る．母乳不足による黄疸は生後1週間以内にみられることが多く，哺乳量や哺乳回数の不足によりビリルビンの腸からの再吸収が増加することが要因となる．日本人に多くみられるUDP-グルクロン酸転移酵素（UGT1A1）遺伝子の多型が母乳栄養に伴う遷延性黄疸の発症に関与しているといわれている[2]．

2. 病的黄疸

　病的黄疸の代表的な原因は母子間の血液型不適合による溶血である．血液型不適合による溶血性黄疸は生理的黄疸と比べると生後早期より出現して急速に進行する場合が多い．生後24時間以内にみられる早発黄疸や急速に顕性化する黄疸を観察した場合は，まず血液型不適合による溶血を疑って速やかに診断と治療を行う必要がある．敗血症など様々な感染症の場合にも，溶血の亢進や胆汁のうっ滞によって，間接あるいは直接ビリルビン値が上昇し黄疸を発症することがある．病的黄疸では単なる黄疸に対する治療のみならず，原因疾患に関する評価と治療が必要である．

検査

　血中のビリルビン値の測定には，血清によるビリルビン濃度測定と全血による総ビリルビン濃度測定がある．日常の黄疸のモニタリングには経皮黄疸計が広く用いられているが，経皮黄疸計については別項（第Ⅴ章8）を参照されたい．血清ビリルビン濃度の測定法には，吸光法，ジアゾ法，酵素法などがある．血中でアルブミンと結合せず遊離した状態で存在するアンバウンドビリルビン（unbound bilirubin：UB）の濃度は中枢神経毒性の示標となると考えられており，血清UB濃度測定も新生児黄疸の管理に用いられている[3]．

　溶血性黄疸が疑われる場合には，母子の血液型測定や児の網赤芽球数，直接Coombs試験などの

表1 血清TB，UB濃度による光線療法・交換輸血療法の適応基準

A. 血清総ビリルビン（TB）濃度による基準

出生体重	生後時間					
	＜24	＜48	＜72	＜96	＜120	≧120
＜1,000 g	5/8	6/10	6/12	8/12	8/15	10/15
＜1,500 g	6/10	8/12	8/15	10/15	10/18	12/18
＜2,500 g	8/10	10/15	12/18	15/20	15/20	18/20
≧2,500 g	10/12	12/18	15/20	18/22	18/25	18/25

B. 血清アンバウンドビリルビン（UB）濃度による基準

出生体重	光線療法	交換輸血
＜1,500 g	0.3	0.8
≧1,500 g	0.6	1.0

（光線療法／交換輸血）

判定：血清TB値あるいは血清UB値のいずれかが基準値を超えた場合には，光線療法，交換輸血療法の適応とする

〔神戸大学医学部小児科（編）：高ビリルビン血症の管理．新版未熟児新生児の管理．第4版，日本小児医事出版社，225-240，2000〕

検査を行う．ABO不適合の場合，直接Coombs試験は陰性もしくは弱陽性を示すことが多いが，児と同型の成人血球を用いた間接Coombs試験や抗体解離試験が陽性であればABO不適合による溶血と診断される．

治　療

新生児黄疸の治療には，血中からビリルビンを除去することを目的とする治療，原因疾患に対する治療，核黄疸のリスク因子の除去を目的とする治療がある．高ビリルビン血症自体に対する治療としては光線療法と交換輸血療法がある．光線療法と交換輸血の適応基準を**表1**に示すが[3]，村田・井村の基準[4]や独自に設けた基準を用いている施設もある．ただ単に血清ビリルビン値のみで治療を決定するのではなく，病態に応じて他の治療の選択肢（補液，アルブミンやガンマグロブリンなどの薬物療法など）も考慮しながら治療方針を決定すべきものであると考えられる[5]．

1. 光線療法

光線療法の効果は，皮膚や皮下組織に分布するビリルビンの分子が照射された光のエネルギーによって水溶性の異性体に変化し，肝臓で抱合を受けることなくそのまま胆汁中や尿中に排泄されて血中のビリルビンが減少することによると考えられている．生体に投与される他の薬物と同様に，光線療法も光源の種類と強さ，光源と児との距離，照射される皮膚の面積に応じて用量依存性に効果を示す．光源としては，ビリルビンと皮膚の光学的性質より青色〜緑色の波長（425〜490 nm）をもつものが効果的とされている．近年では，蛍光管に代わってLEDなどを光源とした照射装置が用いられている．LEDは光源としての寿命が長いだけでなく，蛍光管やスポットライトと異なって熱を発することが少なく高体温となる可能性が低いことが特徴である．児の背部より照射するタイプでは母子同室での使用も可能である．児の上方と下方から同時に照射するなど，これらの機器を組み合わせて使用することによって，より効率の高い光線療法を行うこともできる．

2. 交換輸血療法

交換輸血は重症黄疸に対する最も効率よく確実な治療法として行われてきた．しかし，RhD不適合による溶血性黄疸が激減したことや強化光線療法，ガンマグロブリン療法など黄疸管理の進歩と多様化により，交換輸血が黄疸の治療として実施されることは少なくなってきている．溶血性黄疸の治療としては，以下の目的で行われる．①血中からのビリルビンの除去，②感作された赤血球，抗体の除去，③抗原性のない赤血球の供給，④貧血の改善，などである．使用する血液は，RhD不適合例の場合はABO同型でRhD陰性の血液を用いる．ABO不適合例では，O型赤血球＋AB型血漿の合成血を用いるが，準備できない場合にはO型の血液を用いる．

3. 薬物療法

1）ガンマグロブリン静注療法

血液型不適合による溶血性黄疸に対する治療としてガンマグロブリン静注療法（intravenous immunoglobulin：IVIG）は有効であり，交換輸血の適応となる症例を減らすことが報告されている[6]．交換輸血に伴うリスクを考慮すればIVIGは

溶血性黄疸の治療として推奨されるべきであるが，予防投与については推奨されていない．アメリカ小児科学会のガイドラインでは，血液型不適合による溶血性黄疸で，血清総ビリルビン値が強化光線療法を行っても上昇する場合，交換輸血基準の2〜3 mg/dL以内となった場合に，IVIG（0.5〜1.0 g/kg）の投与を推奨している[7]．わが国でもすでに臨床レベルで多くの症例に対して行われているが，いまだ適応外使用となっている．

2）アルブミン静注療法

低アルブミン血症は血中UB濃度を増やして神経障害のリスクを高めると考えられる．特に早産児などハイリスク児では低アルブミン血症は核黄疸のリスク因子である．血清アルブミンが低値でUB高値の場合にはアルブミン輸注が考慮される[5]．Hosonoらは，交換輸血の適応のある高UB血症の非溶血性黄疸に対して，強化光線療法にアルブミン静注を併用することによってより迅速に血清UB値を下げる効果があったと報告している[8]．

注意点

病的黄疸，特に生後24時間以内に発症する早発黄疸を見逃すことなくモニターし，生理的黄疸と区別して対処すべきである．

母乳栄養に伴う黄疸では母乳不足が背景になっている場合があり，母乳分泌の評価を行うとともに頻回授乳を促し，場合によっては人工乳の補足も考慮する．

早産児ではいまだに核黄疸の症例報告が相次いでおり，それらの症例では生後2，3週を過ぎてから血清ビリルビン値がピークを示している場合が多く，長期的な管理が必要である[1]．

家族への説明

新生児黄疸に対するモニタリングや治療（おもに光線療法）を行うことの意義や方法，経過の見通しを家族に十分に説明しておく必要がある．光線療法を行う場合は治療の効果を確保しながらも母子分離を可能な限り回避するように配慮することが望まれる．

専門医へのコンサルト

早発黄疸の場合，血液型不適合による溶血などで急速に黄疸が進行する可能性があり，単に光線療法のみで管理できない場合も多く，専門医へのコンサルトが必要である．哺乳不良や活気不良，発熱などの症状を伴う場合は，ビリルビンによる神経症状の発現であったり，感染症などの合併症が背景にあったりする場合があるので，専門医へのコンサルトを要する．

文　献

1) 中村　肇，他：早産児の黄疸管理の現状と課題．日本未熟児新生児学会雑誌 26：57-66，2014
2) Maruo Y, et al.：Bilirubin uridine diphosphate-glucuronosyltransferase variation is a genetic basis of breast milk jaundice. J Pediatr 165：36-41, 2014
3) 神戸大学医学部小児科（編）：高ビリルビン血症の管理．新版未熟児新生児の管理．第4版，日本小児医事出版社，225-240，2000
4) 井村総一：新生児黄疸の治療　光線療法の適応基準と副作用の防止．日本臨牀 43：1741-1748，1985
5) Yokota T, et al.：Novel treatment strategy for Japanese newborns with high serum unbound bilirubin. Pediatr Int 55：54-59, 2013
6) Alcock GS, et al.：Immunoglobulin infusion for isoimmune haemolytic jaundice in neonate. Cochrane Database Syst Rev 3：CD003313, 2002
7) American Academy of Pediatrics Subcommittee on Hyperbilirubinemia：Management of hyperbilirubinemia in the newborn infant 35 or more weeks of gestation. Pediatrics 114：297-316, 2004
8) Hosono S, et al.：Effects of albumin infusion therapy on total and unbound bilirubin values in term infants with intensive phototherapy. Pediatr Int 43：8-11, 2001

[米谷昌彦]

第Ⅵ章 産科入院中のよくある症状，注意すべき症状への対応

3 発熱，体温低下

◯ 概　要

　新生児は，出生直後から様々な要因により体温が変動しやすいため，発熱・体温低下を認めやすい．発熱・体温低下を認めた際は，それが環境に起因しているのか，敗血症などの疾患に起因しているのか，鑑別することが重要である．環境による発熱・体温低下であったとしても，重症化すると新生児の恒常性を崩し，播種性血管内凝固（disseminated intravascular coagulation：DIC）など様々な二次的な症状を呈し死亡する可能性がある．したがって，医原性疾患に対する不必要な医療を避けるためにも，出生直後から発熱・体温低下をきたさないように管理することが大切である．一方で，疾患による発熱・体温低下であれば，重症疾患の可能性があり，ただちに評価し，必要に応じて治療を開始する．

◯ 新生児評価

　新生児が適切な体温管理がなされているか評価することが大切である．

1. 新生児の適切な体温

　新生児の適切な体温の正常範囲の報告は様々であるが，深部体温が36.5〜37.5℃とされることが多い[1〜4]．アメリカ小児科学会（American Academy of Pediatrics）とアメリカ産科婦人科学会（American College of Obstetricians and Gynecologists）は，新生児の深部体温を出生直後は36.5℃を目標とし，36.5〜37.5℃に保てれば退院としている[2]．著書によっては，新生児の正常な体温は，皮膚温では36〜36.5℃，深部体温では36.5〜37.5℃と記載されている[3]．さらに，健康な新生児では，深部体温は36〜37.9℃であったという報告もある[5]．

2. 分娩室での体温管理

　出生直後より適切な体温管理を行うことが，医原性二次的疾患の予防につながる．出生後，分娩室から病棟に移動するまでの間に，低体温になってしまうことがあるため，出生直後の蘇生開始の時点から，適切に保温する．分娩室を適切な室温に保つこと，出生後ただちに皮膚乾燥を行うことが重要である．分娩室の室温は，世界保健機関（World Health Organization：WHO）では少なくとも25（〜28）℃が勧められており，通常の室温であった場合，新生児の体温は分娩室で2〜3℃低下する[2,4]．出生直後の熱喪失の半分以上は蒸散によるため，出生後ただちに羊水を拭き取り皮膚乾燥を行わなかった場合，1分ごとに体温が1℃低下する[1]．

　出生直後は，まず，事前に温めてある開放型保育器（ラジアントウォーマー）の上に移動する．すぐに清拭し乾かす（特に頭部）．濡れた毛布を取り換え，事前に温めてあるブランケットにくるむ．帽子を被せる．新生児に接触するものは事前に温めておく．帽子は頭皮からの熱喪失回避に有用であるが，ウールの帽子だけが効果的だとする報告もある．サーボコントロールを用いる場合は，皮膚温を36.5℃に保つようにする[6]．

3. 新生児室での体温管理

　新生児が正常な体温を維持するため，中性温度環境（neutral thermal environment）を保つことが大切である[3,6]．中性温度環境は，代謝と酸素消費が最少となる環境温と定義され，生後0時間は約33℃で，その後日齢14までは29〜33℃とされる[7]．新生児室の室温は22〜26℃に維持するという著書もある[2]．

　新生児の検温は，通常，腋窩温で行われる[2]．腋窩は表皮であるが，十分温めれば深部体温と同等に扱われる．しかし，腋窩温は必ずしも深部体

163

表1　新生児の発熱・体温低下の鑑別疾患

発熱	体温低下
・感染症 　　細菌感染症 　　ウイルス感染症（特に単純ヘルペスウイルス） ・脱水（日齢3〜4に多い） ・頭蓋内出血（随伴症状が乏しい） ・けいれん重積 ・甲状腺機能亢進 ・脊髄神経腸管嚢腫 ・薬物（プロスタグランジン E_1 など） ・Riley-day 症候群	・感染症 　　細菌感染症 　　ウイルス感染症（特に単純ヘルペスウイルス） ・仮死 ・低酸素血症 ・低血糖 ・甲状腺機能低下 ・中枢神経疾患 ・薬物（β 遮断薬など） ・先天代謝異常症

〔Smith JB：Care of the healthy newborn. In：Gleason CA, et al.（eds）, Avery's Diseases of the Newborn. 9th ed., Elsevier Saunders, Philadelphia, 277-340, 2011/Carlo WA：The new born infant. In：Kliegman RM, et al.（eds）, Nelson Textbook of Pediatrics 20th ed., Eslevier, Philadelphia, 794-802, 2015/Eyal FG：Temperature Regulation. In：Gomella TL, et al.（eds）, Neonatology. 7th ed., McGraw-Hill Education, New York, 65-70, 2014/Baumgart S, et al.：Temperature regulation of the premature neonate. In：Gleason CA, et al.（eds）, Avery's Diseases of the Newborn. 9th ed., Elsevier Saunders, Philadelphia, 357-366, 2011 より改変〕

温を厳密に反映せず，深部体温より0.5〜1℃低いこともある[3,8]．検温の間隔は状況によるが，日齢2までは4時間以上ごと，日齢3以降は8時間以上ごとである[2]．

検査・治療

発熱・体温低下を認めた際には，まず，先に記載したような適切な体温管理がなされているか確認する．次に，二次的な疾患を防ぐため，ただちに復温を開始する．復温と並行して，発熱・体温低下が，環境に起因しているか，疾患に起因しているか，鑑別診断を進めることが重要である．発熱・体温低下以外に随伴症状がある場合は，発熱・体温低下が重度か，疾患に起因している可能性が高い．発熱・体温低下の鑑別診断を表1に列挙し，各論については本項では割愛する[1〜3,9]．

1. 発熱の場合

新生児は発汗が少なく熱の喪失が少ない．そのため発熱しやすく，新生児の1〜2.5％が発熱する[9]．保温しすぎたり，保育器が日光にあたっていたり，サーボコントロールの体温プローブの接触不良などで発熱する[6,9]．分娩時に硬膜外麻酔を行われた母から出生した児は，母の硬膜外麻酔による体温上昇により，二次的に発熱するという報告がある[9]．発熱した場合も体温低下と同様に，代謝と酸素消費が亢進する．その結果，頻脈，多

呼吸，易刺激性，無呼吸，周期性呼吸などがある[3]．代償しきれなくなると，脱水，アシドーシス，脳障害，死亡などにつながる[3]．

新生児が発熱している場合は，熱源や覆っているものを除く．

2. 体温低下の場合

新生児は，成人と比べて，体重に比して体表面積が3倍であり，熱の喪失は4倍であるため，体温低下をきたしやすい[2]．しかし，新生児は脂肪滴とミトコンドリアの豊富な褐色脂肪組織が多く，寒冷刺激によってノルアドレナリンの分泌が促進されると，褐色脂肪組織で熱が産生される（非ふるえ性熱産生；non-shivering thermogenesis）[6]．そのため，通常は代謝と酸素消費の亢進により2，3時間は熱産生し，代償することができる[10]．熱喪失の代償の結果として，代謝性アシドーシス，低酸素血症，低血糖，成長障害，無呼吸，肺高血圧などが起こる[2,3]．代償しきれなくなると，低体温となり，凝固異常（DICや頭蓋内出血），ショック，洞性徐脈に至る[3]．典型的には，新生児は生後1時間は体温低下し，その後生後12時間まで体温は徐々に上昇する[1]．日齢1までに新生児の体温は安定するが，沐浴やストレスで容易に熱喪失する[5]．

急速復温がよいか緩徐な復温がよいか，議論はわかれるが，近年は急速復温が勧められる傾向に

ある．復温中は，無呼吸や低血圧，電解質異常（Ca^{2+}，K^+）をきたす可能性があり注意する[3]．1時間に1℃の復温（緩徐な場合は0.5℃まで）を行う方法や，皮膚温が深部体温より1℃以上高くならないように復温（緩徐な復温）を行う方法などがある[3,6]．復温の手段として，閉鎖型・開放型保育器などがある．

注意点

腋窩温が正確に深部体温を反映せず皮膚温に近い場合があるため，腋窩温で発熱・体温低下を認めた際には，直腸温により深部体温を確認する．環境に起因する発熱では皮膚温が深部体温より高く，体温低下では皮膚温が深部体温より低い．一方，疾患による発熱では深部体温が皮膚温より高く，体温低下では深部体温が皮膚温より低い．真の発熱であれば，保育器の温度が低く末梢血管収縮による四肢冷汗を認める可能性がある[6]．敗血症では必ずしも発熱を伴わず，体温低下を認める場合もあることに注意する[1]．低出生体重児・早産児は体温低下をきたしやすく，巨大児は発熱しやすい．

家族への説明

新生児は体温が変動しやすく，環境によって発熱・体温低下しやすい．適切な環境に整えることで，通常は数時間以内に正常な体温になる．体温低下を認める場合は一時的に保育器に収容することもあるが，通常は日齢1には体温は安定する．発熱・体温低下が一過性で新生児が元気な場合は，多くは環境による発熱・体温低下であり，特に心配いらない．しかし，発熱・体温低下が数時間以上遷延する場合や随伴症状を認める場合は，病的疾患による発熱・体温低下の可能性があり，検査・治療が必要である．

専門医へのコンサルト

発熱・体温低下が数時間以上遷延する場合や随伴症状を認める場合は，表1のような疾患である可能性があるので，適宜，専門医へコンサルトする必要がある．特に細菌感染症を疑い，暫定的に抗菌薬治療を行う場合は，治療反応性が悪ければただちに専門医へコンサルトするべきである．

文 献

1) Smith JB：Care of the healthy newborn. In：Gleason CA, et al.(eds), Avery's Diseases of the Newborn. 9th ed., Elsevier Saunders, Philadelphia, 277-340, 2011
2) Carlo WA：The new born infant. In：Kliegman RM, et al.(eds), Nelson Textbook of Pediatrics 20th ed., Eslevier, Philadelphia, 794-802, 2015
3) Eyal FG：Temperature Regulation. In：Gomella TL, et al.(eds), Neonatology. 7th ed., McGraw-Hill Education, New York, 65-70, 2014
4) World Health Organisation：Thermal Protection of the Newborn：a practical guide. Geneva, Switzerland：World Health Organisation；1997. WHO/RHT/MSM/97.2
http://apps.who.int/iris/bitstream/10665/63986/1/WHO_RHT_MSM_97.2.pdf
5) Takayama JI, et al.：Body temperature of newborns：what is normal? Clin Pediatr(Phila)39：503-510, 2000
6) Chatson K：Temperature Control. In：Cloherty JP, et al.(eds), Manual of Neonatal Care. 7th ed., Lippincott Williams & Wilkins, Philadelphia, 178-184, 2014
7) Scopes JW, et al.：Range of critical temperatures in sick and premature newborn babies. Arch Dis Child 41：417-419, 1966
8) Hutton S, et al.：Accuracy of different temperature devices in the postpartum population. J Obstet Gynecol Neonatal Nurs 38：42-49, 2009
9) Baumgart S, et al.：Temperature regulation of the premature neonate. In：Gleason CA, et al.(eds), Avery's Diseases of the Newborn. 9th ed., Elsevier Saunders, Philadelphia, 357-366, 2011
10) Aylott M：The neonatal energy triangle. Part 2：Thermoregulatory and respiratory adaption. Paediatr Nurs 18：38-42, 2006

[有光威志／池田一成]

第VI章 産科入院中のよくある症状，注意すべき症状への対応

4 発 疹

新生児期には，生理的なものも含めてこの時期に特徴的な皮膚の症状が認められ，その時期以後では経験されないようなものも多い．先天的・遺伝的に重大な病変を示す疾患はそれほど多くはない．まず，日常的なものを主体に新生児の皮膚の変化を表1，図1にまとめた[1]．発症頻度からわかるように，これらは大部分の新生児にもみられるものであるが，きっちりとした診断をつけることは必ずしも容易ではない．

発疹をきたす病的な状態もたくさんあるが，ここでは感染性のものを中心に，比較的頻度が多いと思われるものを中心に述べる．当然であるが，発疹のみで診断することは間違いで，母親の妊娠分娩歴，また児の症状，検査結果も必要になることが多い．また，新生児を裸にして，口の中も含めて全身をくまなく視診するとともに，触診することも非常に大切である．本項では出血点に関しても少しふれる．また，病的な発疹のすべてを網羅できていないことをお断りしておく．

図1　中毒性紅斑〔口絵1；p.ii〕

表1　新生児の皮膚の変化

	皮膚病変	発生頻度(%)	症状	初発日齢	経過日数
1	中毒性紅斑	37.6	中央に浮腫性丘疹のある，散在性大小不同の紅斑(図1)	2.0	2.2
2	斑状紅斑	62.3	斑状の大小不同，円形ないし不正形の紅斑で，点状でないもの	3.4	2.2
3	点状紅斑	40.2	点状の紅斑で，散在性，一部集簇性にみられるもの，一般に数は少ない	2.9	2.2
4	Salmon斑	27.1	出生時より眉間，眼瞼，項部などにみられる自然消退する紅斑	0	5.8
5	肛囲皮膚炎	45.1	肛門を中心に左右殿部に生ずる紅斑，その程度により治療の対象となることもある	4.9	2.8
6	水晶様汗疹	14	透明な露滴様の散在性小水疱で，いわゆる白いあせもである	5.1	2.9
7	鱗屑	54.6	粃糠様ではない，やや大きな角層の剥脱	3.4	3.9
8	網状皮斑	3.8	淡紫紅色の網状あるいは大理石紋様の斑，おもに体幹，四肢にみられる	4.5	3.3
9	陰部色素沈着	17.9	出生時に外性器にみられる黒褐色色素沈着．副腎皮質過形成との鑑別が必要なこともある	0	6.6
10	処女膜ポリープ状浮腫	10.2	処女膜の浮腫による腟前庭部のポリープ状の腫脹	0.9	5.8
11	膿疱	7.7	無菌性の乳白色ないし黄白色膿疱	3.6	2.1
12	紫斑	18	多くは点状，血小板低下に起因することもある	0.9	3.0
13	脾粒腫	11.5	顔面に好発する	2.1	3.8
14	鼻皮脂	87.3	鼻尖部の黄白色点状皮疹で，脂腺の肥大が透見されているもの	0.9	8.4

〔山本一哉：皮膚の異常．奥山和男(監修)，新生児の診療と検査．改訂第2版，東京医学社，243-248，1989 より一部改変〕

ウイルス感染症

・ヘルペス感染症[2]

新生児の単純ヘルペスウイルス感染症は、妊娠早期に子宮内感染により発症する先天性と、分娩時および生後早期に発症する新生児ヘルペス感染症に分類される。産道感染が多く、激烈に発症することもある。典型的には皮膚に水疱を認めるが、最重症の経過をとる全身型でも1/3以上は経過を通して皮膚症状は示さない。早期診断・早期治療が最も大切であり、母親の性器ヘルペスの有無だけでなく、新生児の症状から少しでも疑われれば早期治療をはじめるべきである。早期から発熱や肝機能異常を呈することが多いが、専門医へのコンサルトは、所見がそろっていなくても疑われれば早急にするべきと思われる。治療が遅れるといまだに致死率・後障害率は高い。

真菌感染症

新生児カンジダ症は様々な病態があり、口腔内カンジダ症からおむつ皮膚炎、重症型真菌性皮膚炎、真菌性敗血症がある。

1. 口腔内カンジダ症（鵞口瘡）[3]

新生児期・乳児期のいつでも観察される、頻度もかなり多いものである。出生直後の発症は、外陰部からカンジダが検出された母親から出生した児に多い。口腔粘膜に白色の粘膜疹を認めることが多いが、歯槽に認めることもある。

2. 重症型真菌性皮膚炎（図2）

一般に、在胎26週未満や出生後のステロイド投与などがリスク因子となるが、母親の外陰部カンジダ症から経腟分娩で出生した正期産児でも、生後数日で図2のように広範囲のカンジダ性皮膚炎を引き起こすこともある。本症例は、全身状態がよく発熱も認めていないが、抗真菌薬の全身投与を行って速やかに改善している。

細菌感染症

1. 新生児TSS様発疹症

新生児TSS様発疹症（neonatal toxic shock syndrome-like exanthematous disease：NTED）の症例写真を図3[4]に呈示する。詳細は別項（本章25）に譲る。

2. ブドウ球菌性熱傷様皮膚症候群[5]

ブドウ球菌性熱傷様皮膚症候群（staphylococcal scalded skin syndrome：SSSS）は表皮剥脱毒素（exfoliative toxin：ET）産生性の黄色ブドウ球菌感染が原因である。全身の皮膚が熱傷のように紅色を呈し、皮膚剥脱を伴い、時に致命的になることもある。ブドウ球菌は、メチシリン感受性黄色ブドウ球菌（methicillin-sensitive *Staphylococcus aureus*：MSSA）もメチシリン耐性黄色ブドウ球菌（methicillin-resistant *Staphylococcus aureus*：MRSA）もありうる。また、全身の皮膚が剥脱する時期には、点滴を固定するテープにもすぐに皮膚が剥脱し、非常に難渋することもある。

その他

1. 湿疹、おむつかぶれ

清潔・保湿が基本であるが、難治性のときは皮

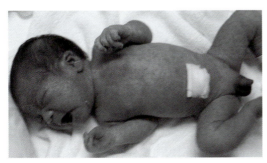

図2　重症型真菌性皮膚炎〔口絵2；p.ii〕

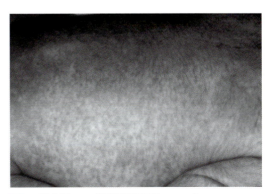

図3　新生児TSS様発疹症〔口絵3；p.ii〕
〔Takahashi N, et al.：Overall picture of an emerging neonatal infectious disease induced by a superantigenic exotoxin mainly produced by methicillin-resistant Staphylococcus aureus. Microbiol Immunol 57：737-745, 2013〕

膚科にコンサルトするべきである.

2. 脂漏性湿疹

　主として母体由来の性ホルモン作用の活動亢進により生じると考えられる. 脂漏部位の黄色調の厚い鱗屑としてはじまることが多く, やがてその部の皮膚に紅斑を伴うようになってくる. 掻痒感はあっても軽度であり, 通常のスキンケアを基本にした対応でよいと思われるが, 重症ではステロイド塗布を考慮することもあり, 皮膚科医にコンサルトする. 頭部では, 一時的な脱毛を認めることがある.

3. 点状出血

　顔面, 頸部, 胸部, 殿部などに少数の点状出血(圧迫しても消失しない)を認めることは決してまれではない. 原因としては, 産道を通過するときに胸腔内圧が上昇して静脈圧が上昇することによると考えられる. 頸部に臍帯巻絡があるときには頸部から上に点状出血を認めることが多い. しかし, 新鮮な(つまり, 紫色ではなく, 紅色の)点状出血が広がってくるようであれば, たとえ全身状態が悪くなくても一度は血小板数を確認したほうがよい. 血小板減少の原因は多岐にわたり, 成書を参考にされたいが, 同種免疫性の血小板減少症など, 血小板低下以外の所見や症状がない, 一見元気そうにみえる重篤な病態が潜んでいる可能性もある.

文　献

1) 山本一哉：皮膚の異常. 奥山和男(監修), 新生児の診療と検査. 改訂第2版, 東京医学社, 243-248, 1989
2) 國方徹也：ヘルペスウイルス感染症. 周産期医学 41(増刊)：608-609, 2011
3) 二村真秀：真菌感染症. 周産期医学 37(増刊)：610-613, 2007
4) Takahashi N, et al.：Overall picture of an emerging neonatal infectious disease induced by a superantigenic exotoxin mainly produced by methicillin-resistant Staphylococcus aureus. Microbiol Immunol 57：737-745, 2013
5) 馬場直子：新生児皮膚疾患. 周産期医学 41(増刊)：785-788, 2011

[國方徹也]

第VI章 産科入院中のよくある症状，注意すべき症状への対応

5 心雑音

概要

正常新生児の聴診を含めた初回の診察は，生後24時間以内が望ましい[1]．それまでに助産師や産婦人科医による一通りのチェックはなされるが，(新生児の主たる専門家である)小児科医の診察は欠かせない．また，心疾患のすべてが心雑音や心音異常をきたすとは限らず，むしろ重篤な心疾患ほど心雑音が聴取されないことは銘記すべきで，その際には，心雑音以外の心徴候，すなわち，チアノーゼ，呼吸異常，哺乳不良などを総合的に判断して心疾患の存在を疑うことが肝要である[2]．また，心室中隔欠損などのシャント性心疾患の多くは生直後ではなく，肺血管抵抗の低下する数日後のほうが心雑音ははっきり聞こえるので，退院前の再評価も初回診察と同様に重要である[1]．近年では，胎児超音波スクリーニングで重大な心疾患が出生前に診断される機会も増えてきたが，わが国ではまだ，そのスクリーニング体制は十分とはいえず，施設による差異も大きいため，出生後の聴診が心疾患発見に重要な診療手技であることに変わりはない．

新生児評価

心雑音は心血管における乱流などの血流異常が発生する場合に聴取される．前述のとおり，新生児期早期の特徴として，肺血管抵抗の急激な低下があげられる．それに伴って左右シャント血流などが増加することではじめて乱流が発生し，心雑音として聴取される場合も多い．たとえば，頻度の高い心室中隔欠損でも出生直後は心雑音は聴取されにくく，肺血管抵抗が自然に低下する数日後から，シャント血流の増加に伴い徐々に聴取されるようになる[3]．同様な理由で肺動脈弁狭窄(を含む心疾患)も心雑音は出生直後よりその後のほう

が明瞭となる．図1に肺血管抵抗の低下に伴う肺血流の増加を示した．

心雑音の評価は次のような観点から丹念に聴取する．すなわち，①時相(収縮期か連続性かなど)，②最強点(半月弁領域か房室弁領域かなど)，③心雑音の大きさ(Levine分類)，④雑音の性質などであり，これらによっていくつかの心疾患が想定される[4]．例として，時相でいえば，新生児期の連続性雑音(といっても強弱があり収縮期が主体)といえば動脈管開存症やまれに冠動静脈瘻がある．拡張期雑音は僧帽弁狭窄と三尖弁狭窄，または大動脈弁逆流と肺動脈弁逆流が考えられるが新生児ではまず聴取されない．収縮期と拡張期に聴取する心雑音として，半月弁の異形成を伴う総動脈幹症やFallot四徴症に合併する肺動脈弁欠損(痕跡

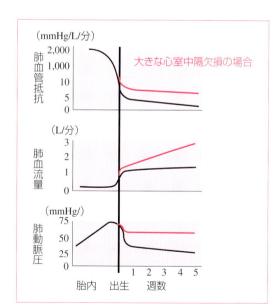

図1 出生前後の肺動脈系の変化
出生後には急激に肺血管抵抗が下がる．それに伴い肺動脈圧は低下し肺血流が増える．心室中隔欠損でも同様なことが起こるが，肺血流の増加ほどは肺動脈圧は下がらないため，すぐに心雑音が聞こえるとは限らない

	①胸骨右縁上部	大動脈弁狭窄
収縮期	②胸骨左縁上部	心房中隔欠損，肺動脈弁狭窄
	③胸骨左縁中部	心室中隔欠損（流出路型），大動脈弁狭窄，Fallot 四徴などの肺動脈弁下部狭窄
	④胸骨左縁下部	心室中隔欠損，三尖弁閉鎖不全
	⑤心尖部	僧帽弁閉鎖不全
拡張期	③胸骨左縁中部	肺動脈弁閉鎖不全，大動脈弁閉鎖不全
	⑤心尖部	僧帽弁狭窄
連続性	②胸骨左縁上部	動脈管開存

図2　心雑音の種類と聴取部位

新生児期によく聴取する収縮期雑音の場合，第2肋間胸骨左縁では肺動脈狭窄や心室中隔欠損の円錐部欠損など，同右縁では大動脈狭窄など，第3〜4肋間胸骨左縁では房室弁逆流や心室中隔欠損を考える
〔山田浩之：心雑音．三浦　大（編），はじめて学ぶ小児循環器．診断と治療社，2-5，2015〕

的な異形成弁を有する）があり，弁狭窄と弁逆流による特徴的な to and fro murmur（sawing sound：のこぎり様心雑音）を呈する．心雑音の最強点によっては，同じ収縮期雑音でも胸骨左縁第2肋間では肺動脈領域となり肺動脈弁狭窄（右縁で心窩部に放散する場合は大動脈弁狭窄）が考えられ，第4肋間では心室中隔欠損や房室弁逆流などが考えられる．心雑音の種類と部位による心疾患の鑑別を図2に示した[5]．

新生児における心雑音の多くは収縮期雑音であるが，収縮期雑音には病的なものと機能性のものがある．拡張期雑音の存在は明らかに異常である〔大きな心室中隔欠損などで生じる拡張期ランブル（rumble）音など〕．出生後，一過性に聴取される無害性心雑音も多く，動脈管自然閉鎖の過程で聞かれる連続性心雑音や，難産などストレスのある分娩後に発生する一時的な三尖弁逆流による収縮期心雑音もよく経験する．これらの場合は次第に雑音が消失していくので病的な心雑音とは経過が逆である．

検査・治療

心雑音を聴取した場合，聴診技術によってある程度の評価は可能であるが，付随する症状や身体所見が心疾患の重症度評価には欠かせない．チアノーゼや呼吸障害（多呼吸，陥没呼吸など），哺乳不良，肝腫大，末梢循環不全，脈触知不良などがないか，全身を丹念に診察する．肺動脈閉鎖など

肺血流減少型の心疾患では「比較的呼吸が安定しているにもかかわらずチアノーゼが目立つ」という特色がある．脈診では大腿動脈の触知は重要で，大動脈縮窄・大動脈弓離断，左心低形成症候群などの左心閉塞性疾患では動脈管の狭小化とともに触れなくなる．肝腫大の存在は心疾患なら心不全を意味し重症である．

診察以外では経皮的酸素飽和度（SpO_2）による評価が重要である．別項（**本章10**）でも解説するが肉眼的なチアノーゼは新生児であっても SpO_2 が85% を下回るような低値でないとなかなか気づかない[6]．一方，呼吸障害はシャント性心疾患で肺血流が増加した場合に生じる．心疾患が疑われる場合には，SpO_2モニター装着（上肢と下肢），血圧測定，血液ガス分析，胸部 X 線，心電図，心臓超音波などによる診断に進む．心雑音の原因は心臓超音波，特にドプラによる乱流発生部位の検出で診断される．心臓超音波は循環器を専門としない小児科医であっても積極的に使用してよいが，異常がある場合には小児循環器専門医に相談する．基本的な描出方法や個々の心疾患の診断は成書に譲る．

治療は専門医の指導のもとに入院したうえで行うのが望ましい．緊急性があるとすれば，心臓超音波で ductal shock（ダクタルショック：体血流を動脈管に依存する左心閉塞性疾患で動脈管閉鎖によって起こる組織の虚血状態）を診断した場合であり，プロスタグランジン（Lipo PGE$_1$ または PGE$_1$）

表1　心雑音の聞こえない心疾患

チアノーゼを伴う	完全大血管転位(心室中隔欠損を伴わない) 総肺静脈還流異常
軽度のチアノーゼ	左心低形成症候群
チアノーゼを伴わない	大動脈縮窄・大動脈弓離断複合(心室中隔欠損を伴う) 大きな心室中隔欠損 心房中隔欠損 修正大血管転位(他に心疾患のないもの) 心筋疾患(心内膜線維弾性症,肥大型心筋症,拡張型心筋症)

による持続静注が早急に必要となる．同様に肺血流を動脈管に依存する右心閉塞性疾患(肺動脈閉鎖・高度狭窄)でもプロスタグランジンは必要であるが専門機関に入院してからでもよい．プロスタグランジンの副作用である無呼吸発作には注意が必要で，搬送など移送中に発生しないようにしなければならない．

注意点

心雑音では発見できない心疾患としては表1のようなものがあげられる．これらの心疾患の検出には心雑音以外の心徴候，すなわちチアノーゼ，呼吸異常，哺乳困難などの存在に注意する．完全大血管転位や総肺静脈還流異常(特に肺静脈閉塞が強い型)などは高度のチアノーゼが同時に存在するため心雑音がなくとも心疾患を疑うことは可能である．しかし，チアノーゼが軽度ないしは認めない左心低形成症候群や大動脈縮窄・大動脈弓離断では gallop(ギャロップ)音(異常なIII音，IV音)やII音の亢進などの心音異常で判別する．こうした異常心音の聞き分けは経験を積む必要があり，また，常日頃から正常新生児の心音を聞いておかないと判別できない．動脈管が閉鎖する前にピックアップしないと ductal shock に陥る．この際には心臓超音波の前に SpO_2 モニターによる上肢下肢の差なども判断材料となる．

家族への説明

産科病棟での正常新生児診察や産科クリニックでの新生児診察で心雑音を聴取した場合，チアノーゼや呼吸障害，哺乳不良など心雑音以外の症状があれば，重篤な心疾患の鑑別が必要であると説明し，ただちに対応可能な病院への転院や搬送を考慮する．病院内に心疾患の判別ができる上級医や専門医がいる場合にはただちに相談すべきである．逆に，心雑音以外の症状がない場合には緊急性はないので，退院後に病院を受診して心疾患の評価をするように紹介する．重症度に応じた説明が求められるので必要以上に家族を不安にさせる言動は慎む．それ以上の内容は心臓超音波検査で診断する医師に委ねてもよい．

専門医へのコンサルト

新生児早期に明らかな心雑音を認めた場合には，やはり退院前後に心臓超音波による確定診断は必要である．心雑音以外の付随症状により，緊急性があるかどうかを判断したうえで相談する時期も考慮しなければならない．

文献

1) 日本未熟児新生児学会医療供給体制検討委員会：正常新生児の望ましい診療・ケア．日本未熟児新生児学会雑誌 24：419-441，2012
2) 与田仁志：先天性心疾患が疑われる児が出生したら．小児科診療 66：405-413，2003
3) Rudolph AM：The change in the circulation after birth. Their importance in congenital heart disease. Circulation 41：343-359, 1970
4) Mackie AS, et al.：Can cardiologists distinguish innocent from pathologic murmurs in neonates? J Pediatr 154：50-54, 2009
5) 山田浩之：心雑音．三浦 大(編)，はじめて学ぶ小児循環器．診断と治療社，2-5，2015
6) Allen HD, et al.：History and Physical Examination. In：Allen HD, et al.(eds.), Moss and Adams' Heart disease in Infants, Children, and Adolescents 7th ed., Lippincott Williams & Wilkins, Philadelphia, 58-66, 2010

［与田仁志］

第VI章 産科入院中のよくある症状，注意すべき症状への対応

6 著しい体重減少，体重増加不良

概　要

1. 生理的体重減少とは

　正期産新生児は，適切に哺乳を開始した場合でも，通常，生後4～7日間で5～10%の体重減少ののち増加に転じる[1]．新生児の出生時の総水分量は体重の約75%とされ，成人や小児期に比較し非常に高い．体液成分は，細胞内液と細胞外液にわけられ，さらに細胞外液は間質液と血管内水分にわけられる．細胞外液の7～8割を占める間質液は，尿や不感蒸泄として排泄されていく．母乳の十分な分泌が得られるまでには生後数日かかるが，その間に余分ともいえる間質液が排出されることにより，体内の水・電解質バランスが保たれる．生理的体重減少は，生後の生理的適応過程ということができる．

　生理的体重減少の程度に影響する因子を表1に示す．正期産新生児では，体重変化について，母乳育児の適切な指導以外に特別な介入を必要としないことがほとんどである（適切な母乳育児については第V章7-D参照）．

2. 介入が必要な場合

　出生後早期の高度の体重減少では，高ナトリウム血症性脱水，低血糖，それによる後障害等が報告されている[2]．わが国は介入のタイミングとして，10%以上の減少を目安にすることが多い．田村ら[3]は，10%以上の体重減少をきたした完全母乳栄養児の4割弱に高ナトリウム血症（血清Na≧150 mEq/L）が存在することを報告している．また，大橋ら[4]は，生後50時間で13%の体重減少があり，高ナトリウム血症と低血糖性脳症をきたした完全母乳栄養児症例を報告している．アメリカ小児科学会は，母乳育児を推進するとともに，母乳栄養の児で，日齢3～5において7%以上の体重減少がある場合は，栄養法の評価と介入を勧めて

表1　生理的体重減少を左右する要因

新生児の状態	週数・体重：未熟性が強いほど減少率は高い
	栄養法：母乳のほうが人工乳より減少率は高い
	分娩法：帝王切開の児は経腟分娩より減少率は高い
保育環境	環境温度
	環境湿度
	ラジアントウォーマー使用
	光線療法

いる[5]．

　母乳性高ナトリウム血症では，播種性血管内凝固，脳浮腫，けいれん，腎不全等．また，低血糖では，易刺激性，無呼吸発作等の合併症およびそれらの後遺症が指摘されている．田村ら[3]では，高ナトリウム血症を診察所見だけで見分けることは困難であると指摘しており，体重の推移に注意しながら，合併症の出現前に脱水を予防することが重要である．

新生児評価・検査・治療

　基本的に入院中は毎日体重を計測し，体重減少率を記録することが望ましい．診察では，全身の活気はもちろんのこと，大泉門や眼瞼の陥凹，末梢冷感，皮膚粘膜の乾燥，黄疸の増強等に留意し，尿・排便の回数が減少していないか確認する．

　体重減少が出生体重の7%を超え，さらに減少してく傾向が予想される場合は，高ナトリウム血症や低血糖の危険があることに留意し，哺乳がうまくできているか，授乳回数が適切かどうかなどを確認する．授乳回数，授乳量が不足しているようであれば，搾母乳や人工乳を補足する．適宜，血液検査も行い，電解質の値，血糖値，黄疸の程度によっては，水分・電解質・ブドウ糖の輸液も考慮する．特に光線療法の適応となった場合は，不感蒸泄も増加するため，さらなる体重減少に注

意し，血清Na濃度，血糖値も同時にモニターする．

家族への説明

新生児は，授乳が順調に進むまでの数日間，脱水にならないように少し水分を多めに含んだ状態で出生するため，生後に5〜10%程度体重が減少するのは生理的である．それ以上に減少しそうな場合は，病的な脱水の状態に陥る可能性があるので，早めに搾母乳または人工乳を補足する必要があることを証明する．

専門医へのコンサルト

正期産新生児においては，母体の健康状態に問題がなく適切に授乳ができていれば，体重減少と増加の変化は緩やかに起こるものである．早期に急激に減少する場合，出生体重の10%を超えることが予想される場合，1週間以降も体重減少が続く場合は，病的な脱水と考え，専門医にコンサルトすることが望ましい．

文献

1) Posencheg MA, et al.：Acid-Base Fluid and Electrolyte Management. In：Gleason CA, et al.(eds), Avery's Disease of the newborn. 9th ed., Elsevier Saunders, Philadelphia, 367-389, 2012
2) Unal S, et al.：Breast-feeding-associated hypernatremia：retrspective analysis of 169 term newborns. Pediatr Int 50：29-34, 2008
3) 田村賢太郎，他：10%以上の体重減少をきたした完全母乳栄養児における高ナトリウム血症性脱水の発症状況．日本小児科学会雑誌 114：1896-1900，2010
4) 大橋 敦，他：高ナトリウム血症と低血糖性脳症をきたした完全母乳栄養の新生児例．日本小児科学会雑誌117：1478-1482，2010
5) American Academy of Pediatrics Section on Breastfeeding, et al.：Breastfeeding and the use of human milk. Pediatrics 115：496-506, 2005

[和田和子]

第Ⅵ章 産科入院中のよくある症状，注意すべき症状への対応

7 | 嘔吐，哺乳不良

概　要

1. 生理的なもの

新生児の嘔吐，溢乳はよくみられる症状であるが，病的なものかどうかを見極めることが大切である．新生児の胃は立位になっており，また胃食道吻合部は括約筋が弱いため，排気をしやすい反面，逆流も起こりやすい構造になっている．特に生後1～2日は，飲み込んだ羊水や母体血をしばしば嘔吐することがあるが，これは初期嘔吐とよばれ，増悪傾向がなければ生理的な範疇と考えてよい（吐物が母体血か児血かの鑑別は**本章14参照**）．また，嘔吐が1日に数回以内，吐物が白色母乳様で，嘔吐後も哺乳良好であり，体重の推移も良好であれば生理的嘔吐と考えてよい．授乳量の過多，排気不良によるものであれば，適切な指導で嘔吐を減らすことができる．

2. 病的なもの

一方，哺乳回数以上の嘔吐や，胆汁性嘔吐，著しい体重減少，哺乳不良，腹部膨満，排便がないなどを伴う場合は，病的な嘔吐と考えたほうがよい．病的な嘔吐には，**表1**に示すように内科的・外科的ともに様々な原因がある．消化器以外の原因も多く，随伴する症状等から鑑別を進めていく．

近年特に報告が多くなっている疾患に，新生児-乳児消化管アレルギー[1]があげられる．これは，IgE非依存性の免疫学的機序により，新生児や乳児に嘔吐や血便，下痢などの消化管症状を引き起こす疾患であり，生後1週間以内の発症が多く，完全母乳でも起こりうる．新生児-乳児アレルギー性疾患研究会が行った症例集積研究によると[2]，嘔吐，血便，下痢のいずれかがみられたのは86.5%（嘔吐58.4%，胆汁性嘔吐24.7%，血便51.7%，下痢27.0%）であり，新生児の嘔吐の鑑別にあげておくべき疾患である．

消化管閉鎖については，その部位によって症状や発症時期に特徴があり，出生前の胎児超音波所見や羊水量の情報も参考となる．基本的に閉鎖が下部であるほど嘔吐の時期は遅い．食道閉鎖，十二指腸閉鎖は羊水過多がみられ，出生直後から症状が出現する．また，しばしば合併症もみられることから，診断は比較的容易である．肥厚性幽門狭窄症は，噴水様の嘔吐が特徴的であるが，発症時期が生後2週間以降とやや遅い．

新生児評価・検査・治療

まず，嘔吐がはじまった日齢，嘔吐の頻度，吐物の内容（胆汁性嘔吐，血性嘔吐など），排便の状況，哺乳の状況，出生時からの体重の推移などを

表1　嘔吐の原因

A. 生理的嘔吐		初期嘔吐
		空気嚥下症
		授乳過剰
		排気の不足
B. 病的嘔吐〔（　）内は特に重要〕	a 内科的嘔吐	1）嚥下障害，先天性喘鳴，呼吸困難
		2）感染症（敗血症，髄膜炎）
		3）中枢神経系疾患（頭蓋内出血，水頭症）
		4）代謝・内分泌疾患（副腎過形成，先天代謝異常症）
		5）消化器疾患（胃食道逆流）
		6）母体への薬物投与
		7）新生児-乳児消化管アレルギー
		8）その他
	b 外科的疾患	1）消化管閉鎖・狭窄（食道閉鎖，十二指腸閉鎖，幽門狭窄症，閉肛）
		2）胃軸捻転
		3）腸回転異常
		4）Hirschsprung病
		5）消化管穿孔

確認する．診察では全身の活気，腹部膨満，腹部腫瘤，脱水（四肢冷感，粘膜の乾燥等）に特に注意する．

病的な嘔吐，哺乳不良を疑った場合は，血液検査（CRP，APR スコア，電解質異常，血糖，アンモニア等），培養検査，腹部単純 X 線，頭部超音波を行い，重要な疾患すなわち重症感染症，先天性代謝疾患，外科疾患，中枢神経疾患の鑑別を行う．代謝性疾患については，新生児マススクリーニング，タンデムマス・スクリーニングの結果も重要である．

基本的には診断がつくまで絶食とし，電解質，血糖値を保てるように輸液を行う．また，胃管を留置し，胃の内容物を観察するとともに，解放し減圧を図る．消化管の閉鎖・狭窄と確定すれば，外科的介入を行う．内科的にはそれぞれ原疾患の治療を行う．

家族への説明

新生児は，胃と食道の間の締まりが緩く飲んだ母乳やミルクが逆流しやすくなっており，嘔吐や溢乳は健康な児にもよくみられる．嘔吐のあとも力強く哺乳し，体重が増加していれば心配ない．新生児は空気を飲み込むこともあり，哺乳の後にしっかりと排気するとよい．一方，吐いたものが母乳のようなもの，それが少し固まったもの以外の場合や，哺乳不良など他の症状を伴うようであれば，病的な疾患も考えられるので検査が必要であることを説明する．

専門医へのコンサルト

哺乳不良など全身症状を伴う病的な嘔吐が疑われた場合は，基本的に NICU に収容し，絶食のうえ速やかに鑑別を行う．消化管閉鎖・狭窄を疑う胎児超音波所見，羊水過多等の情報がある場合や，胆汁性嘔吐，腹部膨隆を伴う場合は外科的な疾患の可能性が非常に高いため，新生児外科医にコンサルトする．先天性代謝疾患，内分泌疾患を疑う場合は，それぞれのサブスペシャル専門医にコンサルトする．

文　献

1) 日本小児アレルギー学会食物アレルギー委員会：新生児・乳児消化管アレルギー．日本小児アレルギー学会（編），食物アレルギー診療ガイドライン 2012 ダイジェスト版
http://www.jspaci.jp/jpgfa2012/chap10.html
2) 新生児-乳児アレルギー性疾患研究会：新生児-乳児アレルギー性胃腸炎とは
http://nrichd.ncchd.go.jp/imal/FPIES/icho/index.html

[和田和子]

第Ⅵ章　産科入院中のよくある症状，注意すべき症状への対応

8 排尿遅延，排便遅延

排尿遅延

概　要

　排尿遅延とは出生後排尿がみられない，または遅れる場合を指す．通常，初回排尿は12時間以内に70%，24時間以内にほぼ100%でみられる．その後も毎日必ず数回の排尿がみられる．24時間以内に初回排尿がみられない場合は原因を検索する．

新生児評価

　出生時または出生直後に外性器の異常の有無を確認する．

　排尿遅延時には，まず本当に出生後排尿がないのかを確認する．出生直後に排尿する新生児も少なくなく，母子同室中に母が気づいていないか，記録していなかった可能性もある．初回排尿後に乏尿となっている場合は，母乳摂取量不足による脱水や多血症による過粘稠症候群も原因として考えられる．

　新生児診察では膀胱を触知するかを確認する．拡張した膀胱を触れるときは優しく圧迫してみる．尿道口や肛門も確認する．

　次に母の病歴の確認を行う．胎児期から無尿であれば通常，羊水過少，肺低形成による呼吸障害を合併する．胎児腎機能に影響する母体薬剤服用歴も確認する．降圧薬のACE阻害薬は胎児尿細管を傷害し，腎尿細管異形成を発症する．非ステロイド性抗炎症薬（nonsteroidal anti-inflammatory drug：NSAIDs）も胎児腎血流量を低下させる．母体糖尿病も先天性腎尿管奇形合併の危険性が増加する．

原　因（表1）

1. 先天性下部尿路閉塞

　原因疾患としては後部尿道弁が最も多い．無尿でなくても尿線が細いなどの排尿異常がみられる．まれに前部尿道弁も原因となる．尿道閉鎖では膀胱腟瘻や尿膜管遺残など排尿孔が尿道口以外のこともある．

2. 膀胱機能異常

　二分脊椎，仙骨欠損などの先天性脊髄異常による神経因性膀胱が多いが，先天性膀胱機能異常の巨大膀胱短小結腸腸管蠕動不全症では胎便排出遅延も認める．

3. 先天性腎尿管奇形

　無尿となる先天性腎尿路奇形には，両側腎無形成，両側腎異形成，囊胞性腎疾患，腎尿細管異形成などがある．腎尿細管異形成の原因は遺伝性のものと母体ACE阻害薬服用による後天性のものがある．腎臓超音波も正常で，病理検査でも注意深く検索しないと見逃すことがある．

4. 急性腎機能低下

　腎前性腎不全は常位胎盤早期剝離，臍帯断裂などの分娩時大量失血による．腎性腎不全は重症仮死に伴う腎尿細管壊死や腎動静脈血栓症による．

検査・治療

　膀胱を触れない場合や拡張した膀胱を圧迫しても排尿を認めない場合は，尿道カテーテルを挿入する．後部尿道弁などの下部尿路閉塞では，尿道から膀胱へのカテーテル挿入で排尿がみられることが多い．

　腹部超音波にて腎臓を観察する．正常大の両側腎臓を確認できても，異常がないとはいえない（腎尿細管異形成など）．二分脊椎など脊髄異常の有無も確認する．

表1 排尿遅延の原因

① 先天性下部尿路閉塞(後部尿道弁,尿道閉鎖)
② 膀胱機能異常(二分脊椎,仙骨欠損)
③ 先天性腎尿管奇形(両側腎無形成・異形成,囊胞腎,腎尿細管異形成)
④ 急性腎機能低下(腎動静脈血栓)

表2 胎便排出遅延の原因

① 直腸肛門奇形(鎖肛,肛門閉鎖,直腸閉鎖)
② 先天性下部消化管閉塞(小腸閉鎖,結腸閉鎖,腸回転異常)
③ Hirschsprung 病,Hirschsprung 病類縁疾患
④ 胎便栓症候群(胎便関連性腸閉塞)
⑤ 胎便性イレウス(囊胞性線維症)
⑥ 母体薬剤の影響(麻薬,麻酔薬,硫酸マグネシウム製剤)
⑦ 脊髄異常(二分脊椎,仙骨欠損)
⑧ 甲状腺機能低下症
⑨ 筋緊張低下(先天性筋疾患)

血液検査(血算,血清クレアチニン値,UN,電解質)を行う.

腎前性腎機能障害が疑われる場合は輸液を開始する.生理食塩水 10～20 mL/kg を 1～2 時間で負荷投与する.

注意点

① 男児では尿道口の確認に癒着した包皮を無理矢理剥がしてはならない.
② 排尿時は尿量・尿線の強さも観察する.
③ 膀胱カテーテルが挿入できない場合は,後部尿道弁の他に尿道閉鎖も疑われる.尿道閉鎖では肛門閉鎖を合併することもある(urorectal sinus malformation sequence).

家族への説明

外陰部異常を認める場合は安易に性別を告げてはならないが,両親が心配するため十分な説明を行う.

専門医へのコンサルト

外陰部異常を認める場合は小児内分泌専門医に相談する.

カテーテル抜去後に再び尿閉になる場合や,尿線が細い場合は小児泌尿器科医に相談する.

排便遅延

概要

排便遅延とは出生後胎便排出がみられない,または遅れる場合を指す.胎便は通常,暗緑色で粘稠性が高く,無臭である.正期産児では通常,初回胎便排出は 12 時間以内に 70%,24 時間以内に 95%,48 時間以内にほぼ 100% がみられる.その後も毎日必ず数回の排便がみられる.早産児では初回胎便排出が遅れることが多い.男児では女児に比べ初回胎便排出は遅い.正期産児で 24 時間以内に排便がみられない場合は原因を検索する.

新生児評価

出生時または出生直後に鎖肛など肛門の位置異常をチェックする.

排便遅延時は再度肛門周囲の観察を行う.肛門の位置,大きさ,瘻孔の有無を確認する.瘻孔の確認は男児では陰囊会陰境界部,女児では外陰部の腟口周辺も観察する.腹部膨満の有無を確認し,腸音の確認を行う.

原因(表2)

1. 直腸肛門奇形

鎖肛では閉鎖位置により肛門狭窄のみのものや瘻孔を伴うものがある.

2. 下部消化管閉塞

小腸閉鎖では灰白色の初回胎便排出がみられることが多い.腸回転異常でも出生直後は胎便排出がみられるが,中腸軸捻転を発症すると胎便排出が消失する.

3. Hirschsprung 病,Hirschsprung 病類縁疾患

巨大膀胱短小結腸腸管蠕動不全症では胎便排出遅延とともに排尿遅延もみられる.

4. 胎便栓症候群

一過性の胎便による腸閉塞である.母体糖尿病児では一過性の下部結腸腸管運動障害により胎便閉塞が起こることがあり,small left colon syndrome と称される.また早産児,特に母体妊娠中

毒症や胎児発育不全児では，子宮内低酸素症の影響で腸管運動が低下し胎便が粘稠になり回腸末端で閉塞する（胎便関連性腸閉塞ともよばれる）．胎児発育不全がない早産児でも，状態不良などの理由で禁乳期間が長いと胎便関連性腸閉塞をきたすことがある．

5. 胎便性イレウス

粘稠な胎便による回腸末端での閉塞をいう．囊胞性線維症によるものがほとんどであり，日本人にはまれであるが，精査が必要となる．

検査・治療

腹部単純 X 線は，特に腹部膨満を伴う場合には必須である．まず仰臥位腹部正面像で腸管ガスの分布と先端位置を確認する．直腸内ガスの有無と腸管拡張の有無の確認が重要である．先端位置がわかりにくい場合は仰臥位側面像が役立つ場合もある．腸管ガス先端の確認には腹臥位側面像水平撮影が有効である．撮影前にしばらく腹臥位殿部挙上しておくと，さらに確認しやすい．

原因が不明の場合は，血液検査（電解質，血糖，甲状腺機能検査）を行う．母体硫酸マグネシウム製剤使用による高マグネシウム血症が多いが，低カリウム血症，低ナトリウム血症，高カルシウム血症，低リン血症でも胎便排出遅延が起こることがある．

注意点

①出生時の診察が不十分だと，鎖肛での瘻孔からの胎便排出を正常初回胎便排出と誤ることがある．

②初回胎便排出があったからといって先天性腸閉塞を否定できない．その後の排便がみられない，または排便回数が少ない場合も，同様に原因究明が必要となる．

③肛門部をしっかり展開して肛門が盲端になっていないかにも注意する．

④鎖肛では通常肛門部に陥凹を認めるが，認めない場合は肛門閉鎖や直腸閉鎖を疑う．これらは瘻孔が腟内にあることもある．肛門閉鎖では腎奇形などの合併奇形が多く，精査が必要である．

⑤直腸診は行ってはならない．

⑥確認のため肛門にカテーテルを挿入する場合は，1 cm 以内の深さまでにする．

⑦造影剤による注腸造影は専門医（小児外科，小児放射線科）に任せたほうがよい．不正確な診断は治療を遅らせる原因となる．

家族への説明

直腸肛門奇形は両親が心配しやすいので，軽度の位置異常でもていねいに説明する．

専門医へのコンサルト

異常を認めた場合は速やかに小児外科医に相談する．

[猪谷泰史]

第Ⅵ章 産科入院中のよくある症状，注意すべき症状への対応

9 多呼吸，無呼吸

概要

「1分間に60回以上の呼吸数が持続する」のが多呼吸，「20秒以上持続する呼吸停止，あるいは呼吸停止が20秒未満であっても徐脈またはチアノーゼを伴うもの」が無呼吸と定義される．呼吸停止直後の徐脈は迷走神経反射のため，呼吸停止後しばらく経ってからの徐脈は低酸素のためと考えられている．一方，周期性呼吸は約10～15秒間の規則的呼吸と約5～10秒間の呼吸停止が繰り返されるものをいう．

多呼吸は肺水の吸収遅延，肺サーファクタント不足による無気肺などの肺病変が原因である場合と，肺血流の増加またはうっ血による肺胞換気面積の減少により1回換気量の減少を代償するために起こる場合がある．一方，無呼吸発作は，ほとんどすべての新生児疾患の症状として認められるが，明確な基礎疾患がない場合は早産児であるほど頻度が高い．

正期産児では血中二酸化炭素濃度が高いときや，酸素濃度が低いとき，アシドーシスのときには呼吸を刺激するいわゆる化学受容器の機能が確立されている．一方，早産児では上位中枢から呼吸中枢への刺激に乏しく，低酸素血症が呼吸中枢を直接的に抑制する．また延髄にある二酸化炭素に対する化学調節受容体の未熟性があり，迷走神経を介した刺激，Hering-Breuer反射が優位である．さらに呼吸筋の協調障害や易疲労性なども無呼吸発作を起こしやすい要因となっている．

無呼吸の心血管系への影響は心拍数，血圧，脈圧に現れる．徐脈は無呼吸開始から1.5～8.0秒後にはじまり，洞性のことが多い．心拍数と経皮的酸素飽和度(SpO_2)の関係では徐脈は頸動脈体の化学受容器への低酸素刺激に関係しており，特に肺の膨張に関係なく生じる．血圧の変化は心拍数の変化に関係している．心拍数80～120 bpmの軽中等度の徐脈の場合は二次的に収縮期血圧を低下させずに拡張期血圧だけを低下させることで脈圧を上昇させる．重度の徐脈（心拍数80 bpm以下）の場合は収縮期および拡張期ともに血圧は低下する．この血圧低下は自発呼吸の再開でもって回復する．

新生児評価

1. 中枢性無呼吸

脳幹の呼吸中枢ニューロン機能の未熟性による．脳幹部の呼吸中枢から呼吸筋への刺激が止まるため，呼気終末に呼吸運動と空気の流入が停止する．

2. 閉塞性無呼吸

胸郭の呼吸運動は認められるが，鼻腔内気流は認められず，有効な換気ができなくなり，次第に徐脈を呈し，SpO_2も低下する．舌根沈下，分泌物貯留による物理的閉塞だけではなく，肺の拡張障害や呼吸筋の低下などの未熟性が関与する場合もある．

3. 混合性無呼吸

中枢性・閉塞性無呼吸両者の要因の複合型であり，最も頻度は高い．

4. 症候性無呼吸

仮死などの影響，感染症，頭蓋内出血，低血糖などが原因となる．また，先天代謝異常，脳奇形などの先天異常の症状として無呼吸を呈することがあり，特に正期産児の無呼吸発作の場合は原因を考える必要がある．

検査・治療

呼吸心拍モニター，SpO_2モニターを装着して，呼吸数，無呼吸の出現を事前に察知し，また徐脈やSpO_2の低下を早期に発見することが重要であ

る．早産児，低出生体重児に対してはまず気道閉塞因子の有無を確認し，保育環境の整備を行う．何らかの基礎疾患が存在する場合はその治療や原因除去が最優先である．環境に関しては，皮膚温を中性温度環境の加減に保つように保育器内温度を調整する．体位の工夫として，頸部の屈曲を避けるために背臥位での肩枕や腹臥位が推奨される．胃食道逆流現象の予防のために上体挙上が効果的な場合がある．また，哺乳量の減量や注入時間を延長して呼吸抑制の一因となる過度な腹部膨満は避けて処置が必要な場合もある．

注意点

モニターが装着されていないと呼吸状態の判定は難しいことがある．モニターのアラーム設定に関しては心拍数 100 bpm，無呼吸時間 20 秒，SpO_2 90% として監視する．在胎 34 週未満の児は最低 10 日間の呼吸心拍モニターの監視が必要である．

また，適切な治療・管理を行うためにはその原因を明らかにする必要がある．未熟性による無呼吸発作は除外診断であるが，まず呼吸障害を起こす病態や疾患がないかどうかを確認しなくてはならない．新生児では重症感染症の初発症状として呼吸障害を呈することがあり，感染症のスクリーニングは必須である．

家族への説明

原因の説明と，状態が進行した場合には高次医療機関に搬送する可能性について言及する．

専門医へのコンサルト

呼吸障害が持続または悪化し，吸入酸素必要量が増加，または人工換気療法が必要な場合には専門医にコンサルトする．

[中村友彦]

第Ⅵ章 産科入院中のよくある症状，注意すべき症状への対応

10 チアノーゼ，motteling

概　要

　出生後1週間以内の心疾患発見の契機として，チアノーゼは非常に重要で，この時期に診断される心疾患は動脈管開存が生命維持のために不可欠なものが多い．このうち，肺に流れる血流が動脈管に依存している心疾患では胎児期に開存していた動脈管が閉鎖するに従い肺血流が維持できなくなりチアノーゼが顕著となる．肺動脈閉鎖や重症肺動脈狭窄，重症 Fallot 四徴症，三尖弁閉鎖の一部などがこれにあたる．それ以外でも，チアノーゼをきたす心疾患は多くあり，完全大血管転位や総肺静脈還流異常などでは卵円孔開存が生命維持には必須となる．いずれも緊急性の高い疾患であり，児の搬送などが必要となるため，迅速な判断が要求される．近年は胎児心臓超音波により出生前に診断されるチアノーゼ性心疾患が増えてきたが，必ずしも全例が診断されるとは限らず出生後の診察が重要である．特に完全大血管転位や総肺静脈還流異常などは，胎児診断が困難な疾患であることを念頭においておく必要がある．もし，肉眼的にチアノーゼが観察されれば経皮的に酸素飽和度を測定する[1,2]．

　また，出生直後からのチアノーゼは早産や胎便混濁などの分娩歴から呼吸窮迫症候群や新生児一過性多呼吸，胎便吸引症候群などの肺疾患が想定されることが多い．肺疾患との鑑別に酸素投与による経皮的酸素飽和度（SpO_2）評価は有用であるが，後述のようにある種の心疾患においては酸素の長時間投与は慎むべきである．

新生児評価

　チアノーゼは還元ヘモグロビンが 5 g/dL 以上で肉眼的に観察されるとされているが，新生児は多血症であるため，3 g/dL 以上で観察可能である．SpO_2 による評価では観察者にもよるが 85% 以下で識別できることが多い[3]．チアノーゼには中心性チアノーゼといって，体幹や顔，舌などで観察される病的なものと，末梢性チアノーゼという四肢末端にみられるものがあり，後者は出生直後では通常認めるもので病的とはいえない．心疾患がなくとも四肢末梢が冷えているとか，感染症など他の原因による末梢循環不全の徴候として出現する斑状・網状の末梢チアノーゼを motteling という．

　チアノーゼを観察した場合，チアノーゼ以外の付随症状が重要である．出生直後より重篤な呼吸症状を有している場合は心疾患よりも肺疾患の可能性のほうが圧倒的に高く，また，敗血症のような重症感染症や重症代謝性疾患の場合もあることを念頭におくべきである．チアノーゼ性心疾患の多くは「比較的呼吸が落ち着いているにもかかわらずチアノーゼが目立つ」というのが特徴である．もちろん例外もあり，肺静脈閉塞の強い総肺静脈還流異常や，肺を圧迫するような心拡大を伴う Ebstein 奇形，拡張した肺動脈が気管を圧迫する肺動脈弁欠損（Fallot 四徴症に合併）などは重度の呼吸困難を伴うことがある[4]．

　近年では症状がなくても先天性心疾患をスクリーニングする方法としてパルスオキシメータの有用性が報告されている[5]．チアノーゼ性心疾患の場合には下肢での SpO_2 が 95% を下回る，または，上肢と下肢の差が 3〜5% 以上ある場合も体血流を動脈管に依存している左心閉塞性心疾患を疑う手がかりとなる．すべてがスクリーニングできるわけではなく，重症心疾患全体の発見における SpO_2 の有用性には限界があるのも事実である[6]．

検査・治療

　チアノーゼを認めた場合，肺疾患と心疾患の鑑

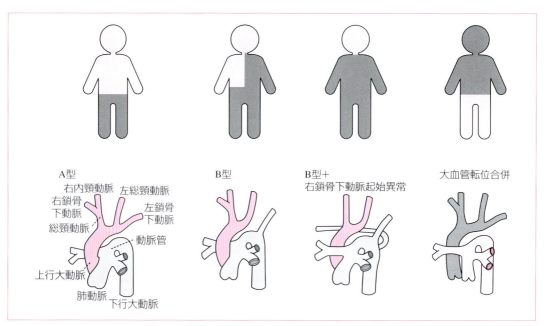

図1 大動脈弓離断を例にした解離性チアノーゼの型
様々な解離性チアノーゼを図示した．大動脈弓離断ではSpO₂の数値がどこで差が出るかにより，どこが離断部位であるかの指標になる．最も多いA型では上肢と下肢での差が，次に多いB型では右上肢とそれ以外の部位で差が生じる．B型に右鎖骨下動脈起始異常を伴うと四肢すべてでSpO₂が低くなる．A型に大血管転位があると下肢より上肢のほうが低くなる
〔与田仁志：先天性心疾患を疑うのはどんなとき？ 与田仁志(編著)，新生児循環管理なるほどQ&A．メディカ出版，60-66，2012より改変〕

表1 酸素投与試験の評価

	FiO₂＝0.21 SaO₂(%)	FiO₂＝1.0 SaO₂(%)	
正常	95	100	
肺疾患	85	100	
大血管転位	<75	<85	
肺動脈閉鎖	<75	<85	
肺うっ血疾患	75〜93	<100	
	上肢	下肢	
解離性チアノーゼ	95	<75	様々
逆解離性チアノーゼ	<75	>90	様々

〔Barone MA：The harriest lane handbook. 14 ed., St. Louis, Mosby-Year Book, 155, 1996より引用改変〕

別に酸素投与試験が有用であり，酸素によりSpO₂が95%以上に上昇する場合は肺疾患であることが多く，チアノーゼ性心疾患では心内で右左シャント(つまり静脈血が動脈血に流入する)があるのでSpO₂が95%を超えることは少ない[7]．表1に肺疾患と心疾患の酸素投与によるSpO₂の変化を示す[8]．単心室系の心疾患ではSpO₂が80〜85%台でも適正値であるため正常値を目指して酸素投与を行う必要はない．また，上肢(pre-ductal)と下肢(post-ductal)でのSpO₂の違い(解離性チアノーゼ)がある場合は動脈管レベルでの右左シャントを意味し，大動脈縮窄・大動脈弓離断や新生児遷延性肺高血圧症などを考える．これらに大血管転位が合併すると上肢が下肢より低い現象が起こる(逆解離性チアノーゼ)．SpO₂モニターを四肢のどこに装着するかにより大動脈弓離断ではどこが離断部位であるかの指標になるため，装着部位がどこなのかの記録は重要である(図1)[9]．

チアノーゼ性心疾患は肺血流量の増加を伴って呼吸症状が出るもの(大血管転位，単心室，総動脈幹症)と肺血流量の減少で呼吸症状の少ないもの(Fallot四徴症，肺動脈閉鎖，三尖弁閉鎖の一部)とにわけられる[10]．表2にチアノーゼの有無と呼吸障害の有無との関係で考えられる心疾患を示す．各疾患の心臓超音波所見などによる診断は成書に譲る．

動脈管依存性心疾患に対してはプロスタグラン

表2　チアノーゼと呼吸障害の有無による心疾患の分類

	呼吸障害あり	呼吸障害なし
チアノーゼあり	・総肺静脈還流異常 ・大血管転位 ・両大血管右室起始の一部（肺動脈弁下心室中隔欠損） 軽度（左心低形成，総動脈幹症の一部） 下肢のみ（大動脈縮窄，大動脈弓離断）	・純型肺動脈閉鎖 ・肺動脈閉鎖兼心室中隔欠損 ・重症肺動脈狭窄 ・重症 Fallot 四徴症 ・三尖弁閉鎖に肺動脈閉鎖・狭窄合併 ・両大血管右室起始に肺動脈狭窄合併
チアノーゼなし	・房室中隔欠損（心内膜床欠損） ・心室中隔欠損 ・動脈管開存 ・両大血管右室起始の一部（大動脈弁下心室中隔欠損）	

ジン製剤を使用する．現在，PGE$_1$製剤には Lipo PGE$_1$ と PGE$_1$-CD の2種類がある．Lipo PGE$_1$ はより少量で効果のあることから副作用も少ない反面，作用発現は PGE$_1$-CD より遅い．PGE$_1$-CD は即効性があり効果も強力であるが，副作用が多い．副作用では無呼吸発作を第一に留意しなければならない．アミノフィリンなどの静注や人工換気で対応する必要がある．その他には発熱，下痢，過敏性，皮膚発赤，電解質異常等があげられる．長期投与では骨膜肥厚や胃拡張などがあるが中止後に消退する[11]．

注意点

出生後早期に遭遇するチアノーゼでは肺疾患が多く，心疾患との鑑別における酸素投与の有用性は前述した．酸素投与で心疾患が否定できなくても30％前後の使用は循環動態の変動も少なく許容範囲と思われる．ただし，ここで注意することは過剰な酸素負荷は肺血流増加型の心疾患で肺血管抵抗の低下を早め，状態の悪化をまねく危険性があり，長時間にわたって確認する必要はない．体循環を動脈管に依存する心疾患では高濃度酸素投与により肺血管抵抗が下がり肺動脈血は動脈管よりも左右の肺動脈へ流れやすくなる．特に左心低形成症候群や大動脈縮窄・大動脈弓離断はこの傾向が顕著である．また，酸素投与が動脈管そのものを収縮させる作用もあり[12]．動脈管依存性心疾患では長期間の酸素投与を避けるためにも心臓超音波による迅速な診断が必要である．

家族への説明

ひとたびチアノーゼを観察したら，心疾患か肺疾患かその他の疾患かを想定して，高次医療機関への転院を考慮する．

疾患の説明は診断医に委ねてよい．

専門医へのコンサルト

重症心疾患が疑われたら，身体所見と SpO$_2$ モニターの後に，診断治療が可能な施設での介入が必要であり，X 線による肺疾患の鑑別をしたのちに，すぐに心臓超音波による診断を行う．

文　献

1) Hoke TR, et al.：Oxygen saturation as a screening test for critical heart disease：a preliminary study. Padiatr Cardiol 23：403-409, 2002
2) Mahle WT, et al.：Role of pulse oxymetry in examining newborns for congenital heart disease：a scietific statement from AHA and AAP. Pediatrics 124：823-836, 2009
3) Allen HD, et al.：History and physical examination. In：Allen HD, et al.（ed）, Moss and Adams' Heart disease in Infants, Children, and Adolescents. 7th ed., Lippincott Williams & Wilkins, Philadelphia, 258-266, 2008
4) 与田仁志：先天性心疾患：診断から治療方針決定まで．五十嵐　隆（総編集），渡辺とよ子（専門編集），小児科臨床ピクシス 16 新生児医療を身につける．中山書店，242-251，2010
5) Granelli AW, et al.：Impact of pulse oximetry screening on the detection of duct dependent congenital heart disease：a Swedish prospective screening study in 39, 821 newborns. BMJ 338：a3037, 2009
6) Frank LH, et al.：Critical congenital heart disease screening using pulse oximetry. J Pediart 162：445-453, 2013
7) Marino BS, et al.：Diagnosis and management of the newborn with suspected congenital heart disease. Clin Perinatol 28：91-136, 2001

8) Barone MA：The harriest lane handbook. 14 ed., St. Louis, Mosby-Year Book, 155, 1996

9) 与田仁志：先天性心疾患を疑うのはどんなとき？ 与田仁志（編著），新生児循環管理なるほどQ＆A．メディカ出版，60-66，2012

10) 与田仁志，他：心臓．梶原眞人，他（監修），新生児シークレット（循環偏）．メディカルサイエンスインターナショナル，91-128，2008

11) 門間和夫，他：Lipo PGE$_1$の動脈管拡張作用．小児科 39：2441-2449，1986

12) Dawes GS：Foetal and Neonatal Physiology. Year Book Medical Publishers, Chicago, 164, 1968

［与田仁志］

第VI章 産科入院中のよくある症状，注意すべき症状への対応

11 何となく元気がない（not doing well）

概要

「何となく元気がない（not doing well）」は，新生児のケアを行う際にスタッフが観察すべき最も重要な臨床症状の1つである．新生児医療の目標はintact survival（後遺症なき生存）であり，本症状がintact survivalに影響を与える多くの疾患の初期症状であるからである．また，「何となく元気がない（not doing well）」状態から，その後急激に児の状態が悪化してショック状態にまで至ることもあり，新生児重症疾患の前駆症状としても重要である．

与田[1]によれば，「何となく元気がない（not doing well）」として観察される症状を分析すると，①活動性の低下，②自発運動の低下，③啼泣力の低下，④哺乳力の低下，⑤筋緊張の低下，⑥傾眠傾向，さらに拡大して，⑦不穏，⑧過敏，⑨四肢冷感，⑩皮膚色不良，⑪無呼吸などといった症状になるが，本症状はそれらを総合した症状であると述べている．また，これらの特異的症状が出現する一歩手前の段階の非特異的症状（前駆症状）が本症状として観察されていると捉えることもできる．

児の「何となく元気がない（not doing well）」を早期に把握し，その原因を明らかにし，早期治療を開始することにより，神経学的後遺症発生のリスクを減少させることが可能となる．したがって，本症状を早期に気づくことができる能力（センス）を身につけることが，新生児のケアに携わるスタッフには求められる．そのためには，多くの正常新生児をみて観察力を養うことが必要である．

表1[1]に「何となく元気がない（not doing well）」の鑑別診断を示した．このなかで遭遇する頻度が高く，早期診断・治療が神経学的予後に影響を与える最も重要な疾患は敗血症・髄膜炎である．極低出生体重児における3歳時での神経学的評価において，新生児期に敗血症に罹患した児では，神

表1 「何となく元気がない（not doing well）」の鑑別診断

1.	感染症	細菌感染症（敗血症，髄膜炎，肺炎，尿路感染症など），ウイルス感染（HSVなど），カンジダ感染症，先天性感染（TORCH）
2.	血糖・電解質異常	低血糖，低カルシウム血症，高カリウム血症，高ナトリウム血症，低ナトリウム血症
3.	代謝・内分泌異常	高アンモニア血症，アミノ酸代謝異常，有機酸代謝異常，糖代謝異常，甲状腺機能低下症・亢進症，副腎過形成・低形成
4.	循環器系異常	心筋炎，発作性上室性頻脈，動脈管依存性心疾患（左心低形成，大動脈縮窄症，肺動脈閉鎖，大血管転位），心筋症，動脈管開存，動静脈奇形（肝，脳）
5.	呼吸器系異常	胎便吸引症候群，肺炎，気胸，胸水，慢性肺疾患
6.	神経筋異常	頭蓋内出血，髄膜炎，仮死，分娩麻痺，脳梗塞，フロッピーインファント，withdrawal syndrome，先天性筋疾患，脳奇形，核黄疸
7.	消化器系異常	初期嘔吐，胃食道逆流，消化管閉鎖，消化管穿孔，壊死性腸炎，ミルクアレルギー
8.	医原性	不適切な輸液，薬物中毒（ジギタリス，アミノフィリン），薬剤の副作用（プロスタグランジン，インドメタシン），withdrawal syndrome，母体麻酔薬投与，カテーテルの不適切留置，不適切な環境温，人工呼吸器の設定ミス・故障
9.	その他	寒冷障害，貧血，奇形症候群，染色体異常

〔与田仁志：異常新生児の見分け方－Not doing wellについて－．産婦人科の実際 54：2105-2109，2005より引用一部改変〕

185

経学的後遺症（死亡を含む）が 2.6〜2.8 倍に増加することが報告されている[2]．本症状を早期にみつけることの意義をよく理解しておくべである．

新生児評価

「何となく元気がない（not doing well）」を観察した場合には，新生児の評価を以下の手順で行う．

1. 系統的診察と評価

以下を評価する．

①全身状態：いつもと比べて活気がない，動きが少ない，泣き方が弱い，眠りがちである，おとなしい．

②体温：体温の上昇または低下．

③皮膚：蒼白である，網状チアノーゼ，手足が冷たい，皮膚の黄染，発疹．

④消化器：腹部膨満，哺乳不良，悪心・嘔吐．

⑤呼吸器：多呼吸，呼吸が不規則，無呼吸の出現・増加．

⑥循環器：心雑音，頻脈，徐脈，尿量低下，浮腫．

⑦神経筋：大泉門の膨隆・陥没，筋緊張低下・亢進，眼球運動の異常．

2. 家族歴・母体の妊娠分娩歴の確認

以下を確認する．

①母体合併症：糖尿病，甲状腺疾患，精神疾患．

②母体への薬物投与歴：リトドリン塩酸塩，向精神薬，抗けいれん薬，抗甲状腺薬．

③母体感染徴候：母体の B 群溶連菌保菌状況，母体への抗菌薬投与状況，破水から出生までの時間，家族の感染症の罹患状況，先天代謝異常症などの家族歴．

3. 出生後経過の確認

症状の出現時期，哺乳量の変化，胃内残乳量の変化，体重減少率，排尿・排便回数，体温の推移，新たに開始した治療，異物の使用を確認する．

4. バイタルサインの確認とモニタリング

経皮的酸素飽和度（SpO_2），心拍数，呼吸数，血圧，体温，毛細血管充満時間を確認する．その後，保育器に収容し，呼吸心拍モニターと SpO_2 のモニタリングを行い，厳重な経過観察（close observation）とする．

検査・治療

検査としては，血算，CRP（APR スコア），生化学（電解質，血糖，アンモニア，肝機能，腎機能，ビリルビンなど），血液ガス，髄液，胸腹部 X 線，頭部・心臓超音波，各種培養検査，検尿などを行い，原因検索を開始する．感染症初期では炎症反応が異常を示さないことがあるので，疑わしいときには経時的に検査を繰り返し行う．頭蓋内出血を疑ったときには頭部 CT を速やかに行う．先天代謝異常症，薬物中毒，ウイルス感染を疑うときには検体（血清・尿）の保存も必要である．

診断がつき次第，原疾患に対する治療を開始する．診断がつかない場合でも，全身状態を維持するための対症療法（輸液療法，呼吸補助，保育器収容による体温保持，電解質や低血糖の補正）を行う．敗血症・髄膜炎の可能性が否定できないときには，培養採取後（髄液検査は全身状態不良の場合には後日行う），ただちに抗菌薬投与を開始する．

注意点

「何となく元気がない（not doing well）」を観察した看護師から報告を受けた場合には，担当医は安易に聞き流してはいけない．すぐに診察しその原因を検索するべきである．本症状が敗血症・髄膜炎，先天代謝異常症，先天性心疾患（動脈管依存性）などの重症疾患の前駆症状である可能性もあり，急激に全身状態が悪化しショック状態にまで至ることがある．厳重にモニタリングを行うとともに児の全身状態悪化を予測した準備・対応が必要である．また，診断や経過観察のために治療の開始が遅れることがあってはならない．

家族への説明

「何となく元気がない（not doing well）」が出現したときには，正常のバリエーションである可能性もあるが，何らかの病気の徴候である可能性もあるため，検査が必要であることと保育器に収容し観察を行うことについてすぐに家族に説明をする．その時点では，診断がまだついていないので，家族に過剰な不安を与えるような説明は慎むべき

である．

　検査を進める過程で，検査結果がわかり次第，逐次，家族にどのような疾患を疑っているのかを説明することが重要である．診断がついたときには，治療方針，転院の可能性や予後について詳しく説明する．

専門医へのコンサルト

　当該施設における新生児医療レベルによる．その後の経過が比較的良好で，原因が低血糖，脱水症，電解質異常など輸液療法で改善する場合には小児科医が24時間常勤している施設であれば対応可能である．搬送するかどうかの判断に迷う場合には，速やかにNICUのある施設へ連絡しその指示に従う．全身状態が不良の場合，無呼吸発作を繰り返すなど人工呼吸管理が必要とされる場合はNICUのある施設へすぐに搬送する．また，先天代謝異常症，先天性心疾患，壊死性腸炎などの小児外科的疾患を疑う場合にはさらに高次医療機関への搬送が必要となる．

文献

1) 与田仁志：異常新生児の見分け方 – Not doing well について – ．産婦人科の実際 54：2105-2109, 2005
2) Kono Y, et al.：Neonatal correlates of adverse outcome in very low-birthweight infants in the NICU Network. Pediatr Int 53：930-935, 2011

［城　裕之］

第Ⅵ章 産科入院中のよくある症状，注意すべき症状への対応

12 低血糖

概要

　低血糖は発達予後に直結する重要な症候である．重症低血糖（＝症候性低血糖）において，それは常に正しく，迅速かつ的確な診断治療が求められる．

　一方で，実際の臨床の場において，その診断・治療には，困難を感じることが少なくない．その理由は，臨床症状がはっきりしないが，血糖値が低い児（＝無症候性低血糖）をどこまで治療するべきかで悩むことが多いためである．

　本項では，このような問題について解説する．

新生児評価

　評価のポイントは，以下の2点である．
　①低血糖症状を有するか否か．
　②症状を呈さない場合は，出生後の時間経過から考えて，介入すべきか否か．

低血糖症状

　血中ブドウ糖濃度は，中枢神経系の細胞の代謝に必須であるため，その欠乏を意味する低血糖は，中枢神経系の障害を引き起こす．また，血糖値の低下はカテコラミンなど血糖上昇作用のあるホルモン・交感神経系を興奮させるため，その症状も表れる．よって，表1に示す症状が重要である．特異的な症状は少ないため，常に「低血糖」を考慮しておく姿勢が重要である．

診断・検査・治療

　診断・治療は，症候性低血糖であるか，それとも無症候性低血糖であるかによってわけて述べる．

1. 症候性低血糖

　症候性低血糖の診断で，重要なポイントは以下の2点である．

表1　低血糖症状

中枢神経系の障害	哺乳障害・活動性低下・筋緊張低下・無呼吸・嗜眠傾向・異常な啼泣・易刺激性・けいれん，等
交感神経系症状	皮膚蒼白・多汗・多呼吸・頻脈・チアノーゼ等
その他	代謝性アシドーシスを代償する多呼吸等

　①低血糖症状があり，血糖値が 40 mg/dL 未満である．

　②ブドウ糖の静脈内投与による血糖値の上昇によって，症状が速やかに改善する．

　ただし，重症低血糖が数時間以上持続していたような重症低血糖では，すでに脳細胞の壊死が生じている場合があり，このような重症例では，症状の速やかな改善がみられない場合もありうる．

　症候性低血糖に対する治療の第一選択は，ブドウ糖の経静脈的投与である．

2. 無症候性低血糖

　無症候性低血糖に対する治療介入に関しては議論がある．Tin らは，出生体重 1,850 g 未満の児において，無症候性低血糖は発達予後に影響しなかったと報告している[1]．一方，Kerstjens らは，無症候性低血糖は，在胎32〜35週で出生した早産児の発達遅滞と有意に関連していたと報告している[2]．

　このように，現在もなお，無症候性低血糖が発達予後に影響するか否かの結論は出ていない．しかし，臨床医としては，無症候性低血糖が神経学的予後不良因子となるという報告が複数存在することを真摯に受け止めざるを得ない．

3. 低血糖に対する治療介入

　繰り返しになるが，症候性低血糖に対しては，ブドウ糖の経静脈的投与が第一選択となり，考え方はシンプルである．一方，無症候性低血糖に対しては，血糖値がどのくらいのときに介入を開始

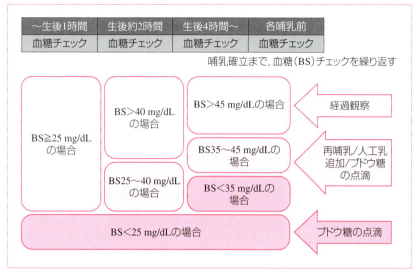

図1 ハイリスク児の血糖管理（案）：低血糖症状を認めない場合

すべきかに関する，エビデンスに基づく指針は存在しない．そこで，Adamkinらの論文[3]を参考に筆者の考える介入基準案を図1に示す．

これは，生後1時間以内には元気な正期産児でも血糖値が30 mg/dL台まで低下することは少なくないが，生後2時間以降になると，ほとんどの児が血糖値40～45 mg/dL以上を維持できるようになる，といった時間経過を考慮したうえで，介入の基準を暫定的に提案したものである．

要点をまとめると，以下のようになる．

①生直後～生後1時間程度：血糖値25 mg/dL未満であれば，介入が望ましい．

②生後1～4時間頃：血糖値40 mg/dL未満であれば，介入が望ましい．

③生後4時間以降：血糖値45 mg/dL未満であれば，介入が望ましい．

4. 低血糖の鑑別診断と病態に応じた特異的な治療

低血糖に対して治療を行う際に最も重要なことは，速やかに血糖値を上昇させることであるが，それに加えてもう1つ重要なことは，低血糖時のサンプルを鑑別診断にまわすことである．

低血糖の基礎疾患を鑑別するには，低血糖時の検体（critical sample）が必須であるため，治療に入る前の検体を採取し，それを診断に活かすことが極めて重要である．なぜなら，低血糖の基礎疾

表2　critical sampleで測定すべき項目

・血糖値
・血中インスリン，ケトン体，遊離脂肪酸
・血液ガス分析，乳酸値，（有機酸分析）
・成長ホルモン，コルチゾール，甲状腺ホルモン，など

患の鑑別は，低血糖時の検体がないと診断することはできないからである（表2）．

高インスリン性低血糖の第一選択薬はジアゾキシドである．本薬剤はSGAや仮死に伴う一過性高インスリン性低血糖では90%以上の症例で有効であることが報告されている．一方で，遺伝性高インスリン血症での有効率は約50%程度であり，無効例も少なくない[4]．2016年現在，このようなジアゾキシド抵抗性高インスリン血症に対して，オクトレオチドの有効性を試す治験（代表：依藤　亨，大阪市立総合医療センター）が進行中である．

注意点

以下にあげる．

①症候性低血糖と無症候性低血糖は明確に区別して対処すべきである．

②無症候性低血糖に関する介入基準に定まったものはないが，低血糖による障害を生じさせない

よう，慎重な対応が必要である．

③低血糖に治療介入する場合，低血糖時の検体（critical sample）を採取し，鑑別診断を試みることが重要である．

家族への説明

重症例では，低血糖が発達予後に影響しうる重要事項を説明することが重要であるが，軽症例，とりわけ無症候性低血糖例に関しては，家族を心配させすぎない配慮も必要である．

専門医へのコンサルト

症候性低血糖に対しては，経静脈的なブドウ糖の投与が必須であり，基礎疾患の鑑別を含めて，全身的な管理が求められるため，低血糖症状を認める場合は，可及的速やかに NICU のある施設へ搬送するべきである．無症候性低血糖に関しては議論がわかれるが，点滴を要する症例は，少なくとも点滴管理・鑑別診断ができる施設へと転院させるべきであろう．

文 献

1) Tin W, et al.：15-year follow-up of recurrent "hypoglycemia" in preterm infants. Pediatrics 130：e1497-e1503, 2012
2) Kerstjens JM, et al.：Neonatal morbidities and developmental delay in moderately preterm-born children. Pediatrics 130：e265-272, 2012
3) Adamkin DH, et al.：Postnatal glucose hpmeostasis in late-peterm and term infants. Pediatrics 127：575-579, 2011
4) Yoshida K, et al.：High prevalence of severe circulatory complications with diazoxide in premature infants. Neonatology 105：166-171, 2014

[河井昌彦]

第Ⅵ章 産科入院中のよくある症状，注意すべき症状への対応

13 新生児発作

● 概　要

　新生児発作は中枢神経の重篤な傷害を反映する徴候であり，緊急を要する疾病の1つである．頻度は正期産児で出生1,000に対して3例，早産児で出生1,000に対して約60例と報告されている[1～3]．従来は臨床的観察のみによる診断が主であったが，近年のamplitude-integrated EEG（aEEG）の普及により診断精度が向上して，これまでみえてこなかった新生児発作の臨床像が明らかになってきた．重要な臨床的特徴として，「臨床症状と脳波所見との解離」を理解しておく必要がある[4,5]．

● 新生児評価

1. 母体情報の重要性

　新生児発作を疑う場合は，家族歴，母親の妊娠中および分娩経過を詳細に聴取する．新生児離断症候群を鑑別するため，母親への投薬状況を確認する．母親の発熱，前期破水，胎児頻脈，母親の性器ヘルペスは重要な情報である．あわせて出生時の状況，蘇生の有無を確認する．

2. 臨床症状の特徴

　新生児発作の臨床像は多岐および診断へのアプローチが困難な症例が多い．間代性発作や強直性発作のように四肢の異常運動を主訴とする症例では新生児発作を容易に疑うことができるが，無呼吸発作や徐脈発作などのバイタルサインの異常をきたす症例においても新生児発作を鑑別診断の1つとしてあげておく必要がある．新生児では振戦やjitterinessのように新生児発作と紛らわしい生理的な動きがある．あわせて新生児発作の最も重要な臨床的特徴は，「臨床症状と脳波異常所見との解離」であるため脳波検査やaEEGを行わなければ，新生児発作を診断することは不可能であるといっても過言ではない．

● 検査・治療

1. 治療の原則

　新生児発作の治療に関しては，全身状態の安定化や新生児発作の原因に対する治療も同時に行わなければならない．自施設での対応ができない場合は速やかに高次医療機関に搬送をする必要がある．呼吸・循環が不安定な症例については，人工換気療法やカテコラミンなどの循環作動薬を使用して全身管理を行う．重度の頭蓋内出血などで貧血が進行している場合や播種性血管内凝固（disseminated intravascular coagulation：DIC）を合併している症例に対しては輸血や新鮮凍結血漿の輸注を行い対処する．新生児発作の原因を検索し，電解質異常，低血糖などは迅速検査にて結果を得て速やかに治療を行う．

2. 原疾患の検索

　新生児発作の原因は多岐にわたるため（表1），原因検索を行い，原疾患への対応を速やかに行うことが重要である．検体検査としては，迅速に結果を得ることができる血算，血液生化学，血液ガス分析を行う．髄液検査は，中枢神経感染症を鑑別するために必ず行う．画像検査としては，ベッドサイドで実施可能な頭部超音波を行い頭蓋内病変の有無を確認する．患児の状態が比較的安定していれば，頭部CT・頭部MRIを実施する．先天性の疾患を鑑別するために，必要に応じて染色体検査，アミノ酸分析，有機酸分析を行う．

3. 抗てんかん薬の使用

　新生児発作そのものに対しては抗てんかん薬を使用するが，従来から経験的に使用されており，十分なエビデンスがある治療法は確立されていない．わが国においては，第一選択薬としてフェノバルビタール，第二選択薬としてミダゾラムが広く使用されている[6]．フェノバルビタールは初回

表1 新生児発作の原因

頻度の高いもの	頻度が低いもの
低酸素性虚血性脳症	先天奇形症候群/染色体異常
急性代謝障害	先天代謝異常症
低血糖症，低ナトリウム血症/高ナトリウム血症，低	アミノ酸代謝異常症，有機酸代謝異常症，尿素サイクル異常症
カルシウム血症，低マグネシウム血症	ミトコンドリア異常症
中枢神経感染症	ペルオキシソーム病
髄膜炎，脳炎	グルコーストランスポーター欠損症
頭蓋内病変	ビタミン B_6 依存性けいれん
頭蓋内出血，脳梗塞，脳奇形/脳形成異常	TORCH 症候群
	良性新生児けいれん
	遺伝性
	良性家族性新生児けいれん
	薬物
	薬物離断症候群
	多血症
	大田原症候群
	早期ミオクロニー脳症

投与量として 20 mg/kg を 5〜10 分かけて緩徐に静注する．維持量としては 2.5〜5 mg/kg を 1 日 1 回静脈内投与する．ミダゾラムの投与量については，初期投与量が 0.15〜0.2 mg/kg，維持量として 0.1〜0.4 mg/kg/時とされている[7]．

注意点

ミダゾラム注射液は国内ではドルミカム®，ミダゾラム，ミダフレッサ® が市販されているが，ドルミカム®，ミダゾラムの適応は「麻酔前投薬，全身麻酔の導入および維持，集中治療における人工呼吸中の鎮静」であり，保険診療上は新生児発作に適応はない．ミダフレッサ® はてんかん重積状態に適応があるが，修正在胎 45 週以上の児にのみ用量・用法が定められていること，低出生体重児および新生児に対しての急速静脈内投与は禁忌となっているため使用する際には注意が必要である．

家族への説明

児の異常運動やバイタルサインの異常が新生児発作の症状である可能性を伝えるが，新生児発作に類似する症状があるため，児に認められる症状が新生児発作か否かは脳波または aEEG を行い確認する必要がある旨を伝え，NICU への搬送の必要性を説明する．神経学的予後については，発作の原因となる疾病により異なることを話しておく．

専門医へのコンサルト

新生児発作は中枢神経の重篤な傷害を反映する徴候であり，緊急を要する疾病の1つであるため，発作を疑う臨床症状を認めた場合は速やかに専門医にコンサルトをして専門施設へ転院搬送をする．血糖測定やブドウ糖輸注など自施設で対応可能な処置については，転院搬送する前から行うことを考慮する．

文　献

1) Glass HC, et al.：Antenatal and intrapartum risk factors for seizures in term newborns：a population-based study, California 1998-2002. J Pediatr 154：24-28, 2009
2) Ronen GM, et al.：Long-term prognosis in children with neonatal seizures：a population-based study. Neurology 69：1816-1822, 2007
3) Saliba RM, et al.：Risk factors for neonatal seizures：a population-based study, Harris County, Texas, 1992-1994. Am J Epidemiol 154：14-20, 2001
4) Malone A, et al.：Interobserver agreement in neonatal seizure identification. Epilepsia 50：2097-2101, 2009
5) Murray DM, et al.：Defining the gap between electrographic seizure burden, clinical expression and staff recognition of neonatal seizures. Arch Dis Child Fetal Neonatal Ed 93：F187-191, 2008
6) 側島久典，他：新生児発作(neonatal seizures)と脳モニタリング．日本未熟児新生児学会誌 21：177-181, 2009
7) Volpe JJ：Neonatal Seizures. The Neurology of the Newborn. 5th ed., Saunders, Philadelphia, 203-243, 2008

[早川昌弘]

第VI章 産科入院中のよくある症状，注意すべき症状の対応

14 吐血，下血

概要

新生児期に吐血，下血をきたす疾患を総称して新生児メレナとよぶ．新生児期の吐血，下血の原因は大きくわけて，医原性を除けば，①母体血の嚥下によるもの（仮性メレナ），②出血性素因によるもの，③消化器疾患によるものの3つにわけることができる[1]（表1）．

新生児評価

1. 性状による評価

1）吐血

吐血はTreitz靱帯よりも口側の上部消化管からの出血により生じ，その色調は発症間もないか，あるいは持続する出血であると新鮮血となるが，血液が胃内にとどまる時間が長く胃酸に曝されると赤血球が破壊され，ヘモグロビンが塩酸ヘマチンに変化し，褐色胃残渣や黒色便の原因となる．

2）下血

下血はその性状により，黒色便と血便に分類される．黒色便は一般的に上部消化管〜小腸近位部からの出血による黒色，もしくはタール色の便のことを指す．血便は下部消化管からの出血が一般的ではあるが，上部消化管からの大量出血でもきたす可能性がある．また，通常色の便に点状〜線状の出血の混入を認める際は直腸炎の存在を疑う．

2. 臨床症状の評価

吐血や下血を認める際は，貧血の重症度を見極めることが重要である．腹部膨満の程度，活気や皮膚色，体温の変動，末梢循環不全の有無に留意する．皮膚の出血斑や採血部位，穿刺部位の止血状態，大泉門膨隆など頭蓋内出血を示す徴候，血尿の有無にも注意を払う．重症新生児仮死や敗血症では播種性血管内凝固（disseminated intravascular coagulation：DIC）による吐血や下血をきたす可能性がある．呼吸障害を伴い，口腔内より泡沫状の出血を認める場合は肺出血の可能性も考慮する．下血・血便の原因として，内科疾患だけではなく，壊死性腸炎や中腸軸捻転を伴う腸回転異常症などの外科疾患も念頭におくことが重要である．

検査・治療（代表的な鑑別疾患）

1. 仮性メレナ，真性メレナ

母体血の嚥下による吐血，下血は仮性メレナと

表1 新生児期に吐血・下血をきたす病態

1. 母体血の嚥下によるもの（仮性メレナ）	血性羊水，産道の母体血，母親の乳頭出血
2. 出血性素因によるもの	ビタミンK欠乏（真性メレナ），血小板減少症〔新生児特発性血小板減少性紫斑病（ITP），新生児同種免疫性血小板減少症（NAIT），全身性エリテマトーデス（SLE）母体児，感染症など〕，新生児播種性血管内凝固（DIC）（重症仮死，敗血症など），先天性凝固因子欠乏症，母体の内服薬による影響（NSAIDs，抗てんかん薬）
3. 消化器疾患によるもの	急性胃粘膜病変，新生児−乳児消化管アレルギー，特発性胃穿孔，腸回転異常*，血管奇形（動静脈奇形，血管腫）*，重複腸管*，壊死性腸炎*，中腸軸捻転*，Hirschsprung病*，腸重積症*，Meckel憩室*，新生児一過性好酸球性腸炎*
4. 医原性，その他	処置（気管挿管，胃管挿入，吸引，直腸検温など）に伴うもの，肺出血

*：おもに下血，血便をきたす疾患
ITP：immune thrombocytopenic purpura, NAIT：neonatal alloimmune thrombocytopenia, SLE：systemic lupus erythematosus, DIC：disseminated intravascular coagulation

よび，ビタミンK欠乏に伴う出血傾向による消化管出血を真性メレナとよぶ．真性メレナでは日齢2〜4に生じる突然の吐血，下血もしくは血便で発症する．鑑別するための検査としてAptテストが重要である．吐物あるいは便を蒸留水で5倍程度に希釈し遠心することで溶血させたピンク色の液をつくり，その溶液5 mLに1 mLの0.25%NaOHを加える．成人ヘモグロビンではただちに赤褐色に変色するのに比し，児(胎児)ヘモグロビンではアルカリ抵抗性のため変色しないか，徐々に変色していく．児からの出血と判定したら，PIVKA-IIやヘパプラスチンテストでビタミンK欠乏の評価を行う．

2. 急性胃粘膜病変

急性胃粘膜病変(acute gastric mucosal lesion：AGML)は，上部消化管内視鏡検査で粘膜に発赤，びらん，出血，潰瘍などの異常所見を認める疾患の総称である[2]．近年の新生児に対する消化管内視鏡検査の普及により，新生児メレナの多くはAGMLであることが明らかになってきた．おもな原因は出生に伴うストレスと考えられている．新生児は消化管壁が薄く，使用する内視鏡が細いため穿孔の危険が高いことから，内視鏡は緊急手術が可能な施設で熟練した医師が行うことが望ましい．AGMLと診断された場合は必要に応じてH$_2$遮断薬投与などを行う．

3. 新生児−乳児消化管アレルギー

新生児期は，特に消化機能や腸管粘膜のバリア機能が未熟で抗原が侵入しやすいことから，経腸栄養開始後に血便，下痢，嘔吐，腹部膨満などの症状を認めた際は新生児−乳児消化管アレルギー(food protein-induced enterocolitis syndrome：FPIES)を念頭におく．FPIESは，①嘔吐と下血を呈するもの(食道大腸炎型)，②嘔吐のみ呈するもの(食道炎型)，③体重増加不良を認めるもの(腸症型)，④下血のみ呈するもの(直腸大腸炎型)に大別される．臨床的な特徴として，①早産児や低出生体重児に多い，②末梢血白血球数および好酸球数の増加，③ミルク由来の蛋白抗原に対する

リンパ球刺激反応が陽性，④大腸内視鏡検査でリンパ濾胞増殖像，病理所見として著明な好酸球浸潤を伴う，⑤ミルクアレルギーに準じた治療で一過性に改善し，比較的予後は良好であることがあげられる．出生後，経腸栄養を開始する前に直腸大腸炎型FPIESと同様の症状がみられた際は，新生児一過性好酸球性腸炎(neonatal transient eosinophilic colitis：NTEC)の可能性を考慮する[3]．

注意点

吐血や下血の原因について鑑別を進めるにあたり，臨床情報の収集は重要である．①常位胎盤早期剝離や前置胎盤など，母体血嚥下をきたす可能性のある分娩経過，②胎児仮死を示す分娩経過(胎児モニタリング上の胎児機能不全，異常分娩，分娩外傷，羊水混濁)，新生児仮死を示す臨床経過，③NSAIDsや抗てんかん薬など，新生児にビタミンKの不足や凝固線溶系の異常を起こしやすい薬物の母体への投与歴，④母体の基礎疾患，アレルギー疾患の家族歴，などについて確認する．

専門医へのコンサルト

表1に示す鑑別診断のうち，仮性メレナや医原性(吸引や直腸検温によるもの)であれば産科施設で経過観察してもよいが，その他の病態の多くは専門施設での管理を必要とし，急速に症状が進行するケースもあるため，上記の臨床症状や緊急検査(血液ガス，血算，生化学，胸腹部X線，超音波など)の結果に異常があれば，速やかに専門医へコンサルトする．

文 献

1) 川瀬泰浩：新生児の吐血・嘔吐，排便異常．産婦人科治療 97：567-572，2008
2) 佐々木美香：新生児の急性胃粘膜病変．小児内科 39：424-426，2007
3) 大塚宜一：新生児乳児消化管アレルギー−その粘膜病変について−．日本小児アレルギー学会誌 27：79-85，2013

[東海林宏道]

第VI章 産科入院中のよくある症状，注意すべき症状への対応

15 分娩外傷

A 産瘤，頭血腫，帽状腱膜下血腫

頭部は，分娩時に最も損傷を受けやすい部分である．頭蓋骨と軟部組織と頭蓋内病変に大きくわけられる．

○ 産瘤（図1）

胎児が産道を通過する際に，先進部の皮下組織に滲出液が貯留して生じる浮腫性腫脹である．生後数日で自然消失する．頭血腫との鑑別は，骨縫合を越えて存在する点である．骨盤位分娩では，殿部に産瘤を生じる．

○ 頭血腫（図1）

頭蓋骨と骨膜の間に生じた出血で，骨縫合を越えることはない．生後徐々に血腫を形成するため，生後数時間で気づかれることが多い．通常1～3か月で自然に吸収される．穿刺吸引は，髄膜炎などの危険があるので行わない．また，血腫の吸収により，高ビリルビン血症をきたすことが多い．

○ 帽状腱膜下血腫（図1，2）

帽状腱膜と骨膜の間に生じた出血で，吸引分娩で出生した児に多い．帽状腱膜は，頭部全体を覆っているので，出血による腫脹は，頭頂部から前頭部，側頭部まで，頭部全体に及ぶことが多く，頭部の皮膚は波動状で，その出血量は外見より多く，出血性ショックで気づかれることが多い．出生直後は，比較的元気で，生後数時間を経て徐々に，出血性ショックに陥るため，吸引分娩で出生した児では，頭部の波動状腫脹の有無，呼吸数，皮膚色，ヘマトクリットの注意深い観察が必要である．治療は，自然吸収を待つ，穿刺吸引は禁忌である．貧血が高度である場合（Hb 8 g/dL 以下）では，輸血を行う．NICUへの新生児搬送での，DOA (death on arrival) 症例によく認められる．

[茨 聡]

B 腕神経叢麻痺

頭位分娩での肩甲難産例や骨盤位分娩例において，頭部を過度に進展させた場合，上腕神経叢が

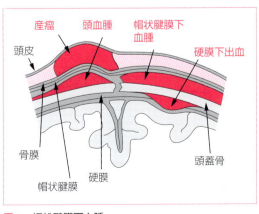

図1 帽状腱膜下血腫

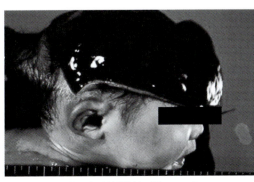

図2 帽状腱膜下血腫剖検例〔口絵4；p.ii〕

牽引損傷を受けることにより発症する．以下の3型に分類される．

上位型麻痺（Erb's palsy）

最も頻度が高い上腕神経叢麻痺で，第5，6頸髄，まれに第7頸髄の神経根の損傷により発症する．肩の諸筋，前腕の屈筋と回外筋が麻痺する．上腕は内転し，肘関節は伸展し，前腕は回内の位置をとる．把握反射は存在し，手指の刺激で腕掌関節の背屈が認められる．時に横隔神経麻痺を合併する．治療は，上腕を外転回外の位置いわゆる敬礼位に固定する．予後は良好のことが多い．

下位型麻痺（Klumpke's palsy）

第7，8頸髄および第1胸髄の神経根の損傷により発症する．前腕と手指の伸筋および屈筋が麻痺する．手指の運動が障害され，把握反射が消失し，腕掌関節の運動が認められない．治療は，腕掌関節を伸展させ，さらに手掌を扁平にするように固定する．予後は，不良な例が多い．

全神経叢麻痺

上位型，下位型の合併した麻痺で，第5頸髄から第1胸髄までの神経根の損傷により発症する．予後は不良である．

横隔神経麻痺

第3，4，5頸髄の損傷により発症する．上位型上腕神経叢に合併することが多い．胸部X線にて，患側の横隔膜挙上，X線透視による両側横隔膜の反対運動（奇異呼吸）が診断の決め手になる．多呼吸をはじめとする呼吸障害を認め，重症の場合は人工換気を要する．自然治癒が期待できない場合は，横隔膜縫縮術の適応となる．

[茨　　聡]

C 骨　折

頭蓋骨骨折

線状骨折と陥没骨折があり，鉗子分娩などの難産例に多い．診断は，数方向からのX線およびCTによる．線状骨折は，頭血腫を合併することが多い．一般に，無症状で特別な治療を必要としない．陥没骨折は，脳挫傷を伴うことが多く，陥没部の外科的修復が必要な場合がある．

鎖骨骨折

分娩損傷で起こる骨折のなかで一番頻度が高い．全分娩の約1%に発生するといわれている．頭位分娩で肩甲難産例や骨盤位分娩例に多く認められる．通常，鎖骨の中央か外側1/3の部分での骨折が多い．患側上腕の運動制限，Moro反射の減弱，捻髪音が聞かれる．確定診断は，X線診断を行う．骨折部は，1～2週間で仮骨形成を伴って癒合し自然治癒することが多い．予後は概して良好である．

四肢骨折

骨盤位分娩例において，上腕骨，前腕骨，大腿骨に骨折が発生する．固定のみで予後良好である．

脊椎骨折

骨盤位分娩例で後続児頭の娩出困難例で発生することがあるが，非常にまれである．第7頸椎，第1胸椎の損傷が多く，重症の場合は，麻痺を残すことがある．

[茨　　聡]

16 頭蓋の異常

概 要

産科に入院中の新生児が頭蓋の形態異常や頭蓋骨縫合早期癒合症のために小児科に紹介となることはまれである．これらの疾患を正しく診断して評価するためには，個々の疾患の定義を正確に理解しておく必要がある．頭蓋の形態異常や頭蓋骨縫合早期癒合症を認めた場合には，その他の合併症の有無を検索すべきである．両親には，患児についての正確な情報を平易な言葉で説明するように心がける．新生児期には明らかな神経学的異常所見が認められなくても，その後に異常所見を呈する疾患や，将来的に外科治療が必要となる疾患もあるため，注意深く長期的に経過観察していく必要がある．自施設で精査や治療ができない場合には，より高次の専門機関に紹介するように努めることが重要である．

新生児評価

産科に入院中の新生児で注意すべき頭蓋の異常には，分娩外傷に伴うもの，形態異常，そして頭蓋骨縫合早期癒合症などがある．分娩外傷に伴う頭蓋の異常に関しては，**本章 15** に記載されているため，本項では，頭蓋の形態異常と頭蓋骨縫合早期癒合症について概説する．

1. 頭蓋の形態異常

頭蓋の形態異常を正確に評価するためには，個々の形態異常の定義を正しく理解する必要がある．**表1**におもな頭蓋の形態異常の種類と定義を示す．これらは，2009 年に国際的なコンセンサスをもとに定められた定義である[1,2]．以下に，頭蓋の形態異常の定義と関連疾患について述べる．

1）小頭症

小頭症は，後頭前頭を結ぶ周囲径が年齢の3パーセンタイル未満と定義されている（**表1**）[1,2]．

頭囲が小頭症の定義にあてはまるか否かの境界の場合には，産科に入院中の新生児健診では見落とされる可能性がある．出生体重や身長は，SGA 児などを確認するために注意を払うことが多い．小頭症を診断するには，出生体重や身長と同様に頭囲にも注意を払うことが重要である．

小頭症は，大きく遺伝性，症候性，二次性の3つに分類される[3]．遺伝性小頭症に関しては，家族歴の聴取が大切である．症候性小頭症には，染色体異常，全前脳胞症，奇形症候群などが含まれる．症候性小頭症で注意が必要なのは，先天性心疾患の合併である．先天性心疾患を合併していても，出生時に明らかなチアノーゼや心雑音を聴取しなければ，気づかれずに産科で母子同室となっているケースもあり得る．複雑心奇形を合併している患児の 25％ は小頭症を合併すると報告されているため[4]，小頭症と診断された場合には，先天性心疾患の有無について検索する必要がある．二次性小頭症には，TORCH 症候群，胎生期の頭蓋内出血，脳障害などがある．

小頭症の患児は，難治性てんかんや精神発達遅滞の発症頻度が高いことが知られている[4]．

2）巨頭症

巨頭症は，後頭前頭を結ぶ周囲径が年齢の 97 パーセンタイルより大きい場合であると定義されている（**表1**）[1,2]．小頭症と同様に，遺伝性，症候性，二次性に分類される．常染色体優性遺伝形式をとる巨頭症は，一般的に発達予後は良好である．一方，常染色体劣性または X 連鎖遺伝形式の巨頭症は，てんかんや精神発達遅滞と関連がある[5]．したがって，小頭症の場合と同様に家族歴の聴取が重要となる．症候性や二次性巨頭症のなかには，頭蓋内圧亢進症状を呈して急変する疾患もあるため，的確な診断とともに定期的に経過観察していくことが重要である．

表1　頭蓋の形態異常と定義

小頭症	後頭前頭を結ぶ周囲径が年齢＜3パーセンタイル
巨頭症	後頭前頭を結ぶ周囲径が年齢＞97パーセンタイル
短頭	頭長幅指数≧81パーセンタイル
長頭	頭長幅指数≦76パーセンタイル
後頭部扁平	後頭部の凸面の減少（主観的）
後頭部突出	後頭部の凸面の増加（主観的）
斜頭	頭蓋の形態が非対称（主観的）
クローバー様頭蓋	正面または後方からみた頭蓋が三葉構造にみえる（主観的）
三角頭	上方からみた頭蓋が楔形または三角形にみえる（主観的）
塔状頭	前後径や横径に比較して高さが高い（主観的）

〔日本小児遺伝学会：国際基準に基づく小奇形アトラス http://plaza.umin.ac.jp/p-genet/atlas/03-1.html#Turricephaly/Allanson JE, et al.：Elements of morphology：standard terminology for the head and face. Am J Med Genet A 149A：6-28, 2009 より作成〕

表2　孤立性頭蓋骨縫合早期癒合症の種類と特徴

種類	頻度	臨床的特徴
矢状縫合	50～60%	長頭または船状頭蓋を呈する．症候性はまれ
冠状縫合	20～30%	短頭または斜頭を呈する．症候性が多い
前頭縫合	15～20%	三角頭を呈する．1/4が症候性
人字縫合	3%	短頭または斜頭を呈する．後下方への耳介位置異常

〔Evans K, et al.：Craniofacial malformations. In：Gleason CA, et al.(eds), Avery's diseases of the newborn. 9th ed., Elsevier/Saunders, Philadelphia, 1331-1361, 2012 をもとに作成〕

3）短　頭

　頭長幅指数が81パーセンタイル以上の場合を指す（**表1**）[1,2]．新生児が仰臥位で長期臥床していることが原因の1つとなる．

4）長　頭

　頭長幅指数が76パーセンタイル以下の場合を指す（**表1**）[1,2]．側臥位で過ごす時間が長いことが原因の1つとなる．

5）その他の頭蓋形態異常

　その他の頭蓋の形態異常として，後頭部扁平・突出，斜頭，クローバー様頭蓋，三角頭，塔状頭などがある（**表1**）[1,2]．いずれも主観的な評価であるため，境界領域の判断は難しい．頭蓋の形態異常以外の臨床所見を認めた場合には，症状や所見に応じて適切な検査を実施する必要がある．

2. 頭蓋骨縫合早期癒合症

　頭蓋骨縫合早期癒合症とは何らかの原因で1か所または2か所以上の頭蓋骨縫合が通常より早期に癒合するものを指す．頭蓋骨縫合早期癒合症の頻度は，1,000,000出生あたり，300～400人程度であると推定されている[5]．

　頭蓋骨縫合早期癒合症は，単一の頭蓋骨縫合が早期に癒合する孤立性と，2つ以上の頭蓋骨縫合が早期に癒合する多発性に分類される．**表2**に孤立性頭蓋骨縫合早期癒合症の種類と特徴を示す．以下に個々の頭蓋骨縫合早期癒合症の臨床的特徴を記載する．

1）矢状縫合早期癒合

　孤立性頭蓋骨縫合早期癒合症の50～60%を占め最も頻度が高い．4,200出生に1人の割合で出生するといわれている．男児，双胎，母体の喫煙などがリスク因子である．先天性心疾患や泌尿器系の奇形を合併することがあるため注意を要する．孤立性矢状縫合早期癒合単独の場合には，頭蓋骨縫合早期癒合に関連した症候群であることはまれである．しかし，頭蓋内圧亢進などのリスクがあるため長期的に経過をみる必要がある[5]．

2）冠状縫合早期癒合

　図1に冠状縫合の早期癒合症例の3D-CT像を示す．頭蓋骨縫合早期癒合症のなかでは，次に頻度が高い．10,000出生に1人の割合で出生するといわれている．孤立性であっても，頭蓋骨縫合早期癒合症に関連した症候群であることが多い[5]．

3）前頭縫合早期癒合

　前頭縫合早期癒合では，男児，双胎，胎児期のバルプロ酸の曝露がリスク因子であるといわれている．眼間狭小と両側頭骨間径の増大がみられる[5]．

4）人字縫合早期癒合

　前頭縫合早期癒合のなかでは，最もまれである．早期癒合した側の乳突突起の膨隆や後下方への耳介位置異常を呈する．

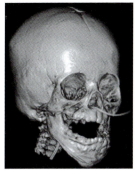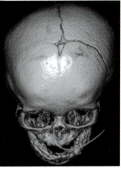

図1　3D-CT
右冠状縫合の早期癒合を認める

5）多発性頭蓋骨縫合早期癒合

頭蓋骨縫合早期癒合に関連した症候群の症状の1つとしてみられることが多い．Apert症候群，Crouzon症候群，Pfeiffer症候群などがあげられる[5]．これらの疾患は，合併症状から出生前または出生後早期に小児科に紹介される．母子同室で産科に入院中であることは考え難いため詳細は割愛する．

検査・治療

頭蓋の形態異常と頭蓋縫合早期癒合症ともに，頭蓋病変以外の合併奇形や合併症の有無を検索する．そのためには，全身の身体所見を注意深く診察する必要がある．さらに必要に応じて頭部超音波，単純X線，CT，およびMRIを実施する．頭部CTやMRIは，頭部超音波では評価が難しい頭蓋内病変の有無を検索するために有用である．頭蓋骨縫合早期癒合症の診断には3D-CTが有用である（図1）．これらの検査結果をもとにして，脳神経外科や形成外科にコンサルトする．症例によっては眼科診察，耳鼻科診察も必要となる．確定診断には遺伝子検査が必要となる疾患もある[5]．

治療は外科手術である．頭蓋形態の正常化と頭蓋内圧亢進症状の改善が手術目的である．水頭症合併例には，脳室腹腔シャントが実施される．気道病変の合併例では気管切開術も実施される．疾患によっては手術が複数回に及ぶ症例も存在する．

注意点

新生児期には，頭蓋病変以外に異常が認められなくても，急激に頭蓋内圧亢進症状を呈する疾患や将来的に神経学的異常所見を呈する疾患もあるため，注意深く長期的に経過観察していく必要がある．

家族への説明

家族には，患児の病状，合併症の有無，将来的に予想される症状などについて平易な言葉で説明するように心がける．外科治療が必要になる場合には，担当外科医や麻酔科医などから直接話をしてもらう機会を設ける．自施設での精査や外科治療が難しい場合には，両親にその旨を説明し，より高次の医療機関を紹介する旨を説明する．

専門医へのコンサルト

患児の状態が許すようであれば，母親が産科に入院中は患児も同室として，母子間の愛着形成に努める．母子の退院時に，専門機関を受診してもらうように紹介状を作成する．緊急性を要する場合には，産科に母親が入院中であっても，その旨を両親に説明して専門機関に新生児搬送する．

文献

1) 日本小児遺伝学会：国際基準に基づく小奇形アトラス http://plaza.umin.ac.jp/p-genet/atlas/03-1.html#Turricephaly
2) Allanson JE, et al.：Elements of morphology：standard terminology for the head and face. Am J Med Genet A 149A：6-28, 2009
3) Ashwal S, et al.：Practice parameter：Evaluation of the child with microcephaly（an evidence-based review）：report of the Quality Standards Subcommittee of the American Academy of Neurology and the Practice Committee of the Child Neurology Society. Neurology 73：887-89, 2009
4) Wernovsky G：Neurodevelopmental outcomes in children with congenital heart disease. In：Gleason CA, et al.(eds), Avery's diseases of the newborn. 9th ed., Elsevier/Saunders, Philadelphia, 801-809, 2012
5) Evans K, et al.：Craniofacial malformations. In：Gleason CA, et al.(eds), Avery's diseases of the newborn. 9th ed., Elsevier/Saunders, Philadelphia, 1331-1361, 2012

［内山　温］

第VI章　産科入院中のよくある症状，注意すべき症状への対応

17 正中頸嚢胞

概　要

　正中頸嚢胞は先天性の嚢胞で，頸部腫瘍のなかでは最も頻度が高い．しかし，新生児期の正中頸嚢胞は頸部の腫瘍として診断されることはまれである．新生児期には，吸気性喘鳴やチアノーゼなどの呼吸症状を契機に診断されることが多い．吸気性喘鳴やチアノーゼが継続する場合には，正中頸嚢胞も念頭において精査する必要がある．

新生児評価

　新生児期に頸部正中にみられる腫瘍や瘻孔の鑑別診断を表1に記載する．以下に，鑑別診断と評価のポイントを述べる．

1. 正中頸嚢胞

1）発生病因

　正中頸嚢胞は，舌骨から甲状軟骨下方の気管前面に至るまでの頸部正中にみられる先天性の腫瘍である[1,2]．甲状腺組織は，将来の舌根部に相当する舌盲孔で発生し，頸部正中を舌骨から発育しながが下降するが，この瘻管を甲状舌管とよぶ．甲状舌管は通常胎生期に消失するが，その過程に異常が生じ，遺残として存在するとそのなかに粘液が貯留して頸部正中の腫瘍として認められる．これが正中頸嚢胞の発生病因である．したがって，別名として甲状舌管嚢胞（thyroglossal duct cyst）ともよばれる[1~3]．

2）一般的特徴

　表面平滑な小指大から母指頭大の腫瘍である．通常は幼児期以降に気づかれることが多い[3]．嚢胞内に感染が生じると発赤，腫脹を認め，熱感を伴う．時に自壊して瘻孔として認められることもある．起炎菌としては，インフルエンザ桿菌，黄色ブドウ球菌，表皮ブドウ球菌などが多い[4]．炎症の程度によっては嚢胞が自壊して瘻孔になるこ

表1　頸部正中にみられる先天性頸部奇形の鑑別診断と特徴

鑑別診断	腫瘍または瘻孔の特徴
正中頸嚢胞	頸部の正中の小指大から母指頭大の腫瘍，時に瘻孔
類皮嚢胞	直径1～4 cm程度の半球状に隆起した皮下結節
異所性甲状腺	甲状腺が舌部，舌根部，舌下部，喉頭前部など異所性に存在
ガマ腫	多くは口腔底，まれに頸部上方正中部の腫瘍としてみられる
正中頸裂	頸部下方正中部に軟骨組織の盛りあがりによってみられる腫瘍

ともある．

3）新生児期の特徴

　正中頸嚢胞が舌根部に位置する頻度は，正中頸嚢胞全体の1～8.5％と非常にまれである．正中頸嚢胞がこの部位に存在する場合は lingual thyroglossal duct cyst とよばれている[5]．

　新生児期の正中頸嚢胞は，lingual thyroglossal duct cystとして診断されることが多い．この嚢胞が上気道を圧迫することにより，吸気性喘鳴，呼吸困難，チアノーゼなどの臨床症状を呈するためである．臨床的に喉頭軟化症と誤診される症例も存在する[5,6]．嚢胞の大きさによっては，上気道閉塞をきたしうるため注意が必要である．

2. 鑑別診断

1）類皮嚢胞

　類皮嚢胞は頸部正中の腫瘍や瘻孔の25％程度までを占める疾患で，嚢胞は上皮で囲まれている[1]．無痛性で表面平滑な腫瘍として触知し，可動性があるのが特徴である．類皮嚢胞が舌骨の近くに存在する場合には，正中頸嚢胞との鑑別が難しい場合がある．類皮嚢胞は皮脂の蓄積によって腫瘍が増大する．感染を併発することはまれであ

200

るが，自壊して肉芽腫性炎症を伴うことがある[1]．

2）異所性甲状腺

甲状腺は胎生3週に正中甲状腺原基から発生する．その後，発育しながら舌骨から喉頭軟骨全面を経由し，さらに頸部を下降し前頸部に達して胎生7週に甲状軟骨下方の気管前面を覆うように存在する[3]．この発生過程に異常をきたして，甲状腺の位置異常を呈するものを異所性甲状腺という．多くは甲状腺機能が正常であるため，治療を要さない．甲状腺機能の異常を認めた場合には治療の対象となる．

3）ガマ腫

顎下腺管の1つが閉塞して生じる腫瘤である．通常は，口腔底に無痛性の囊胞としてみられる．非常にまれであるが，ガマ腫が腫大して顎舌骨筋を貫通すると頸部正中の腫瘤として認められる．正中頸囊胞より上方に認められ，一般的に腫瘤径が大きいのが特徴である[1]．

4）正中頸裂

出生時に頸部下方の正中部に軟骨組織の隆起，および皮膚の変形に伴った皮膚潰瘍を伴う腫瘤として認められる[1,4]．正中頸囊胞のように瘻孔を呈さないのが特徴である．胎生3〜4週に鰓弓を含んだ中胚葉系の癒合の異常に起因すると考えられているが詳細は不明である[1,3,4]．

検査・治療

確定診断には，頸部CT，MRI（**図1**），および喉頭気管支ファイバーが有用である．

原則として治療は手術による全摘出術である．囊胞部に感染を合併している場合には，感染が落ち着いてから手術を考慮する．根治術は舌骨を含めた瘻管を全摘出するSistrunk術が実施される[3]．無治療で放置した場合に発癌する可能性は1%未満であるといわれている[1]．またSistrunk術後の再発率は2.6〜5%程度といわれている[4]．

注意点

lingual thyroglossal duct cystは，喉頭軟化症と異なり，自然経過で症状が改善することはない．したがって，吸気性喘鳴，呼吸困難，チアノーゼなどの症状改善がみられない場合には，正中頸

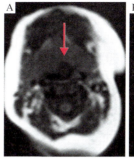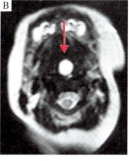

図1 lingual thyroglossal duct cyst の MRI
舌根部に，T1強調像で円形の低信号域を認め（A），T2強調像で円形の高信号域を認める（B）

囊胞も念頭において鑑別診断を進める必要がある．

家族への説明

正中頸囊胞と診断したら，将来的には外科手術が必要となること，放置すると感染症を併発する可能性があることを説明する．

専門医へのコンサルト

lingual thyroglossal duct cystによる呼吸障害がなければ，産科病棟で母子ともにすごすことが可能である．自施設で外科治療が難しい場合には，母子の退院時に専門機関への紹介状を作成する．呼吸障害の程度が強ければ，産科病棟に母親が入院中であっても新生児搬送を考慮する．

文 献

1) Foley DS, et al.：Thyroglossal duct and other congenital midline cervical anomalies. Semin Pediatr Surg 15：70-75, 2006
2) Thabet H, et al.：Thyroglossal duct cyst：Variable presentations. Egyptian Journal of Ear, Nose, Throat and Allied sciences 12：13-20, 2011
3) 檜垣 淳：頭部囊胞，頸部瘻．岡田 正（編著），系統小児外科学．改訂第2版，永井書店，334-341，2005
4) Acierno SP, et al.：Congenital cervical cysts, sinuses and fistulae. Otolaryngol Clin North Am 40：161-176, 2007
5) Aubin A, et al.：Stridor and lingual thyroglossal duct cyst in a newborn. Eur Ann Otorhinolaryngol Head Neck Dis 128：321-323, 2011
6) Fu J, et al.：Lingual thyroglossal duct cyst in newborns：previously misdiagnosed as laryngomalacia. Int J Pediatr Otorhinolaryngol 72：327-332, 2008

［内山　温］

第Ⅵ章　産科入院中のよくある症状，注意すべき症状への対応

18　口唇顎裂，口蓋裂

○ 概　要

　口唇顎裂および口蓋裂児のなかには，産科病棟で母子ともにすごす症例も存在する．小児科医や新生児科医に診察依頼があった場合には，正確な裂型診断に加えて合併症の有無を検索する．これらと並行して，適切な栄養指導や日常のケアを両親と共有する．さらに，両親の精神的なケアも重要であることを念頭において診療することが大切である．

○ 新生児評価

　新生児評価や両親に病状を説明する際には，口唇裂・口蓋裂の疫学や裂型分類について理解しておくことが重要である．以下に疫学と裂型分類について述べる．

1. 疫　学

　日本人の口唇裂・口蓋裂の発症頻度は，400〜600 出生に 1 例であるといわれている．これらのなかで，口唇裂，口唇口蓋裂，および口蓋裂の割合は，それぞれ 34.5%，45.0%，20.5% である．口唇裂，口唇口蓋裂は男児に多く，口蓋裂は女児に多い．左右差に関しては，左側に多い[1]．

2. 裂型分類

　口唇裂・口蓋裂の裂型分類には種々の報告があるが，一般的には被裂形態によって完全または不完全，被裂側性によって左側，右側，両側と付記される（**表1**）．これらのなかで，本項で概説する口唇顎裂とは，口唇裂のなかで被裂部位が歯槽堤まで及ぶものを指す（**表1**）．一方，口蓋裂とは，被裂部位が軟口蓋あるいは硬口蓋，または両者に及ぶものを指す．

○ 検査・治療

　小児科医や新生児科医に対して，産科に入院中

表1　口唇裂・口蓋裂の裂型分類

被裂形態	被裂側性	被裂部位
完全	右側	口唇裂
不完全	左側	口唇顎裂
		口唇口蓋裂
	両側	口蓋裂

の口唇顎裂・口蓋裂児の診察依頼があった場合に対応すべきチェックポイントを以下に示す．

1. 裂型分類の決定

　診察依頼があったときには，正確に口唇裂・口蓋裂の裂型分類をすることが重要である．そのために，軟口蓋，硬口蓋および口蓋垂の状態などを注意深く観察する．

2. 合併奇形とその他の異常所見の検索

1）疫　学

　両親のいずれか一方が口唇裂・口蓋裂患者である場合，その子どもが口唇裂・口蓋裂に罹患する頻度は 2〜4% であるといわれている．同胞間では 1〜2% の発症頻度といわれている[1]．

　ヨーロッパ諸国での 4,000 例の口蓋裂の検討では，55% が孤立性，18% がその他の先天奇形と関連，そして 27% が既知の症候群の 1 症状として認められたと報告されている．また，5,000 例の口唇裂単独，または口唇口蓋裂の検討では，71% が孤立性，29% が他の先天奇形と関連があったと報告されている[2]．

2）診察のポイント

　SGA 児の場合，何らかの症候群の可能性がある．眼球や耳介の位置，異常の有無，さらに頭蓋の形態異常の有無などを注意深く診察する．下顎や舌の異常の有無も確認する．小顎症や舌の異常のために経口哺乳が上手くできない症例が存在するためである．

　全身的な診察として，手指の異常，膝窩翼状片，

内反足の有無も確認する．背部の診察では，皮膚洞や側彎の有無を確認する．眼科診察が可能であれば，コロボーマや白内障の有無なども確認する[3]．また，可能であれば耳鼻科的な検索も行う．聴覚スクリーニング検査も並行して実施する．さらに，可能であれば胸腹部X線や超音波検査を実施する．胸腹部X線では，椎体異常の有無も含めて評価する．超音波では，頭部，心臓，腹部臓器，特に泌尿器系の異常の有無に注意する．

3. 栄養指導

口唇裂・口蓋裂の治療は歯科口腔外科医や形成外科医による外科手術であるが，それまでの間，治療の一環として適切な栄養指導を行うことは非常に重要である．

直接授乳が難しい場合には，特殊乳首を用いた瓶哺乳を試みる．経口哺乳が困難な場合には，経管栄養を考慮する．

口蓋裂に対しては，口蓋床が使用されることがある．口蓋床は経口哺乳の状態改善に加えて，裂部への舌の侵入による上顎の正中方向への成長抑制を取り除く効果や鼻中隔潰瘍の防止にも有用であるといわれている[4,5]．以下に，口唇顎裂と口蓋裂の栄養指導のポイントを記載する．

1) 口唇顎裂

口唇裂に対しては，裂部にテープ貼付をする場合がある．口唇顎裂では歯槽堤の裂の程度によって哺乳状態に違いが出る．裂の程度が大きいと，哺乳時に口腔内を陰圧に保つことが難しいことがある．このようなケースでは，患児が口を大きく開くと，乳房や哺乳瓶の乳首に対する密着性がよくなるといわれている．したがって，直接授乳や広口乳首の使用が適している[4]．可能であれば，母子間の愛着形成やスキンシップの点からも母乳栄養が勧められる．直接授乳が難しい場合には，口唇裂用乳首を用いた瓶哺乳を考慮する．

2) 口蓋裂

軟口蓋裂のみで，裂の長さが短ければ直接授乳や通常の乳首での瓶哺乳が可能である．

しかし，裂の範囲が硬口蓋に及び，さらに裂の幅が広い場合には，直接授乳や通常の乳首での瓶哺乳は困難となる．逆流防止弁を有する乳首や，乳孔が大きいものが望ましい[1]．いずれにしても患児にあった乳首を選択することが重要である．

注意点

産科に入院中であっても，可能な限り合併症の検索を行う．母子関係確立のためには，母子ともに産科病棟で入院することが望ましい．合併症の程度によっては専門機関への新生児搬送も考慮する．

口唇裂・口蓋裂児の母親は，患児に哺乳障害がみられると，不安から母親としての自信を喪失してパニックに陥ることがある．したがって，出生後早期からの適切な栄養指導を心がけるように努める．

家族への説明

最初に家族と面談するときに，患児の出生を心から祝福する．次に患児の病状について，平易な言葉で正確に情報提供するように心がける．この際に，両親が自責の念に駆られることがないように留意する[3]．面談時には，看護師，臨床心理士なども同席する．

専門医へのコンサルト

産科から母子一緒に退院する際には，専門機関への紹介状を作成する．専門機関では歯科口腔外科，形成外科，耳鼻科，小児科などの医師に加えて，看護師，言語聴覚士，臨床心理士など多職種で患児の治療とケアにあたることを説明して，少しでも家族の不安を軽減させるよう心がける．

文献

1) 日本口腔外科学会：口唇裂・口蓋裂診療ガイドライン．https://jsoms.or.jp/pdf/mg_cpf20080804.pdf
2) Mossey PA, et al.：Cleft lip and palate. Lancet 374：1773-1785, 2009
3) Kasten EF, et al.：Team care of the patient with cleft lip and palate. Curr Probl Pediatr Adolesc Health Care 38：138-158, 2008
4) 加古結子：唇裂・口蓋裂合併児の栄養．板橋家頭夫（編），新生児栄養学－発達生理から臨床まで－．メジカルビュー社，282-286，2014
5) 土佐泰祥：口唇口蓋裂を持った児に対する栄養管理．周産期医学 35（増刊）：567-570, 2005

[内山 温]

第Ⅵ章 産科入院中のよくある症状，注意すべき症状への対応

19 副耳，多指症，合指症

副耳

概要

耳介は胎生6週頃に耳介のもととなる小丘が現れ，7週頃から少しずつ外側に転位し，第1・第2鰓弓，第1鰓溝，上顎突起，下顎突起などの発生や癒合が起こり，胎生12週頃までに形成される[1]．この過程の異常により，様々な程度の耳介奇形が生じるが，このうち副耳は，耳介が形成される際の遺残物と考えられ，耳介軟骨と皮膚から成り立っている．発生初期の耳介は下顎の近くにあることから，副耳の発生部位は口角付近から耳珠の前方までと幅広い範囲にわたっているが，耳珠の前方にあることが多い．全出生児の1.5%に生じ，男女差はない[2]．遺伝性を認めることもある．

新生児評価

生まれつき耳珠の前方や頬部に，耳介とよく似たいぼ状に突起した組織が隆起していれば副耳と診断される．片側の耳前部に1個のみ存在(図1)することが多いが，両側に存在する場合や複数個存在(図2)することもある．副耳はほとんどの場合，内部や基部に弾性軟骨を含んでいるが，茎が細くぶらぶらしている場合もある．また，Goldenhar症候群などでは耳珠などの耳介変形に伴った副耳が合併することもあり(図3)，副耳以外の合併奇形がないかの評価も必要である．

治療と注意点

副耳は聴覚など機能的な障害はないが，整容上の面から，軟骨を含め余った皮膚を切除する手術が選択されることが多い．茎が細く軟骨を含んでいない場合には，新生児期に糸で結紮すると，1週間程度で壊死して脱落する．また，軟骨を含むものは結紮しても不完全に隆起が残ることがあるため，1歳前後以降に切除術を行うのが望ましい．この際，軟骨を少し深部まで追跡して切除し皮膚の上から触知しないようにする[3]．また，耳珠軟骨を含む副耳など耳介変形を伴う場合，軟骨切除時に耳珠を形成しながら行う必要があるため，手術の難易度はあがるが，子どもの精神面での発達を考慮し，少なくとも就学前までの治療が望まれる．

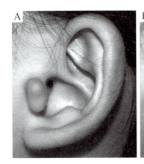

図1 副耳：単発例
A：手術前，B：手術後
手術後も軟骨の突起(▶)がみられる

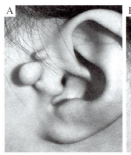
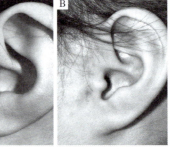

図2 副耳：多発例
A：手術前，B：手術後

家族への説明と専門医へのコンサルト

副耳は聴覚に影響はないので整容上の理由がなければ放置しておくこともできるが，小さければ結紮で除去するか，茎が太く根元に軟骨がある場合には手術により除去する方法があることを説明する．手術時期は1歳以降が望ましいことを説明し，将来的な手術のために形成外科医などの専門医のコンサルトを勧める．

多指症

概要

多指症は上肢の先天異常のなかで最も多く，母指多指症，小指多指症，中央列多指症〔第2～4指（示小指）のいずれかが重複〕に分類されているが，母指多指症が90％を占める．母指多指症は右側が多く，両側性は約15％である．小指多指症では両側罹患が多い．母指多指症は男児に多く，小指多指症では性差はないとされており，同一家系発生は母指多指症で3～5％，小指多指症で16～30％とされている[4]．

新生児評価・検査

診断は視診と単純X線で行う．分岐高位に基づくWassel分類[5]（図4）が用いられている．多指症は原因不明の孤発性以外に，他の奇形や症候群，染色体異常の部分的症状の一部としてみられることも多く，他に外表奇形がないかなどの評価が必要である．

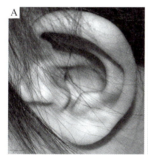
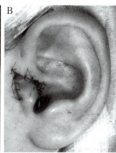
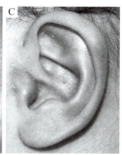

図3　耳介変形を伴う副耳
A：手術前，B：手術直後，C：手術後

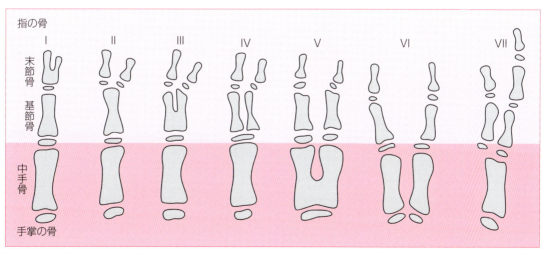

図4　母指多指症のWassel分類
〔Wassel HD：The result of surgery for polydactyly of the thumbs. A review. Clin Orthop Relat Res 64：175-193, 1969 より改変〕

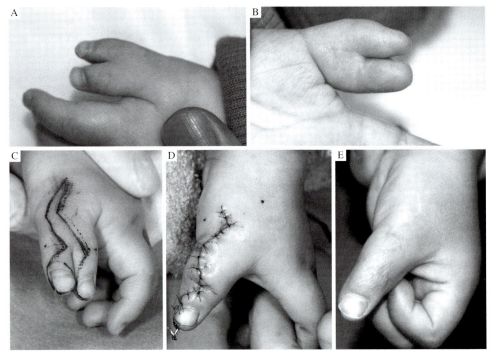

図5 母指多指症
両指成分が小さく，融合手術を選択した

治療と注意点

　形態的・機能的両面の改善を考慮して治療計画を立てることが重要である．母指多指症は2本とも正常な母指よりやや細く変形を有することが多く，手術は分岐部の高位や両指の大きさなどにより，一方を切断するか，半裁して合併・融合させるか選択される（図5）．通常，X線で骨の形態が明らかになる1歳半過ぎで手術が行われるが，術後の対立障害を防ぐために手術は橈側母指を切除して，それに付着していた短母指外転筋を尺骨の母指に移行する必要があるためあまり早期に手術を行うべきでない[6]．

家族への説明と専門医へのコンサルト

　四肢の奇形は，生命予後への影響は少なくても，両親が心理的に動揺することが多いので，説明にあたっては両親の思いを十分に聴く配慮が必要である．病態を正確に把握したうえで，生後早期に診断や手術時期について形成外科医や整形外科医にコンサルトを行い，各科が連携して治療を進めていくことが重要である．

合指症

概　要

　手が発生する過程では初期には指は分離しておらず，指の間でアポトーシスが起こって，5本の指に別れていくが，この過程が障害（指列誘導障害）されて起こるのが合指症である．頻度は多指症に次いで多く，1,000人に0.3〜1人とされている[7]．約50%が両側性で，10〜20%が家族性といわれている．手指では，第3〜4指（環示指）間，第1〜2指（母示指）間に多い．

　皮膚と皮下軟部組織だけが合指になっている皮膚性合指症が大半を占めるが，骨も融合している骨性合指症では，通常，末節骨同士が癒合する．また，癒合が指尖部まで達しているかどうかで，完全合指型と不完全合指型にわけられている．

新生児評価・検査

　視診で合指型と診断されたら，単純X線で骨癒合の有無を判別する必要がある．指の異常が健常

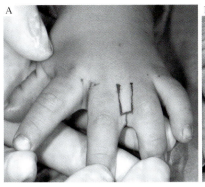
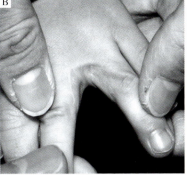
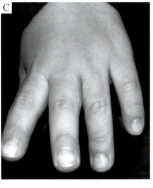

図6 合指症
皮膚性合指症に対し植皮による分離手術を行った

児に偶発的に発症したものか，あるいはApert症候群やPoland症候群などの先天奇形症候群や染色体異常，遺伝性疾患などの先天異常の部分的一症状として発症したものか評価する．Apert症候群は，頭蓋骨縫合早期癒合，特異顔貌，手足の骨性合指などを合併する症候群で，示指から小指までの4本の合指，または母指から小指までの5本全部の合指症がみられる．Poland症候群は間葉組織の限局的または広範な組織壊死が原因と考えられる短合指症としばしば同側の大胸筋欠損を合併する．

治療と注意点

手術時期については，母指や示指が罹患してつまみ動作に障害があれば生後6～10か月で分離手術を行うが，通常の合指症では1歳6か月～2歳で手術を行う．手術は指間形成を行うが，大半で植皮術の併用を要する(図6)．母指～小指までの5本の合指症の場合，すべての指間形成を同時に行うと，中央の指に循環障害が生じる危険があり，2回にわけて手術を行う[8]．

家族への説明と専門医へのコンサルト

多指症と同様に生後早期に診断や手術時期について形成外科医や整形外科医にコンサルトを行い，各科が連携して治療を行うことが重要である．また，先天奇形症候群に合併した合指症については，遺伝相談とともに慎重な定期的フォローが必要であることを説明する．

文献

1) His W：Die formentwicklung des aussere ohres. Anatomie Menschlicher Embryonrn, Part III, FCW Vogel, Leipzig, 211, 1885
2) Altmann F：Malformation of the auricle and the external auditory meatus. AMA Arch Otolaryngol 54：115-139, 1951
3) 金子 剛，他：耳介形成異常 産婦人科医に必要な知識．産婦人科の実際 56：843-853，2007
4) 荻野利彦：上肢の先天異常，多指症，合指症．小児内科 35(増刊)：1068-1073，2003
5) Wassel HD：The result of surgery for polydactyly of the thumbs. A review. Clin Orthop Relat Res 64：175-193, 1969
6) 長尾聡哉：四肢の先天異常．周産期医学 37(増刊)：483-485，2007
7) 鈴木啓之，他：多指症・合指症．周産期医学 36：1461-1464，2006
8) 高山真一郎，他：手の先天異常とその治療．小児外科 37：1353-1360，2005

[林谷道子]

第**Ⅵ**章　産科入院中のよくある症状，注意すべき症状への対応

20 先天性歯，上皮真珠腫

先天性歯

概　要

　新生児の歯は，通常，生後6か月頃から生えてくるが，まれに生まれたときから歯が生えていることがあり，これを先天性歯とよんでいる．先天性歯は「魔歯」「鬼歯」ともよばれ，生後2か月以内の早期に生えるものも含んでいる．通常よりも早く歯が生える原因については正確にはまだよくわかっていない．先天性歯には過剰歯（余分な歯）の場合と乳歯の場合の2種類があるとされている．

　先天性歯の頻度は出生2,000～10,000人あたり1人とされており[1]，下顎の切歯部に1～2本生えていることが多く，乳切歯が半分ほどしか完成していないにもかかわらず萌出したものとされている．先天性歯はもろく動揺が激しいため，自然に抜けることが多く，抜けた場合には，その後，その部位の乳歯は生えてこないことが多いが，永久歯の萌出には問題はない．

新生児評価

　生下時から生後2か月以内の早期に歯の萌出をみたら，先天性歯と診断できる．先天性歯は表面のエナメル質が薄く，黄色ずんでおり，白くきれいな歯ではないことが多い．薄い歯冠のみで歯根はほとんど形成されておらず，グラグラしていることが多い．

治療と注意点

　自然に抜けることが多いため，通常は特別な治療を要しないが，先天性歯によって以下のような不都合が生じる場合には自然に抜ける前に，原因となっている先天性歯の尖った切縁を研磨して丸めたり，抜歯するなどの処置が必要なことがあ

る[2]．先端をわずかに丸めていくことで先天性歯を保存できる場合もあり，その際は歯根も徐々に形成され，動揺も少なくなる．

　①グラグラと動揺が激しく，自然脱落による魔歯を誤嚥する可能性がある．

　②先天性歯があることによって，授乳の際に母親の乳首の付け根が傷つき，母親が授乳時に乳首に痛みを感じることがある．

　③母乳を吸うときに先天性歯の尖った切縁が舌の下にあたることで，舌に傷や潰瘍（Riga-Fede病）をつくる原因になっている．Riga-Fede病とは，慢性の刺激による口腔潰瘍の1つであり，下顎切歯部の尖った切縁で舌小帯や舌尖部が外傷を受け，種々の大きさの潰瘍を生じるもので，先天性歯による繰り返す舌への刺激もその要因の1つとなる．

家族への説明と専門医へのコンサルト

　先天性歯は自然に抜けることが多く特別な処置を要しないが，自然脱落による先天性歯の誤嚥や授乳障害，舌潰瘍などの不都合が生じるようであれば抜歯や研磨などの処置が必要となることを説明する．また，先天性歯は表面のエナメル質の形成が悪く，将来的に他の乳歯が生え噛みあうようになると，早くすり減る傾向があること，永久歯の萌出には問題はないことを説明する．そのうえで，処置が必要な場合は小児歯科医に紹介する．

上皮真珠腫

概　要

　新生児や生後数か月の乳児の歯肉にみられる白色や黄白色の粟粒大の小腫瘤を上皮真珠腫とよんでいる．前歯部，臼歯部に発現するが，特に上顎

前歯部に好発する．真珠のように光っていることから「上皮真珠腫」とよばれている．腫瘤の大きさは様々で，1個のみの場合もあれば複数個並んでみられることもあるが，10個以上発現するものは全体の2〜3%と少ない．

発現頻度は胎生期には100%，新生児・乳児期では約22〜88%との報告があり[3]，決してまれではない．男女差はないといわれている．発現部位によって歯肉嚢胞，Epstein真珠，Bohn's結節に分類されている．

歯槽堤にみられるものは歯肉嚢胞あるいはSerres真珠とよばれ，胎内で歯が形成されていく過程で，退行萎縮して吸収されるはずの上皮細胞の一部が吸収されずに残り，角質変性して生じるとされている．また，口蓋正中粘膜にみられるものはEpstein真珠とよばれ，胎生期に両側の口蓋突起が融合する際に，融合部の上皮が吸収されずに中胚葉組織のなかに残り，退行変化をきたしたものとされている．また，歯茎の表面に単独または多発したものをBohn's結節とよんでいる[4]．

新生児評価

生後数か月までの乳児の歯肉や口蓋正中粘膜に真珠様の白色や黄白色の小腫瘤を認めれば上皮真珠腫と診断ができる．

治療と注意点

乳歯が萌出する頃までには自然に消失し，また小腫瘤は破れて自然に治癒するため，特別な治療を必要としない．

家族への説明と専門医へのコンサルト

上皮真珠腫は生後すぐから生後6か月くらいのほとんどの新生児にみられるもので，痛みなどの自覚症状はなく，放置してよいことを説明する．哺乳の妨げになることはなく，乳歯が生えてくるまでには縮小し自然に消失する．また，破れた上皮真珠腫の内容物を児が飲み込んでも問題なく，乳歯の萌出にも問題ないことを説明する．

上皮真珠腫の数が多い場合，家族が心配して受診することもあるが，予後は良好であり，専門医のコンサルトは必要ないことを説明する．

文献

1) 盛山吉弘, 他：先天性歯芽(魔歯). 茨城県臨床医学雑誌 44：74, 2009
2) 石川雅章：子どもの歯Q&A 魔歯(先天性歯芽)はどうして出てくるのでしょう？ その頻度はどれくらいでしょう？ チャイルドヘルス 7：454, 2004
3) 宮本秀明, 他：上皮真珠の1例. 臨床皮膚科 51：504-505, 1997
4) 橋本武夫：上皮真珠腫. Neonatal Care 18：322-323, 2005

[林谷道子]

第Ⅵ章　産科入院中のよくある症状，注意すべき症状への対応

21 血管腫，血管奇形

概　要

血管腫と血管奇形は，まとめて血管腫と総称されてきたが，外観だけでなく，病理学的にも異なるため，1996 年に国際血管腫・血管奇形学会がISSVA 分類[1]を提唱し，vascular anomalies は，血管性腫瘍（vascular tumor）と血管奇形（vascular malformation）の 2 群に大別された．日本でも「血管腫・血管奇形診療ガイドライン 2013」が作成されたが[2]，ISSVA 分類は 2014 年に改訂[3]された（表1）[1~3]．

血管性腫瘍には乳児血管腫，先天性血管腫，房状血管腫などが属し，血管奇形は低流速型の毛細血管奇形，静脈奇形，リンパ管奇形と，動脈が関与する高流速型の動静脈瘻，動静脈奇形にわけられ，混合型は脈管の構成成分で表記された．新分類では，血管性腫瘍を悪性度によって 3 段階にわけ，血管奇形は単純型，混合型，主幹型，合併奇形に分類され，遺伝子異常についても併記された．また，欄外に分類不能な病変の項目も設けられた．この改訂によって，毛細血管拡張症，先天性血管拡張性大理石様皮斑，nevus simplex としてサーモンパッチと Unna 母斑も毛細血管奇形のなかに加えられた．

新生児評価

血管腫，血管奇形として代表的な乳児血管腫（いちご状血管腫），毛細血管奇形（単純性血管腫），静脈奇形（海綿状血管腫）について解説する．乳児血管腫は，やや白っぽい斑状病変もしくは外観上正常な皮膚に，生後数日〜1 か月頃，赤い点状の集属性病変として出現，それが癒合し，急速に増大する．病変の主体は血管内皮細胞の過形成によるもので，早産児に多く，表皮が急速に伸展され薄くなるため，境界明瞭で鮮紅色の凸凹した表面を呈する．そのため，間擦部や外陰部，哺乳によって外力を受けやすい口唇，鼻，耳介も難治性潰瘍をきたしやすく，大量出血をきたすこともある（図1, 2）．生後 6〜12 か月で発育のピークを迎え，その後，アポトーシスが進んで退縮するが，大きな病変や潰瘍化すると萎縮性瘢痕，色素沈着，色素脱失を残すこともある．なお，出生直後から認められる血管腫は，組織学的にも異なる先天性血管腫が多い．発育形態によって腫瘤型，比較的平坦な局面型，皮下型にわけられていたが，新分類では広がり方（局所性，多発性，分画型，不定形）や形態（表在性，深在性，混合性，網状/未熟で発育の乏しい型[4]，その他）によって細分化されている．

血管奇形は出生直後から認められ，その内皮は細胞増殖が乏しく，血管やリンパ管の吻合や構造の異常が基本となっているため，脈管の拡張が悪化することはあっても通常自然消退することはない．毛細血管奇形は平坦で，存在部位が真皮浅層と浅いため比較的境界明瞭な紅斑を呈し，皮膚を伸展圧迫すると紅斑は消退し，増生した奇形毛細血管を観察できることもある（図3）．

静脈奇形では静脈の平滑筋細胞が部分的に欠損しているため，大小様々な腔（スポンジ状）を呈し，以前は海綿状血管腫とよばれていた．病変の深さによって，筋肉内など深部の病変なら皮膚色は正常で，皮下深部なら淡青色〜暗紫色，浅くなるにつれて暗赤色となる．暗紫色〜赤みがかった皮膚色で，緩やかに膨隆し境界不明瞭な病変を認めれば静脈奇形が疑われる（図4）．

検査・治療

1.乳児血管腫

小さな乳児血管腫で機能的にも問題なければ，自然治癒が期待できるため治療の必要はない．美

表1 2014年版ISSVA分類と従来の分類の対比

従来の分類		vascular anomalies ISSVA 分類（2014）
いちご状血管腫		血管性腫瘍（vascular tumors） 　良性群：乳児血管腫，先天性血管腫，房状血管腫など 　境界群：Kaposi 型血管内皮細胞腫など 　悪性群：血管肉腫など
単純性血管腫 毛細血管拡張 ポートワイン斑	低流速型	血管奇形（vascular malformations） 単純型：毛細血管奇形（capillary malformations：CM） 　皮膚 and/or 粘膜 CM（ポートワイン斑） 　　CM＋骨 and/or 軟部組織の過成長 　　CM＋中枢神経系 and/or 眼の奇形（Sturge-Weber 症候群） 　　CM-AVM（毛細血管奇形＋動静脈奇形） 　　MICCAP：microcephaly-capillary malformation 　　MCAP：megalencephaly-capillary malformation-polymicrogyria 　毛細血管拡張，遺伝性出血性毛細血管拡張症（HHT）など 　先天性血管拡張性大理石様皮斑 　nevus simplex/サーモンパッチ/stork bite（Unna 母斑）など
リンパ管腫		単純型：リンパ管奇形（lymphatic malformation：LM） 　common（嚢胞性）LM（macrocystic, microcystic, mixed） 　generalized lymphatic anomaly（GLA），原発性リンパ浮腫など
海綿状血管腫 静脈性血管腫 筋肉内血管腫 滑膜血管腫		単純型：静脈奇形（venous malformation：VM） 　common VM，Familial VM cutaneo-mucosal（VMCM） 　青色ゴムまり様母斑症候群，脳の海綿状血管奇形など
動静脈血管腫	高流速型	単純型：動静脈奇形（arteriovenous malformation AVM）* 　散発性，HHT，CM-AVM など 単純型：動静脈瘻（arteriovenous fistula AVF）* 　散発性，HHT，CM-AVM など
		混合型（combined vascular malformations） 　CVM，CLM，LVM，CLVM，CAVM*，CLAVM* など
新しく設けられた分類		主幹型（channel type，truncal vascular malformations） 名称のついた血管やリンパ管の異常：起始，走行，本数，長さ，太さ（無形成，低形成，狭窄，拡張/瘤），短絡（AVF），胎生期血管遺残
		合併奇形（vascular anomalies associated with other anomalies） Klippel-Trenaunay 症候群，Parkes Weber 症候群，Servelle-Martorell 症候群，Sturge-Weber 症候群，Maffucci 症候群，MICCAP，MCAP CLOVES 症候群，Proteus 症候群，Bannayan-Riley-Ruvalcaba 症候群
		分類不能な病変（Provisionally unclassified vascular anomalies） 疣状血管腫，被角血管腫，Kaposi 型リンパ管腫症，軟部組織の PTEN 過誤腫

ISSVA：International Society for the Study of Vascular anomalies
C＝capillary，V＝venous，L＝lymphatic，AV＝arteriovenous，M＝malformation
*：高流速型（high-flow lesions）
〔Enjolras O：Classification and management of the various superficial vascular anomalies：hemangiomas and vascular malformations. J Dermatol 24：701-710, 1997/血管腫・血管奇形診療ガイドライン作成委員会：血管腫・血管奇形診療ガイドライン 2013/ISSVA classification for vascular anomalies より一部改変〕

容的に問題となる顔面，潰瘍化しやすい部位，機能障害や瘢痕を残しやすい病変に対しては，早めにレーザー治療を行う．扁平な病変はレーザー治療が効果的だが，腫瘤や深部の病変に対しては，

レーザーが届かず有効性は低くなる．このような場合，現時点ではまだ保険適応とはなっていないが，潰瘍形成時にも有用な β 遮断薬による治療（局所/全身投与）が今後の第一選択になると思わ

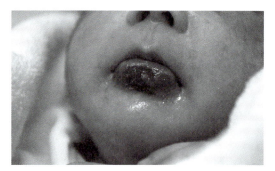

図1 潰瘍化した口唇の乳児血管腫〔口絵5；p.ii〕

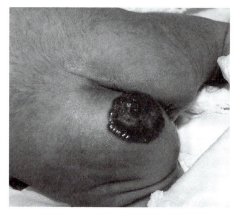

図2 潰瘍化した殿部の乳児血管腫〔口絵6；p.ii〕

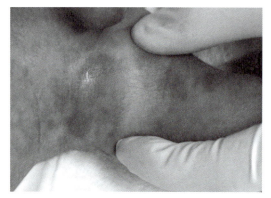

図3 右大腿の毛細血管奇形〔口絵7；p.iii〕
異常な毛細血管がはっきりみえるようになった

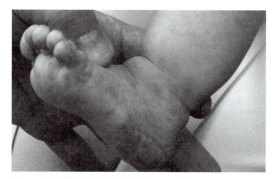

図4 左足部の静脈奇形〔口絵8；p.iii〕

れる[5]．病変の部位や治療に対する反応性によっては，ステロイドの全身投与や局所注射，インターフェロンが使用されることもある．

2. 毛細血管奇形

皮膚の真皮浅層に病変があるのでレーザー治療が奏効するが，病変が大きいときには他の合併奇形について精査する．

3. 静脈奇形

病変の範囲や深さを評価するにはMRIや造影CTが有用である．静脈圧が上昇すると膨隆や血栓形成が進むので，四肢については圧迫療法として弾性ストッキングを使用する．根治するためには硬化療法や塞栓術が行われるが，最終的に手術で摘出することもある．海外では広く行われている硬化療法だが，現時点では静脈奇形に対する硬化療法は保険適応がない．

注意点

1. 乳児血管腫

早期治療を要する病変は，気道病変，巨大病変によるうっ血性心不全，出血を伴う潰瘍形成，視力障害をきたすような眼瞼眼窩病変，両側の耳下腺病変に伴う外耳道閉鎖があげられる．顎髭と同じ分布に沿った大きな乳児血管腫では，気道にも血管腫ができるリスクが高く，生後4〜6週頃に呼吸障害が顕性化する．小さくても5個以上と病変が多発しているときは死亡率も高いびまん性新生児血管腫症も考えて脳や肝臓など内臓の血管腫について精査するが，5cm以上の大きな病変があるときも同様で高心拍出性心不全にも留意する．なお，大きな血管性腫瘍で血小板減少を伴う凝固機能異常（Kasabach-Merritt現象）をきたせば，乳児血管腫ではなく房状血管腫やKaposi型血管内皮細胞腫など他の疾患と考える．顔面に大きな乳児

血管腫があればPHACE(S)連合/症候群(Posterior fossa malformations, Hemangioma, Arterial anomalies, Cardiovascular anomalies, Eye anomalies, Sternal cleft, Supraumbilical raphe)の合併を考慮し，外陰部に大きな病変があれば尿路奇形を，背部正中線上に2.5 cm以上の血管腫があれば脊髄・脊椎奇形について精査する．

2. 毛細血管奇形

三叉神経第1枝を中心とした大きな病変があればSturge-Weber症候群を考慮して，脳血管奇形や緑内障について精査する．毛細血管奇形は静脈奇形，リンパ管奇形，動静脈奇形としばしば併存するが，四肢の片側性の大きな血管奇形があればKlippel-Trenaunay症候群を疑い，患側の肥大やその後の脚長差にも注意する．

3. 静脈奇形

静脈奇形内の血液貯留が増加したり，血栓形成，血栓性静脈炎をきたすと，突発的な疼痛，腫脹，皮膚色の変化，皮下硬結，静脈石を合併してくる．血栓が大きいと肺動脈血栓塞栓症を合併することもあるので，家族に対して事前に情報を提示し，局所の疼痛が出現したときには圧迫，クーリングや必要に応じて鎮痛薬の投与を行う．播種性血管内凝固(disseminated intravascular coagulation：DIC)に至ることは少ないが，病変が大きいとFDPやDダイマーが上昇する．

毛細血管奇形は辺縁が比較的明瞭で自然消退しないが，辺縁不鮮明で顔面正中や眼瞼に認められる紅斑は静脈の拡張によるサーモンパッチで自然軽快することが多い．ただ，1歳を過ぎても薄くならない場合は，成人になっても残存することがあるため，1歳〜1歳6か月でレーザー治療を行ったほうがよい．同様の病変を後頭部に認めればUnna母斑と称され，自然消退する率が低くなるが，毛髪で隠れるため治療対象とはならない．

家族への説明

血管性腫瘍，血管奇形のどのタイプに属するのか判別し，治療方針，起こりうる合併症，予後について説明する．特に乳児血管腫が気道に生じると，喘鳴や突発的な呼吸困難に陥ることがあるため，リスクが高いときには，注意すべき症状や対処法について伝えなければならない．

専門医へのコンサルト

レーザー治療やβ遮断薬内服など治療を要するような血管腫については，皮膚が薄いほうが効果も高いのでなるべく早く専門施設に紹介する．リンパ管奇形については，ピシバニール®などによる長期治療が必要なため，専門医に紹介する．特に気道を圧排するような位置にリンパ管奇形が存在している場合は，感染を契機に急速に増大し，呼吸状態が悪化することもあるので注意を要する．病変部位が広範囲に及ぶ場合，合併症や合併奇形に注意し，皮膚科や形成外科，部位によっては，耳鼻科，眼科，整形外科，脳神経外科，血管外科など，早期から他科との連携が重要と考えられる．

文献

1) Enjolras O：Classification and management of the various superficial vascular anomalies：hemangiomas and vascular malformations. J Dermatol 24：701-710, 1997
2) 血管腫・血管奇形診療ガイドライン作成委員会：血管腫・血管奇形診療ガイドライン 2013
http://www.jsir.or.jp/docs/vascular/vascular_2013.pdf
3) ISSVA classification for vascular anomalies.
http://www.issva.org
4) Corella F, et al.：Abortive or minimal-growth hemangiomas：Immunohistochemical evidence that they represent true infantile hemangiomas. J Am Acad Dermatol 58：685-690, 2008
5) Püttgen KB：Diagnosis and management of infantile hemangiomas. Pediatr Clin North Am 61：383-402, 2014

[田中太平]

第Ⅵ章 産科入院中のよくある症状, 注意すべき症状への対応

22 停留精巣, 尿道下裂

停留精巣

概 要

胎児精巣は頭側堤靱帯と尾側に引き降ろす精巣導帯のバランスによって支持されている。精巣は胎生7～8週に腎下極付近の尿生殖隆起から発生し, 8～15週に頭側堤靱帯の退縮とともに精巣導帯に導かれて骨盤内へ下降した後, しばらく骨盤内にとどまる。25～35週に精巣は腹膜由来の鞘状突起に包まれてさらに下降し, 鼠径管を通過し陰嚢底部に固定される(図1)[1]。

精巣が本来の下降経路の途中で停留した状態が停留精巣であるが, この下降は物理的因子(精巣導帯), 内分泌因子(胎児男性ホルモン, 胎盤由来のゴナドトロピン), 環境要因(母体へのエストロゲン性物質の投与, 内分泌攪乱物質など)など多因子の影響を受ける。停留精巣は正期産児の3%に認められるが, 生後2～3か月で生じるテストステロンの生理的な一過性上昇によって60～70%は自然に下降する。自然治癒しない停留精巣は, 精巣導帯が陰嚢底部ではなく, 鼠径部, 恥骨結節, 陰嚢上部など付着異常を認めることが多い。

新生児評価

新生児期には目立たないが, 6か月以後では精巣挙筋反射が誘発されるため, 温かな部屋の中で温めた手によって, 緊張をほぐしながら触診を行う。精巣を触知しないときにはエコーゼリーを塗って, 鼠径部から陰嚢に向けて手を滑らせるように触診を行うと触れやすくなる。

精巣(大きさ, 位置, 陰嚢底部まで引き降ろせるか), 陰嚢(形, 左右差), 陰茎(伸展陰茎長, 尿道口の位置)を確認するが, 触知精巣と非触知精巣(腹腔内精巣, 鼠径管内精巣, 消失精巣, 精巣無発

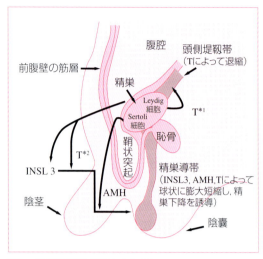

図1 精巣下降の機序とホルモン
T:テストステロン, AMH:抗Müller管ホルモン, INSL 3: insulin like 3
[*1]: Leydig細胞よりT分泌(胎盤由来のhCGによってコントロール→胎盤機能不全は停留精巣の一因)
[*2]: Sertoli細胞からAMH, AMHRに結合してMüller管由来組織の消退を促す
〔野々村克也, 他:停留精巣. 泌尿器外科26(特別号):319-326, 2013より改変〕

生)に分類される。片側性非触知精巣では, 鼠径部に萎縮精巣, 消失精巣の遺残組織を認めることが多い。両側性非触知精巣では腹腔内精巣の頻度が高く, まれには精巣無発生ということもある。

伸展陰茎長は検者が陰茎をつまんで伸展させたうえで, 陰茎基部の脂肪組織を十分に圧迫した状態で定規をあてて計測する。

検査・治療

精巣を触知しない場合は遺残組織を触診で丹念に捜し, 触知される側の精巣容積は, オーキドメーターや超音波で算出する(縦×横×高さ×π/6 cm^3)[2]。片側性非触知精巣で, 健側が通常より大きいときは萎縮精巣に伴う代償性肥大が疑わ

れ，超音波や MRI を行うことも多いが，確定には腹腔鏡検査が必要となる．両側性の非触知精巣の場合，ヒト絨毛性ゴナドトロピン(hCG)誘発試験によってテストステロンの上昇を認めれば，精巣が残存している傍証となる．

「停留精巣治療ガイドライン」では1歳前後〜2歳で精巣固定術を行うことが推奨されていたが[3]，6か月以後は自然下降が少なく，精巣機能も考慮して6か月〜1歳までに手術されることも多くなってきた．

注意点

1. 緊急性を要する鑑別疾患

先天性副腎過形成では急性副腎不全に陥りやすいため，両側性の非触知精巣を呈する表現型男性では，女性の男性化など性分化疾患を考慮して，17-ヒドロキシプロゲステロン・副腎皮質刺激ホルモン・電解質・血糖の測定，腹部超音波を行う．

2. その他の精巣位置異常

1) 移動性精巣

精巣を陰囊底部まで引き降ろすことができ，しばらくそのままの位置を維持できれば移動性精巣，すぐ精巣が挙上してしまえば停留精巣と考える．移動性精巣は精巣挙筋の過剰反応と精巣導帯の固定不良によるもので5〜7歳に好発し，自然軽快するため治療の必要はないが，2〜3％が癒着して挙上精巣となる．

2) 異所性精巣

鼠径部から陰囊に向かう本来の経路と異なるところ(腹壁，会陰部，大腿など)に存在する精巣だが，精巣癌の発生頻度は増加しない．

挙上精巣(上昇精巣)は正常な位置にあった精巣が陰囊外に挙上し，用手的にも陰囊内に降ろせない状態である．停留精巣手術の20〜60％を占める．類似した病態の片側陰囊内高位精巣でも精巣容積は軽度低下するが，手術によって回復が望める[4]．出生後に下降した停留精巣や移動性停留精巣に合併しやすい．

3. 停留精巣の合併症

1) 妊孕性

片側性の触知精巣で大きさが正常であれば造精機能も正常だが，腹腔内精巣では造精機能が低下する．

2) 悪性化

停留精巣を手術すれば癌化のリスクは減少するが，特に腹腔内精巣に合併しやすい．好発年齢は25〜35歳だが，精巣癌の10％は正常側の精巣に発生する．

3) 精巣捻転

固定不良を認める停留精巣は捻転を起こしやすい．停留精巣の5％で，正常の大きさだった精巣が萎縮，消失するが，精巣捻転や血流障害のためと推測される．

鞘状突起が閉鎖していないため鼠径ヘルニア合併が多い．

家族への説明

1. 片側性触知停留精巣

「生後3か月までに7割の精巣が下降するため外来で経過をみていくが，下降しないときには6か月〜2歳までに精巣固定術を行う」と，今後の見通しについて伝える．自然治癒しても挙上精巣になることがあるため，幼児期までは精巣の位置に注意するよう説明する．

2. 非触知精巣

腹腔内精巣の可能性があるため，小児内分泌専門の医師と相談する．

専門医へのコンサルト

特に両側性非触知精巣や外陰部の異常を認める場合，染色体異常や先天性副腎過形成など性分化疾患を考えなければならない．尿道下裂，矮小陰茎を認めるときにも，早めに小児内分泌の専門家の意見を仰いだほうがよい．

尿道下裂

概要

胎生8〜10週頃，左右の尿道皺襞が尿道溝を包むように接近し，陰茎の根元のほうから遠位に向かって融合し尿道が形成される．この過程が不完全に終わると，尿道口が亀頭の先端よりも近位に開口するため尿道下裂となるが，陰茎が腹側に屈曲する索変形を伴うことも多い．

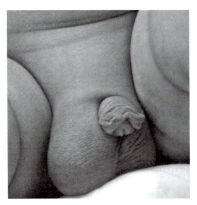

図2 襟巻様包皮による亀頭露出

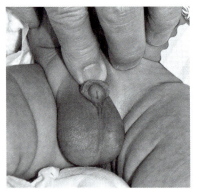

図3 遠位型尿道下裂，襟巻様包皮，屈曲矮小陰茎

　新生児では包皮と亀頭が癒着しているため包皮を反転できず，通常は包茎となっている．尿道下裂では包皮の腹側も癒合不全をきたすため，余剰となった包皮が背側に回ってだぶついた襟巻様包皮となり，亀頭も露出する．

　尿道下裂の発症頻度は男児250〜300人に1人とされるが，尿道口の位置によって遠位型(亀頭〜陰茎中央部)と近位型(陰茎中央部〜会陰部)にわかれる．屈曲陰茎，矮小陰茎，停留精巣，鼠径ヘルニア，陰嚢水腫，二分陰嚢，陰茎陰嚢転位(陰嚢が陰茎より頭側に偏位)も合併しやすい．

　遠位型は尿道下裂単独で家族性が多い．近位型は低出生体重児に多く，多発奇形の合併リスクが高い．発症の危険因子として，早産児，低出生体重児，多胎，SGA，母体の肥満や糖尿病があげられる[5]．尿道下裂の95％は停留精巣と関連しないが，両者を合併すると染色体異常の合併頻度が増加する．

新生児評価

　新生児で包茎になっていなければ尿道下裂を疑う．ポイントは，①亀頭部が露出(図2)，②襟巻様包皮(図3)，③屈曲陰茎/矮小陰茎(伸展陰茎長＜24 mm)の3点である．尿道下裂を伴わない屈曲陰茎単独では，襟巻状包皮は認められない．

　巨大尿道口は尿道下裂の6％を占めるvariantである．新生児期は包茎となっているため正常にみえるが，包皮が翻転できるようになると，外尿道口が大きく裂けるように開大しているため異常と気づかれる．

検査・治療

　尿道下裂は外観だけで診断可能で，単独であれば緊急で精査を要することはない．矮小陰茎で両側性非触知停留精巣を合併する場合は，先天性副腎過形成や性分化疾患を疑って精査し，高度の尿道下裂ではMüller管の遺残物(前立腺小室や男性腟)を疑って，尿道造影や尿道膀胱鏡も行う．

　尿道下裂の手術は，索組織の切除によって陰茎の屈曲を是正し，亀頭部まで尿道を延長させることによって外観を改善し，立位排尿や性交渉が支障なく行えるようにすることを目標としている．生後6〜12か月での一期的手術が推奨されるようになってきたが，重症例では陰茎形成術と尿道形成術を二期にわけたり，矮小陰茎に対してテストステロン軟膏の塗布やテストステロン筋注が行われることもある．

注意点

1. 上部尿路奇形の合併

　遠位型単独の場合は上部尿路奇形の合併頻度は少ないが，他の臓器に奇形を認めるときには，上部尿路について精査を行う．近位型では他臓器の奇形の有無についても精査を要する．

2. 心理的支援

　屈曲陰茎が目立たず，亀頭部の尿道下裂で手術を希望しない場合，立位排尿がしにくくなるため，心理的サポートが必要とされる[6]．

家族への説明

矮小陰茎や停留精巣を合併していたり，性分化疾患が疑われるときには，早急に小児内分泌専門の医師にコンサルトしたほうがよい．尿道下裂の手術は6か月から18か月までには行われるが，尿道下裂児の次子の発生危険率は12～17%とされるので，家族歴を確認し，次子発症率についても説明する．

専門医へのコンサルト

矮小陰茎に対しては，テストステロンの筋注や軟膏塗布が奏効することもあるため，なるべく早めに小児内分泌・小児泌尿器科医にコンサルトする必要がある．術後も成人に至るまで，心理面も含めて長期にわたるフォローアップが必要とされる．

文献

1) 野々村克也，他：停留精巣．泌尿器外科 26（特別号）：319-326, 2013
2) Goede J, et al.：Testicular volume and testicular microlithiasis in boys with Down syndrome. J Urol 187：1012-1017, 2012
3) 日本小児泌尿器科学会学術委員会（編）：停留精巣診療ガイドライン．日本小児泌尿器科学会雑誌 14：117-152, 2005
4) 大野康治：「片側陰嚢内高位精巣」：この病態をどう扱うか？ 日本小児泌尿器科学会雑誌 22：81-84, 2013
5) van Rooij IA, et al.：Risk factors for different phenotypes of hypospadias：results from a Dutch case-control study. BJU Int 112：121-128, 2013
6) Dodds PR, et al.：Adaptation of adults to uncorrected hypospadias. Urology 71：682-685, 2008

［田中太平］

第VI章 産科入院中のよくある症状，注意すべき症状への対応

23 鼠径ヘルニア，陰囊水腫

概要

小児の鼠径ヘルニアは，外鼠径ヘルニアであることが多く，内鼠径輪をヘルニア門とし，ヘルニア嚢は腹膜鞘状突起，ヘルニア内容は腸管，大網，女児の場合，卵巣などである．

男児では，胎生7か月頃から精巣と腹膜鞘状突起が陰囊内に下降し，その後，腹膜鞘状突起の近位側が閉鎖し，遠位側は精巣を包んで鞘状膜となって残る．女児では，腹膜鞘状突起が卵巣尾方部から大陰唇に向かって鼠径管を通り伸び，固有卵巣索と子宮円索となる．これら鞘状突起が閉鎖せず，そこに腹腔内臓器が脱出した状態が外鼠径ヘルニアである．早産児は腹膜鞘状突起が閉鎖する以前に出生し，人工呼吸管理などの影響で腹圧がかかりやすいためにヘルニアの発生頻度が高い．治療法は原則手術である．

陰囊水腫は腹膜鞘状突起の部分または完全開存による腹水の貯留であり，陰囊の腫大としてみつけられることが多いが，ほとんどが1歳頃までに自然軽快する．

新生児評価

正期産児の発症率は数%であるが，早産児では，16～25%との報告もある．男児に多く，片側かつ1.2～1.5倍で右側に多い．両側は全体の10%前後といわれている[1,2]．

多くは，啼泣時や排便時など腹圧をかけると鼠径部の膨隆として発見されるが，男児では陰囊まで膨隆することも多い（図1）．脱出した腸管が腹腔内に戻らない状態を非還納性鼠径ヘルニアという．多くは，血流障害を伴わず，徒手整復を試み，早期の手術を計画する．血流障害を伴う状態を嵌頓という（図2）．嵌頓すると，腸管壊死や男児では精巣萎縮などが起こりうる．鼠径部膨隆部が硬く，不機嫌，触ると痛がる場合は緊急で専門医を受診する必要がある．腹部膨満や嘔吐が認められる場合は一刻を争う状態である．女児の場合，鼠径部にコリコリしたオリーブ状の硬い腫瘤を触知することがある．これは卵巣がヘルニア内容になっている状態である．無理にこの卵巣を還納しようとすると，卵巣損傷や捻転の危険性があるため，可動性があるかどうかだけを触知する[2,3]．鼠径部で固定され可動性がなくなった場合は，血流障害が疑われ緊急手術の適応となる[3]．

NICU入院中に長期の呼吸管理を要するような未熟性の強い児の場合，常時陰囊内に腸管を触知することもある．このような場合は，嵌頓のリス

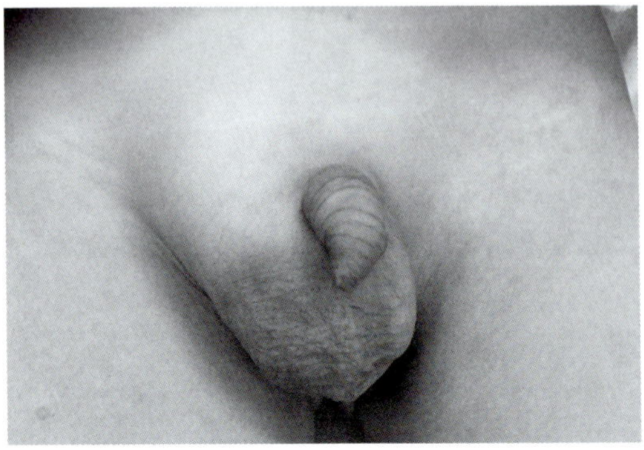

図1 右鼠径ヘルニア

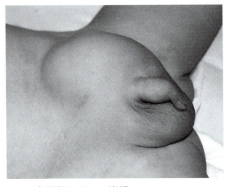

図2 左鼠径ヘルニア嵌頓

218

クは低い.

検査・治療

ヘルニア嵌頓のリスクがあるため,発見後は,原則手術を選択すべきであるが,早産児では自然治癒する事例もあること,慢性肺疾患など早産に伴う合併症が認められ,麻酔後の合併症のリスクとなりうること,生後早期または出産予定日頃はヘルニア囊が薄く再発率に影響を及ぼす可能性があることから手術時期については慎重に考える必要があり,専門医に委ねる.

文献的には修正50～60週頃の手術が多いが,待機中の嵌頓のリスクを重んじてNICU退院前に手術をする施設もある[4,5].手術は,発育のよい合併症のない乳幼児であれば,日帰り手術も可能であるが,早産児の場合は,麻酔による合併症のリスクがあり,術後の呼吸状態や哺乳状態の十分な観察が必要である.術後には,再発の可能性や反対側のヘルニアの発症のリスクがある.

陰囊水腫は透光試験が陽性であることから診断するが,時に腸管内の水分が透光性を示すこともあるため過信しない.超音波で鑑別できる.原則として経過観察でよい[3].

家族への説明

胎生期に精巣が腹腔内から陰囊まで下降,または,卵巣から大陰唇に向かう靭帯を形成した後に,腹膜鞘状突起とよばれる腹膜の先端が鼠径部のところで閉鎖して腹腔内と外を分離するが,開存したままであるために袋のなかに腹腔内の臓器が突出した状態を鼠径ヘルニアとよぶ.脱出した腸管や卵巣が腹腔内に戻らないヘルニア嵌頓をきたすと,血流障害を起こした腸管や卵巣が壊死す

ることがあるため,原則として待機的に手術しなければならない.ただし,嵌頓状態となった場合は,緊急手術で対応する必要があるため,不機嫌,嘔吐,患部を触ると痛がる,患部の色調が悪くなるなどの症状に注意しておく必要がある.ヘルニアを疑ったら嵌頓を説明したうえで専門医である小児外科への紹介が必要である.強く啼泣したり,腹圧がかかったときにだけ症状を認める場合は,家族に写真撮像を依頼し,専門医を受診する際に持参するように指導する.

専門医へのコンサルト

ヘルニアを疑った場合は,嵌頓のリスクがあるため,まずは専門医への紹介が必要である.早産児の場合は,紹介時の修正週数,体重増加や哺乳状態,麻酔のリスクとなりうる現在の呼吸状態や循環動態,中枢神経合併症などの周産期の合併症について詳細な情報提供をすることが必要である.NICUからの退院前には,鼠径ヘルニアの有無を必ず診察し,疑われる場合には早期に専門医への紹介をする.

文献

1) 池田太郎,他:鼠径ヘルニア,臍ヘルニア.周産期医学 41:720-722, 2011
2) 池田 均:鼠径ヘルニア,精巣・精索水瘤,停留精巣,臍ヘルニア.小児科診療 66:1537-1543, 2003
3) 森川信行,他:鼠径ヘルニア,精巣水瘤.小児科診療 75:225-229, 2012
4) Takahashi A, et al.:Outcome of herniotomy in premature infants:recent 10 year experience. Pediatr Int 54:491-495, 2012
5) Crankson SJ, et al.:Management of inguial hernia in premature infants:10-year experience. J Indian Assoc Pediatr Surg 20:21-24, 2015

[福原里恵]

第Ⅵ章 産科入院中のよくある症状，注意すべき症状への対応

24 仙骨皮膚洞

概　要

　何らかの原因によって，神経管とその保護構造物に閉鎖障害が起こった結果生じる奇形を神経管閉鎖不全症と総称し，脊椎に発生するものを二分脊椎とよぶ．二分脊椎は，胎児超音波または出生後に視診で判断できる顕在性二分脊椎と外表面に神経の露出がないために診断が難しい潜在性二分脊椎に分類される．

　先天性皮膚洞は，潜在性二分脊椎に含まれ，神経管が閉鎖する際，神経上皮と皮膚上皮の分離が障害されることで認められると考えられており，1/2,500出生の発生頻度といわれている[1]．このうち，仙骨から尾骨に至る肛門上部の皮膚に小さな陥凹を認めるものを仙骨皮膚洞という（図1）．皮膚表面の小さな陥凹のみで盲端になっているものが多いが，凹みから索状物が脊髄までつながって脊柱管との交通を認めることがある（図2）．色素沈着や発毛，血管腫を伴う場合，交通を認める可能性がある随伴症状として注意を要する．

　皮膚表面と中枢神経との交通が認められる場合，約半数で皮膚洞の終末部にdermoid cystが合併している[2,3]．またこの交通により感染を起こしやすいため，手術的な介入が必要となる[4]．

新生児評価

　出生後の診察で，背中から殿部までの皮膚に凹みがないかどうかをしっかり観察する．凹みが深い場合や発毛，色素沈着などが認められる場合，位置が殿裂外にある場合は，脊柱管内との交通が認められるかどうかをスクリーニングする必要がある[5]．

検査・治療

　出生時から生後数か月までであれば，超音波検査で脊椎部分の正中縦断像を観察する．この時期は椎弓の骨化が不十分なので超音波検査でも脊柱管内の観察が可能である．8 MHz以上のリニア型プローブを用いる．鎮静は不要で小さな枕やタオルを腹部の下に入れて亀背気味の体位で行うと椎弓間が開き観察範囲が広がる．超音波所見としては，凹みから連続する皮下脂肪内に帯状の低エコー域を確認するか，脊髄円錐下端の位置が正常（L2/L3椎間板腔）より低位にある場合は異常所見である[4,6,7]．

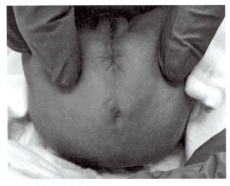

図1　仙骨皮膚洞

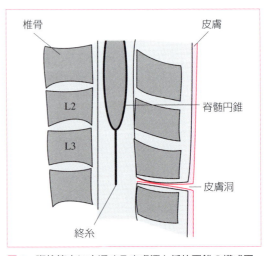

図2　脊柱管内に交通する皮膚洞と低位円錐の模式図

スクリーニング後の確定診断として，生後数か月以降であれば，脊椎MRI矢状断と軸位断像のT1強調像とT2強調像で診断する．

脊髄との交通がないものは，治療を行う必要はない．逆に交通が観察されれば手術的な修復が必要となる．手術までの待機期間に髄膜炎を発症しないかどうかに注意する．脊髄円錐下端が低位にある係留脊髄の場合は，生後6～12か月頃に係留解除術が必要である[5]．

家族への説明

通常，脊髄を覆う脊柱管が閉鎖すると，脊髄の周りはいわゆる背骨で囲まれ，さらに表面は皮膚で覆われる．しかし，うまく閉鎖できなかった場合，皮膚表面と脊柱管に交通が認められることがある．殿部に認められる凹みが，脊柱管と交通している場合は，このまま放置しておくとこの凹みから菌が入り込み髄膜炎を起こす原因となりうる．外科的な手術で修復することができる．まずは，専門医の診察を受けて，交通があるかどうか診断を受ける必要があることを説明する．

専門医へのコンサルト

生後早期に診察で凹みを発見し，超音波検査でスクリーニングすることが望ましいが，目安として，凹みが深い場合や発毛，色素沈着，血管腫などを伴っている場合，超音波検査で凹みと脊柱管内がつながっている所見がある場合には専門医にコンサルトする．

文献

1) Singh I, et al.：Spinal dorsal dermal sinus tract：An experience of 21 cases. Surg Neurol Int 6(Suppl 17)：S429-434, 2015
2) 坂本敬三：腰仙尾部の皮膚洞と警鐘サイン．小児科臨床 64：137-145, 2011
3) 五味 玲：腰仙部皮膚陥凹．小児科診療 74：661-665, 2011
4) 栗原 淳，他：潜在性二分脊椎の診断と治療－タイプ別に見た治療指針の決定と諸問題－．脳と発達 41：191-196, 2009
5) 五味 玲，他：新生児腰仙部皮膚陥凹の診断と超音波検査の有用性．Medical Technology 41：439-443, 2013
6) 宮坂実木子，他：脊椎の見方．周産期医学 45：1484-1490, 2015
7) 前島基志，他：新生児から乳児期早期における脊髄超音波検査の有用性．超音波検査技術 39：11-21, 2014

[福原里恵]

第Ⅵ章　産科入院中のよくある症状，注意すべき症状への対応

25 新生児 TSS 様発疹症

概　要

1. 概　念

1994 年に原因不明の新生児発疹症として報告され，1997 年に原因がスーパー抗原性外毒素 toxic shock syndrome（TSS）toxin-1（TSST-1）と特定された[1]．TSS は 1978 年にアメリカの小児科医 Todd が小児にみられる重症疾患として報告したが，本疾患の病態は TSS と大きく異なり，新生児 TSS 様発疹症，neonatal TSS-like exanthematous disease（NTED）とよばれている[1]．

NTED の 1990 年代～2000 年代前半にかけての流行は，わが国の NICU に TSST-1 産生メチシリン耐性黄色ブドウ球菌（methicillin-resistant *Staphylococcus aureus*：MRSA）が蔓延したのが原因と考えられている[2]．

2. 疫　学

1990 年代末には，わが国の主要な NICU の 90% 近くで経験されたが，2000～2005 年にかけて，各施設の年間 NTED 症例数は平均 2.2 人から 1.1 人に減少した．ただし，メチシリン感受性黄色ブドウ球菌（methicillin-sensitive *Staphylococcus aureus*：MSSA）による発症例は増加していた[3]．2011 年の調査では，過去 5 年間に NTED 症例の経験のある周産期センターが 34/168（20%）になっており，減少傾向であるが，まだ症例は経験されている．

3. 病　因

TSST-1 はスーパー抗原として Vβ2 を発現する膨大な数の T 細胞を一気に活性化し，これにより産生されるサイトカインにより症状が発生する[4]．MSSA でも TSST-1 産生株であれば原因菌となるが，コアグラーゼ陰性ブドウ球菌は毒素遺伝子をもっておらず，NTED をきたすことはない．

新生児評価

主症状は発熱と発疹で，発熱は正期産児の 72%，早産児の 36% でみられる[3]．発疹は丘疹状紅斑で全身にみられ（**本章 4 図3** 参照），融合傾向があり数日で消退する．皮膚剥離はみられない．他に無呼吸，消化器症状（胃出血，イレウス），高ビリルビン血症などがみられる．

正期産児 262 例でショックを呈した例はなかったが，早産児 268 例のうち 9 例がショックを呈し，気管狭窄の後遺症を示したものも 12 例みられたとされている[3]．特に，壊死性気管気管支炎や二次性気管食道瘻が NTED の重篤な呼吸器合併症として知られ，経過中に川崎病類似の冠動脈病変を認めた例も報告されている．

検査・診断・治療

1. 検　査

血小板減少の頻度が高く，最低値は正期産児で平均 10.6 万/μL，早産児で 8.2 万/μL，5 万以下の血小板減少は正期産児で 23%，早産児で 37% にみられる[3]．CRP の最高値は正期産児で平均 2.38 mg/dL，早産児で平均 1.67 mg/dL とされる[3]．

確定診断にはフローサイトメトリーを用いた T 細胞の解析を行う．SRL 社で「TSSA」の項目名で，末梢血 1.0 mL で検討できる．**図1** はその検査例で[5]，診断には，TCR Vβ2 陽性 T 細胞の増幅と CD45RO（活性化マーカー）発現の増強を確認する．ただし，NTED の経過中に Vβ2 陽性 T 細胞の割合は，**図1** のように増幅の 1～2 日前と増幅後に急速に減少するので注意が必要である．

2. 診　断

NTED も TSS も通常，**表1** の臨床診断基準で診断される．

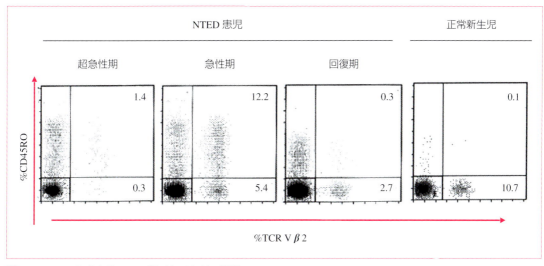

図1 NTEDでみられるフローサイトメトリー所見
〔高橋尚人：新生児TSS様発疹症(NTED)．周産期医学 39：779-783，2009〕

表1 新生児TSS様発疹症(NTED)とTSSの臨床診断基準

新生児TSS様発疹症(NTED)	toxic shock syndrome(TSS)
1．発疹 2．以下3項目の内，1つ以上合併 　a）発熱38℃以上 　b）血小板減少(＜15万/μL) 　c）CRP弱陽性(1～5 mg/dL) 3．既知の疾患をのぞく 以上3項目すべて満たす	1．発熱 2．発疹 3．皮膚落屑 4．血圧低下 5．多臓器障害 　　7臓器のうち，3臓器以上障害 6．除外項目 　　敗血症など 以上6項目すべて満たす

3. 治療

1) 正期産児

必ずしも抗菌薬治療は必要ではない．全身状態が良好で特に膿瘍形成などの局所所見もなければ，経過観察でよいが，何らかの不安な所見があれば，抗菌薬投与を行う．その場合，バンコマイシン投与が無難である．

2) 早産児

早産児では合併症も多いことから，抗菌薬を使用したほうがよい．NTEDは外毒素による疾患であり，母体由来の抗体が予防効果をもつことが知られており，ガンマグロブリン投与も行ってもよいと思われる．

注意点

1. 予後

正期産児は良好な経過をたどるが，早産児268例のうち6例が死亡しており[3]，早産児は必ずしも予後良好とはいえない．

2. MSSAおよび一般施設

最近，産科診療所や助産院でMSSAによるNTEDの症例がみられ，流行する場合もある．流行が続くようであれば，専門医にコンサルトし対応する．

家族への説明

正期産児の場合は，予後良好で通常数日の経過

で改善することを伝える．早産児の場合は，抗菌薬投与を行い，慎重に経過観察を行っていることを伝える．もし，原因がMRSAであることが判明した場合は，家族にも伝えたほうがよい．

●専門医へのコンサルト

重症例がないわけではないので，症状が重篤な場合や回復がよくないときは迷わずに，専門医にコンサルトする．また，感染の流行がみられる場合もコンサルトすべきである．

文 献

1) Takahashi N, et al.：Exanthematous disease induced by toxic shock syndrome toxin 1 in the early neonatal period. Lancet 351：1614-1619, 1998

2) Kikuchi K, et al.：Molecular epidemiology of methicillin-resistant Staphylococcus aureus strains causing neonatal toxic shock syndrome-like exanthematous disease in neonatal and perinatal wards. J Clin Microbiol 41：3001-3006, 2003

3) Takahashi N, et al.：Clinical features of neonatal toxic shock syndrome-like exanthematous disease emerging in Japan. J Infect 59：194-200, 2009

4) Takahashi N, et al.：Overall picture of an emerging neonatal infectious disease induced by a superantigenic exotoxin mainly produced by methicillin-resistant Staphylococcu aureus. Microbiol Immunol 57：737-745, 2013

5) 高橋尚人：新生児TSS様発疹症（NTED）．周産期医学 39：779-783, 2009

[高橋尚人]

第Ⅶ章　退院後

第Ⅶ章 退院後

1 2週間健診の目的と診療のポイント

2週間健診が必要となった経緯と目的

わが国の多くの施設ではこれまで産後1か月まで児の観察と養育は親または養育者に委ねられていたが，近年少子化に加えて核家族が79%にまで増加しており（平成26年 国民生活基礎調査の概況），家庭での育児の力が乏しくなってきているため，退院後1，2週間での児の発育および養育状況を確認することが必要と考えられてきたことが，「2週間健診」の実施に至る経緯である．

産科婦人科学会による診療ガイドラインでは，特に産後1か月までの間は，①育児不安が強い時期である，②産後うつ病の好発時期である，③母子愛着形成と児童虐待の懸念が強い時期である，④頻回の新生児健康診断が有利と考えられる児が存在する，⑤わが国における全虐待死（平成24年度厚生労働省）の半数が1歳までであり，そのうち半数は産後1か月以内であることなどの理由から，2週間健診が推奨されている[1]．

出産のための入院期間は経腟分娩で5日，帝王切開でおおよそ1週間である．2週間健診の目的は，退院後約1週間の時点で母子ともに順調にすごしていることを確認することである．具体的には新生児の授乳方法と体重増加の様子，黄疸の経過を確認し，母親の質問や不安を聞きながら診察をする．母親の精神状態をよく観察して産後うつや不適切な養育などの可能性も念頭におき，必要な地域支援（保健師の家庭訪問，児童相談所など）につなげる．2週間健診を予約していたにもかかわらず来院しない場合は，必ず家族に連絡をとり理由を確認して来院を促すか，保健師の家庭訪問を依頼する．

2週間健診で確認すべき項目

新生児の体重測定，授乳方法（母乳の回数とミルクの量），便の色と回数，黄疸の検査，臍脱の状態を確認して「母子健康手帳」に記録する．

生後1週間以降に明らかになる疾患・症状

たとえば，哺乳に関する疾患（ミルクアレルギー，乳糖不耐症，肥厚性幽門狭窄症など），心雑音，斜頸の腫瘤，皮膚症状，眼脂などがある．その他，新生児聴覚スクリーニングでパスしていない場合は再検査を行うこともできる．

授乳の状況

母から詳細をよく聞きとり母乳の出具合を把握し，体重増加不良（25 g/日以下）では何が問題であるかを探り，体重増加を図る方法を提示する．必要に応じて助産師が乳房と乳首の状態を確認し，実際の授乳を観察して助言する．順調に体重が増えるまで経過を追う．

黄疸の経過

退院後に黄疸が増強するリスクには，光線療法後，頭血腫，消化管出血（メレナ）後，母乳哺育などがある．2週間健診では，経皮黄疸計で基準値以上であれば，採血検査を行い総ビリルビン（T-Bil）値を確認する．T-Bil値が20 mg/dL未満であれば，それ以上の上昇がないことを日を追って確認する．母乳哺育で20 mg/dL以上に上昇する傾向があれば，2～3日間だけ母乳を中止して変化をみる方法もあるが，母乳を中断したくなければ，再入院して光線療法を選択する．

臍のケア

臍は怖くて触れないという母親も多く，古い血の塊が付着していることが多い．臍帯が蓋のように臍を覆って付着していると，臍はいつまでも乾

かない．診察では臍の奥まで広げてみせて，乾かすように説明する．

その他よくみられる所見・母の訴え

1. 眼　脂

新生児は出生時に眼瞼結膜が充血していることが少なくないが，必ず抗菌薬の点眼をすることになっており，ほとんどの場合はそれで治まっていく．多少の眼脂は，清潔な清拭綿でまめにふきとるだけでよい．膿汁のような眼脂が多く出る場合は，清拭に加えて抗菌薬の点眼薬を日に3～4回点眼することで改善することが多い．1か月健診まで繰り返す場合は，鼻涙管閉塞を疑い眼科受診を勧める．

2. 皮膚のただれ

新生児の肌は新陳代謝が活発で汚れやすく，角質層が薄いためにただれやすい．いずれの部位であれ，皮膚がただれているとそこに細菌や真菌の感染が生じやすく治りにくくなる．抗真菌薬のクリームなどの塗布で改善する．

1）顔の湿疹

母親から移行したホルモンの影響で，新生児の首から上の皮脂の分泌が盛んになってくる．そのために乳児湿疹となり，脂漏性湿疹といわれる皮膚炎になる．予防は石けんで洗うことである．

2）おむつかぶれ

順調に哺乳が進むと排便回数も増えてくるために，肛門周囲が赤く爛れて「おむつかぶれ」の状態となりやすい．予防には肛門周囲にベビーオイルやワセリンで被膜をつくり皮膚を保護する．

3. 呼吸などに関すること

鼻が詰まる，鼻が鳴る，呼吸が荒くなるなどの訴えは多い．授乳が問題なくできていれば，病的なことではないことを説明する．

文　献

1) 日本産科婦人科学会・日本産婦人科医会：CQ802　生後早期から退院までの新生児管理における注意点は？　産婦人科診療ガイドライン－産科編2014．日本産科婦人科学会，370，2014

［渡辺とよ子］

第VII章　退院後

2　1か月健診の目的と診療のポイント

1か月健診の目的は，児が順調に成長し健康であることを確認するためであるが，出生後に行った新生児マススクリーニング検査（先天代謝異常等検査）の結果を伝え，児を診察して母親・両親の育児の疑問や悩みに答える場でもある．この1か月間睡眠不足になりながらも頑張って育児をしてきた母親には，労いの言葉かけも大切である．

現在の「母子健康手帳」（以後「手帳」と略す）は平成24年に改定されたもので，新生児聴覚スクリーニング検査記載欄，胆道閉鎖症の早期発見のための便色カード（口絵9），乳幼児身体発育曲線が改正追加された．1か月健診ではこの「手帳」を活用して，医療機関と保護者が必要事項を記載して今後の健診や医療機関受診に役立てることが求められている．

わが国の乳幼児虐待死の約半数が生後1か月以内であることから，母子に接する医療福祉従事者は母親の産後うつや養育遺棄などを早期に察知して支援につなげることを念頭におくべきである．

身体測定

計測値は児の健康状態を反映するものであるので正確に測定して「手帳」に記録する．体重は，出生体重（もしくは退院時，2週間健診時）から1日当たりの体重増加を計算する．身長・体重・頭囲は「手帳」に標準曲線のグラフがあるので，保護者にその線上の位置を示してわが子の成長の様子を理解してもらう．標準曲線から大きく外れる頭囲拡大は精査の必要性を検討する．1日の体重増加が25 g/日以下の場合は，体重増加不良を疑い，授乳の状況を詳しく調べて今後の方針を立て，フォローアップを継続する．

問　診

母親から授乳方法，母乳の回数とミルクの回数と量（mL）を聞きとり，記録する．便の色についても「手帳」付属のカードをみせてどの色かを確認する．「手帳」の保護者記入欄に，育児の相談相手がいるか，子育ての不安や困難がないかなどの項目がある．

新生児マススクリーニング検査結果

新生児マススクリーニング検査報告書を結果の説明とともにわたし，用紙を「手帳」の新生児のページに貼るように指示する．新生児聴覚スクリーニング検査の結果も1か月健診まで判定がパスしていない場合は，再検査を実施して，それでもパスしない場合は精密検査を受けるよう手続きをする．

ビタミンK₂シロップの投与

ビタミンKは腸内細菌でつくられるため，新生児では不足による消化管出血（メレナ）や頭蓋内出血をきたす可能性がある．それを予防するために出生後からビタミンK_2投与を開始され，その3回目が1か月健診での投与となる．シロップは1 mLが2 mgに相当する．特に母乳哺育の場合に不足することがあるが，人工栄養が主体（半量以上）の場合には投与を中止してもよい．日本小児科学会のビタミンK_2シロップ推奨方法は生後1か月までに3回投与する方法に加えて，生後3か月まで毎週1 mL投与する方法が提示されている．

診　察

児をおむつをつけただけの裸にして，全身の姿勢や動き，皮膚の色などを観察する．母乳哺育では黄疸が遷延していることも少なくないが，治療を要することは通常ない．胸腹部の聴診をして，心雑音の有無や呼吸状態を確認する．臍が乾いているか，臍を開いてみて肉芽組織などがないこと

を確認する．頭部の触診では，大泉門や縫合の離開を確認し，頭血腫があれば消失までに時間がかかることを説明する．

外陰部や股関節の開き具合も確認し，四肢を観察する．児を引き起こし支えて，後頭部から背中までよくみる．その他，筋緊張の低下の有無も評価する．診察の結果，心雑音や鼠径ヘルニアなどの疾患が疑われる場合は，それぞれの専門医に紹介する．

○指　導

児を診察したうえで，母親の心配事について説明・解説する．臍が乾いていれば，今後の入浴は家庭の浴槽に入ってよしとする．人混みでなければ，児を連れての外出も徐々に時間を増やしてよいが，転倒や事故の予防のため注意するよう説明する．

○予防接種

予防接種法の定期接種は生後2か月に開始するために準備をする必要がある．任意接種のものを含めると，接種する予防接種の数が多いことを「母子健康手帳」にあるスケジュールのページをみせながら説明して，小児科の主治医を決めて計画的に接種することを勧める．

B型肝炎の母子感染予防では，出生後に1回目のワクチンを接種しており，1か月健診では2回目の接種となる．生後半年頃の3回目を忘れないよう，母親に注意を促す．

［渡辺とよ子］

第Ⅶ章 退院後

3 退院後の相談と対応

A 黄疸の遷延

概　要

出生後2週間を超えて黄疸が遷延する場合，遷延性黄疸とよばれる．遷延性黄疸には，治療が必要でなく経過観察のみでよい場合と早急な対応が必要な場合があるので，その評価は重要である．黄疸は血中の間接ビリルビンの高値に起因する場合と直接ビリルビンの高値に起因する場合とがあり，それぞれ原因や対応が異なることとなる．

遷延性黄疸のなかでも最も頻度の高い原因は，母乳栄養に伴う黄疸，いわゆる「母乳性黄疸」である．出生後，哺乳量や哺乳回数が不十分であったり，腸の蠕動が弱かったりすると，腸でのビリルビンの再吸収（腸肝循環）が増えることによって血中ビリルビン濃度が高値となる．生後1週間以内にはこのような母乳不足による黄疸がみられることが多い．生後1週を経過し成乳が分泌されるようになると，成乳中の因子（β-グルクロニダーゼなど）が腸管からビリルビンを再吸収させることにより，血中の非抱合型ビリルビンが増加する要因となる．また，Gilbert症候群にみられるUDP-グルクロン酸転移酵素遺伝子（*UGT1A1*）の多型（G71R変異）が日本人には多く存在し，母乳栄養に伴う遷延性黄疸の発症に関与しているといわれている．Maruoらは，母乳性黄疸を呈した乳児の約半数がUGT1A1*6（G71R）のホモ接合型を示しており，この遺伝子多型をもつ児はそれ以外の遺伝子型の児より高い血清ビリルビン値を示したと報告している[1]．母乳中のプレグナンジオールはG71R変異をもつUDP-グルクロン酸転移酵素の活性を阻害することが示されている[2]．家族歴に新生児・乳児期の遷延性黄疸がある場合，このよ

うな遺伝子変異に伴う家族性・体質性黄疸である可能性がある．このような変異をもつ黄疸のハイリスク児においても，母乳不足は黄疸が顕性化する要因となると考えられている[3]．

ただし，母乳栄養であるからといって，その児にみられる黄疸が「母乳性黄疸」であると限らない．特に早期に発見しないと肝病変が進行するおそれのある胆汁うっ滞性黄疸を見逃さずに鑑別することが大切である．

新生児評価

退院後，母乳外来，2週間健診，1か月健診などで児が受診した際には，皮膚の色調を観察し黄染の有無を確認する．軽微な黄疸は見逃されやすいので，経皮黄疸計を用いてモニタリングすることも有用である．黄疸を認めた場合には，母乳栄養か人工栄養か，哺乳量や哺乳回数は十分であるか，適当な体重増加を認めているかを確認する．体重増加不良は母乳栄養児で哺乳量が不足している場合にも認めるし，「閉塞性黄疸」による脂肪吸収障害によって認めることもある．胆汁うっ滞による黄疸を示唆する淡黄色便や灰白色便，褐色尿がないかどうかを確認する．便や尿の色調も実際に自分の目でみて確認することが望ましい．母子健康手帳に綴じこまれている「便色カード」をスクリーニングに利用することも有用である（図1）[4]．胆汁うっ滞が疑われる場合には採血して血中直接ビリルビン値の上昇がないかを確認してさらに原因の検索を行う．新生児では，総ビリルビン値≦5 mg/dLの場合には直接ビリルビンが1 mg/dL以上，総ビリルビン値＞5 mg/dLの場合には直接ビリルビンが総ビリルビン値の20%以上であれば，胆汁うっ滞を示唆する所見とされている[5]．

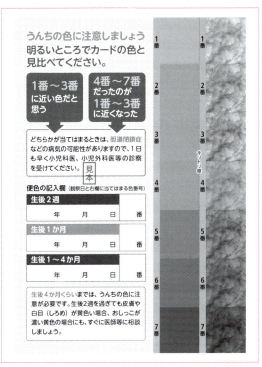

図1　便色カード〔口絵9；p.iii〕
実際の使用にあたっては，必ず母子健康手帳に綴じこまれている「便色カード」を用いること
〔松井　陽，他：胆道閉鎖症早期発見のための便色カード活用マニュアル．平成23年度厚生労働科学研究費補助金　成育疾患克服等次世代育成基盤研究事業　小児慢性特定疾患の登録・管理・解析・情報提供に関する研究. 1-16, 2012〕
Ⓒ国立研究開発法人国立成育医療研究センター

検査・治療

　母乳性黄疸以外の何らかの特異的な治療を必要とする疾患を見逃してはならない．鑑別すべき遷延性黄疸の原因となる疾患を表1にあげた．血液検査（CBC，血液像，総ビリルビン，直接ビリルビン，γ-GTP，総胆汁酸，総コレステロール，APTT，PT，HPT，TSH，fT_4，CRPなど）や腹部超音波などでスクリーニングを行う．遺伝性球状赤血球症をはじめとする先天性溶血性疾患，甲状腺機能低下症やDown症候群では血清間接ビリルビンが高値となる．高直接ビリルビン血症を示す場合で総胆汁酸，γ-GTPも高値を示すときは胆汁うっ滞が示唆される．プロトロンビン時間延長やヘパプラスチンテストの異常など出血傾向を伴っていれば，速やかにビタミンKを補充しながら診断のための精査を進める必要がある．腹部超音波で胆嚢や肝外胆管が観察されない場合や左右肝内胆管が不明瞭である場合は胆道閉鎖症を疑い，嚢腫または拡張した胆管を認める場合には先天性胆管拡張症を疑う．心血管奇形，椎体や眼球の異常，特徴的な顔貌を伴う場合にはAlagille症候群が疑われる．胆道閉鎖症の場合に診断が遅れて胆汁うっ滞が長期間持続すると，胆汁性肝硬変へ進行して非代償性の肝不全に進行する．早期診断により早期の手術を目指す必要がある．

注意点

　わが国では生来健康な正期産児で母乳栄養による高ビリルビン血症によって核黄疸が発症したという報告は認めておらず，母乳性黄疸で有害な事象を起こすことはまれ，と考えられている．十分な母乳分泌があり良好に体重増加を認めているのであれば，安易に母乳栄養を中断したり人工乳の補足を促したりすることは慎むべきである．しかし，アメリカでは他のリスク因子がない正期産の母乳栄養児でも著しい高ビリルビン血症を示して核黄疸を発症した症例が報告されており[6]，Gartnerは，正期産児の母乳性黄疸の管理について，血清総ビリルビン値が20 mg/dL未満であれば介入の必要なく母乳栄養は継続し，20〜25 mg/dLであれば注意深く経過観察して人工乳の短時間の補足や光線療法も考慮し，25 mg/dLを超えれば母乳栄養を継続しながら光線療法を行うか24時間の母乳中断を行う，と述べている[7]．

家族への説明

　母乳で育てていると退院後も黄疸が遷延することはあるが，元気で哺乳良好，体重増加も順調であれば心配はなく，母乳栄養を継続してよい．活気，哺乳や体重増加がよくない場合には，専門医にコンサルトする．一方，放置してはいけない胆道閉鎖症の場合には，約70％が生後4週までに，残る約30％が2か月までに淡黄色便，白色便が出現する．生後2週，1か月，1〜4か月（2か月を推奨）に母子健康手帳に掲載されている便色カードを用いて赤ちゃんの便の色をチェックし，1〜3番の色に近い場合には速やかに便を持参して専門医を受診するよう指導する．

表1 新生児・乳児期に遷延性黄疸を示す疾患

高間接ビリルビン血症	・母乳性黄疸 ・甲状腺機能低下症 ・Down 症候群 ・ビリルビン代謝異常症 　　Crigler-Najjar 症候群，Gilbert 症候群，*UGT1A1* 遺伝子多型 ・先天性溶血性疾患 　　赤血球膜異常症：遺伝性球状赤血球症，遺伝性楕円状赤血球症 　　赤血球酵素異常症：グルコース-6-リン酸脱水素酵素欠損症（glucose-6-phosphata dehydrogenase definiency：G6PD），ピルビン酸キナーゼ欠損症	
高直接ビリルビン血症	1．肝外胆汁うっ滞	・胆道閉鎖症 ・先天性胆管拡張症（総胆管嚢腫）
	2．肝内胆汁うっ滞	・感染症に伴う胆汁うっ滞 　　敗血症，リステリア，B 群溶連菌，梅毒など 　　サイトメガロウイルス，風疹ウイルス，単純ヘルペスウイルス，HHV6 など ・完全中心静脈栄養に伴う胆汁うっ滞 ・薬物性肝炎 ・特発性新生児肝炎
	3．遺伝性・代謝性疾患による胆汁うっ滞	・Alagille 症候群（肝内胆管減少症） ・進行性家族性肝内胆汁うっ滞症 ・シトリン欠損による新生児肝内胆汁うっ滞（neonatal intrahepatic cholestasis caused by citrin deficiency：NICCD） ・ガラクトース血症

専門医へのコンサルト

血清直接ビリルビンの高値が遷延する場合や溶血性疾患を示唆する所見がある場合には，精査・治療のために専門医にコンサルトする．特に胆道閉鎖症が疑われる場合には，速やかに精査と治療が可能な小児外科にコンサルトする．

文 献

1) Maruo Y, et al.：Bilirubin uridine diphosphate-glucuronosyltransferase variation is a genetic basis of breast milk jaundice. J Pediatr 165：36-41, 2014

2) Ota Y, et al.：Inhibitory effect of 5β-pregnane-3α, 20β-diol on transcriptional activity and enzyme activity of human bilirubin UDP-glucuronosyltransferase. Pediatr Res 70：453-457, 2011

3) Sato H, et al.：Association of breast-fed neonatal hyperbilirubinemia with UGT1A1 polymorphisms：211G＞A (G71R) mutation becomes a risk factor under inadequate feeding. J Hum Genet 58：7-10, 2013

4) 松井 陽，他：胆道閉鎖症早期発見のための便色カード活用マニュアル．平成23年度厚生労働科学研究費補助金 成育疾患克服等次世代育成基盤研究事業 小児慢性特定疾患の登録・管理・解析・情報提供に関する研究．1-16, 2012

5) Benchimol EI, et al.：Early diagnosis of neonatal cholestatic jaundice：test at 2 weeks. Can Fam Physician 55：1184-1192, 2009

6) Maisels MJ, et al.：Kernicterus in otherwise healthy, breast-fed term newborns. Pediatrics 96：730-733, 1995

7) Gartner LM：Breastfeeding and jaundice. J Perinatol 21 (Suppl 1)：S25-S29, 2001

[米谷昌彦]

B 体重増加不良

概 要

児の成長・発達をみていくうえで，体重は重要な指標の1つである．しかし，体重は"数値"として成長を評価できるため，その評価が過剰に重視されやすいという懸念がある．母乳だけで健康にゆっくり体重が増えているにもかかわらず，健診の際に「体重の増え方が悪いから，人工乳を足すように」といわれることも少なくない．医療従事者間で，成長評価への知識・見解に差があったり，"乳児は大きいほうがよい"という社会通念が，現在も少なからず存在している．健診において栄養評価を適切に行うことは小児科医として必須のこ

表3 ゆっくり体重が増える児と体重増加不良(FTT)の違い

ゆっくり体重が増える児	体重増加不良(FTT)
覚醒して活気がある	反応が乏しい,啼泣
筋緊張良好	筋緊張不良
ツルゴール低下なし	ツルゴール低下
少なくとも1日に6回の排尿	おむつはあまり濡れない
薄くさらさらした尿	"濃い"尿
便は頻回で細かい粒がある	便の回数・量が少ない
1日に8回以上の授乳回数	1日に8回以下の授乳回数
授乳時間は15〜20分	授乳時間は短い
射乳反射が良好に出現	射乳反射がうまく出現しない
体重増加はゆっくりだが着実	体重は安定して増加せず減ることもある

〔Mohrbacher N：Weight gain. In：Mohrbacher N, et al.(eds), The Breastfeeding Answer Book(3rd ed.). La Leche League International, Illinois, 147-178, 2003〕

表2 期待される体重増加

0〜3か月	25〜30 g/日
3〜6か月	15〜20 g/日
6〜12か月	10〜15 g/日

〔栄養委員会・新生児委員会による母乳推進プロジェクト：小児科医と母乳育児推進.日本小児科学会雑誌 115：1363-1389, 2011〕

とであるが,特に母乳で育っている児の評価を適切に行えることは,母乳育児支援の面から非常に重要である.つまり,乳児健診は母乳育児を支援する機会でもある.母親が抱いている母乳育児に関する不安を助産師や看護師とともにチームとして軽減すること,母親と児を一緒にみていくことが大切である.

本項では,健診における一般的な栄養評価を概説するとともに,母乳で健康に育つ児がどのような成長の仕方をするのか,正しく理解し,母親が自信をもって育児に向かえるようにアドバイスできることを目標とする.

新生児評価

1. 体 重

測定時の数値を単独で評価するのではなく,出生時(または退院時)からの体重増加として評価することが大切である.児ひとりひとりの背景を十分に考慮し体重がゆっくり増える原因を慎重に判断し,そして必ず成長をていねいにフォローしていくことが大切である.

1)体重増加の目安(表2)[1]

1か月健診では出生体重に戻ってから,もしくは産科施設退院時からの体重増加を計算する.1日の平均体重増加が25 g未満であれば,授乳回数,授乳の時間が十分か,抱き方含ませ方は適切か,を評価する.不適切な点があれば介入したうえで1週間後にはフォローする.

2)体重増加不良の定義[2]

体重増加不良(failure to thrive：FTT)の定義を以下にあげる.

①標準体重の3パーセンタイル($-2SD$以下)未満が続く.

②標準身体発育パーセンタイル曲線(3, 10, 25, 50, 75, 90, 97パーセンタイル)を,比較的短期間で2つ以上横切る.

体重増加不良は生後1年までに3〜4%で認める[3].不適切な栄養状態が体重増加不良のおもな原因であり,基礎疾患の有無にかかわらず,多くの児は適切な栄養摂取により体重はキャッチアップしてくる[4].体重増加不良と診断した場合,どのように栄養摂取量を増加させるかを考慮しなければならない.

3)ゆっくり体重が増える児と体重増加不良の見分け方

表3[5]に示すような全身状態の注意深い観察も大切で,1回の体重測定結果だけで体重増加不良と診断しないようにしたい.体重の増え方がゆっくりである場合,病気ではなく,ただゆっくりと着実に育つ児も散見される.家族性や遺伝性の因

表 4 児の母乳摂取量と母親の母乳産生量を増やす方法

- 児が乳房に適切に吸着できるよう支援する
- 授乳回数を増やす方法を母親と話し合ってみる
- 母親に児の満腹や空腹のサインを教える. そうすることにより, 母親は時計に頼らずに児の様子をみて, 片方の授乳が終わってもう一方を授乳するタイミングがわかるようになるだろう
- 児と肌を直接触れあわせ, ぴったりと抱くよう励ます
- おしゃぶりや人工乳首(ニップルシールドを含む)の使用を避ける
- 児がぐずったらなだめるために乳房を与えるよう提案する
- 乳汁の流れをよくするために授乳の間, 乳房をやさしくマッサージをする. 吸啜力の弱い児には児が吸啜している間, 乳房を圧迫して児が飲みとる量を増やす方法もある
- 授乳と授乳の間に搾乳をし, カップかナーシングサプリメンターを用いて得られた搾母乳を児に与える. これは児の吸啜が弱い場合や, 授乳を頻回に求めない場合に特に重要である
- 授乳や児の世話と, 母親の休息や食事などの時間のバランスをどうとるか家族と一緒に話しあう. 授乳に加え, 搾乳したり補足栄養を与えたりする場合, 家族からの援助は母親の精神的・肉体的負担を軽減するために大変重要な要素となる

子も関係していることはいうまでもない. 少なくとも, 両親・同胞が乳児期にどのような体重の増え方をしていたかを確認することは大切な情報となる. 健診の際に小児科医から「体重の増え方が悪いと将来頭が悪くなるよ, 粉ミルクを足しなさい」といわれたという母親は少なくない. "健康な"正期産児を対象にした検討では, 体重増加と認知能力には関係がないことが示されている[6]. つまり, ゆっくりではあるが体重が本人のペースで増えているのか体重増加不良なのかを判断することが必要であり, 小児科医の真価が問われるところである. 実際に体重増加不良と診断した場合は, その原因をみつけることが大切となる.

2. 身長・頭囲(・胸囲)

身長と頭囲は体重とのバランスを考えるうえで大切である.

低栄養の影響は体重→身長→頭囲の順で表れるので, 身長の伸びが緩やかになってきたら摂取する栄養量をどのように増やすか積極的に考える必要がある. ただし, 乳児期の身長測定は誤差を生じやすく, 軽度の膝の屈曲でも数 cm は変わってくるため注意が必要である.

3. 発達の評価

頭囲の増加が鈍化するようであれば発達にも影響を及ぼす可能性があるため, その前に介入する. また, 脳性麻痺の児をもつ母親は乳児期早期にしばしば哺乳困難を訴えており[7], 哺乳障害が児の神経学的異常の最初の徴候であることもあ

る[8]. 体重増加不良と診断した場合, 哺乳障害を含めた神経学的異常所見がないか検索することも大切である.

検査・治療

母乳で育っている児が体重増加不良であると判断したときの対処を以下に示す.

1. フォローの方法

前述した授乳状況の確認と母乳摂取を増やすための提案(表 4)はどのような場合においても行う. 経過を追っていく際には母親の訴えを傾聴し, エモーショナルサポートをすることを忘れてはならない.

2. フォローの具体的な方法

①介入した効果を判定するためにも 1〜2 週間ごとに必ずフォローする. フォローの際, 体重以外の計測や発達評価も行う.

②少しずつでも体重増加速度が増しているのなら, そのままフォローを持続する.

③体重増加が安定してきたら, 1 か月に 1 回のフォローでよい.

3. 授乳に関する介入効果が乏しい場合は, 補足を考慮

①体重が増えない, または減っているのならば補足が必要である. 補足の第一選択は搾母乳である. 搾乳の手技・方法を伝える. 具体的な搾乳方法は「授乳・離乳の支援ガイド 実践の手引き」(財団法人母子衛生研究会編)などを参考にされたい.

②補足を行い児の体重増加が良好になってくると，母親のストレスが軽減し，母乳分泌がよくなることもある．人工乳を補足する必要がある場合も，母親に"人工乳補足＝母乳育児の失敗"ではないこと，短期間の完全母乳育児よりも長期間，母乳育児を続けることのほうが大切であることを伝える．補足は一時的なことも多いので，母乳分泌を減らさないためにも授乳回数は減らさないよう伝える．

③生後5か月前後であれば，補足として人工乳を与えるのではなく補完食をはじめることも考慮する．

● 注意点

①児に奇形症候群の可能性はないか：在胎週数，出生体重を再度確認する．頭囲，顔貌，体幹と四肢の長さのバランス，合併疾患の有無を検索する．

②児に潜在性の慢性疾患はないか：慢性滲出性中耳炎，先天性心疾患，腹部腫瘍など．

③母親の疾患・服薬状況：母乳分泌に影響する場合もあるため，母親に基礎疾患（甲状腺疾患など）や内服している薬剤がないか確認する．

④社会的な問題はないか：体重増加不良の児の母親はより自分の児や児の父親に対してネガティブな感覚を抱いていたり，社会的な孤立や家族からの支援が受けられない状況にあることも散見される．就労状況，家庭での父親の助け，家族の支援の可能性，両親のアルコール依存などの聞きとりも有用な場合がある．

● 専門家へのコンサルト

1. 心理士・メディカルソーシャルワーカー

家族に社会的な問題があればその解決をサポートする．また，必要に応じてエジンバラ産後うつ病自己評価票（Edinburgh Postnatal Depression Scale：EPPS/本章3-D参照）などを用いて母親の抑うつがないかみておく．点数が高い場合（9点以上）や自傷念慮に点数がつく場合は，メンタルヘルスの専門家に介入してもらったほうがよいだろう．

2. 1か月健診

他の健診でもそうではあるが，特に1か月健診は母乳育児の専門家（助産師・看護師など）と一緒に行うことが望ましい．

健診時の確認事項としては，授乳回数，授乳の間隔，授乳のタイミングならびに母親に授乳時の乳頭や乳房の痛みの有無を確認する．授乳のタイミングとしては泣いたら授乳するのではなく，児の空腹のサイン（第V章7-D参照）にあわせて行う．啼泣後に授乳をするとうまく飲めない児や，授乳しようと思ったときには寝ていたということもしばしば経験する．どちらの場合も1日に摂取できる母乳量は減ってしまう．体重増加が少ないのであれば，授乳の間隔は産後1〜2か月は夜間でも最長4時間を目安にする．乳腺腔内に乳汁が充満すると母乳産生は抑制されるため，母乳産生量を維持〜増加させるためには，頻繁に授乳することが重要となる．

文献

1) 栄養委員会・新生児委員会による母乳推進プロジェクト：小児科医と母乳育児推進．日本小児科学会雑誌 115：1363-1389, 2011
2) Casey PH：Failure to Thrive. In：Carey WB, et al.（eds）, Developmental-Behavioral Pediatrics 4th ed., Saunders Elsevier, Philadelphia PA, 583-591, 2009
3) Skuse D, et al.：Postnatal growth and maternal deprivation：evidence for a "sensitive period". J Child Psychol Psychiatry 135：521-545, 1994
4) Wright C, et al.：Effect of community based management in failure to thrive：randomized controlled trial. BMJ 317：571-574, 1998
5) Mohrbacher N：Weight gain. In：Mohrbacher N, et al.（eds）, The Breastfeeding Answer Book（3rd ed.）. La Leche League International, Illinois, 147-178, 2003
6) Belfort MB, et al.：Infant growth and child cognition at 3 years of age. Pediatrics 122：e689-e695, 2008
7) Reilly S, et al.：Characteristics and management of feeding problems of young children with cerebral palsy. Dev Med Child Neurol 34：379-388, 1992
8) Mizuno K, et al.：Neonatal feeding performance as a predictor of neurodevelopmental outcome at 18 months. Dev Med Child Neurol 47：299-304, 2005

［水野克己］

C 臍ヘルニア，臍肉芽腫

● 概要

臍帯脱落後，臍動静脈，尿膜管などは瘢痕化し，

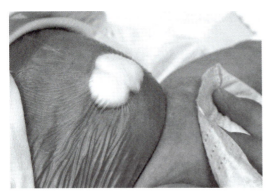

図2 臍圧迫法

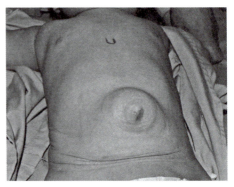

図3 臍ヘルニア①

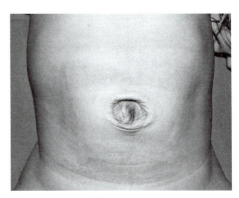

図4 臍ヘルニア②

筋膜で覆われ臍輪が閉鎖する．この瘢痕化が不十分である場合，臍輪をヘルニア門，腹膜と結合組織をヘルニア囊，腸管や大網をヘルニア内容として，腹圧がかかったときに容易に脱出する．1歳頃までにほとんどが自然軽快する疾患ではあるが，圧迫法を行うことによって，早期に軽快するという報告や整容性の改善に有効であるという報告もある[1,2]．

臍帯脱落後に断端が湿潤している場合に肉芽が認められることがあり，これを臍肉芽種とよぶ．発症機序としては，何らかの感染が関与するという説，上皮化障害説，臍帯クランプをする位置が高すぎたという説など様々であるが，明らかな機序を記したものはない．最近の報告で臍帯切断後も臍への血流が残存しているために起こるという説がある[3]．この説は，硝酸銀焼灼，搔爬，結紮，切除など臍肉芽の容積を減少させ，残存した血流を遮断する治療が有効であることを裏づける．

新生児評価

臍ヘルニアも臍肉芽腫も臍脱以降に発生するため，正期産児では1か月健診で診察することになる．NICUに入院する早産児では退院前に診察をする．

検査・治療

臍ヘルニアは，目視で診断できる．

臍輪の大きさや余剰皮膚の大きさによって程度には差があるが，生後2〜3か月頃まではゴルフボール大になることもあるが，嵌頓のリスクは低く，ほとんどが1〜2歳までに自然治癒すると考えられている．しかし，無処置で自然治癒した場合，余剰皮膚によって外観がよくないことがある．そこで近年スポンジまたは綿球を臍の陥凹部に挿入し，フィルムドレッシング材で圧迫する圧迫法が行われるようになった（図2）．圧迫法を実施したほうが，ヘルニア門の閉鎖が早くなるという報告が多く認められる[4,5]．一方で，フィルムドレッシング材などのテープによって皮膚の炎症を起こすリスクもある．

このため圧迫法は，日常的なテープの交換について家族が指導を受けることや定期的な通院の必要性を説明したうえで，希望があれば行う．1歳を過ぎても治癒しない場合は，手術的介入の適応となる．

臍肉芽腫も目視で診断できる．改善しない場合や出血が認められる場合は，二次感染を予防するために，硝酸銀焼灼，搔爬，結紮，切除を行う．

これらの処置によっても改善しない場合は尿膜管遺残や卵黄嚢管遺残を鑑別する．

家族への説明

臍ヘルニアは，成長とともに臍輪部が縮小し，筋膜が発達することによって1歳頃までに自然軽快することがほとんどである．しかし，早期の改善や整容性も考慮して圧迫法を選択することができるので，圧迫法のメリット，デメリットを説明する．臍肉芽腫は，臍部の浸潤が改善しない場合や出血が認められる場合に処置が必要となる．

専門医へのコンサルト

臍ヘルニアを認めた場合，自施設で圧迫法を行わない場合は専門医へのコンサルトを行う．臍輪部が大きくヘルニアによる余剰皮膚が将来の整容性に影響すると思われる場合は，専門医への紹介を行うことが望ましいであろう（図3，4）．

臍肉芽腫を認めた場合も，自施設で処置ができない場合は専門医へのコンサルトを行う．

文献
1) 池田太郎，他：鼠径ヘルニア，臍ヘルニア．周産期医学 41：720-722，2011
2) 池田　均：鼠径ヘルニア，精巣・精索水瘤，停留精巣，臍ヘルニア．小児科診療 66：1537-1543，2003
3) 松川泰廣，他：臍肉芽腫：その血流と発生機序．日本小児外科学会雑誌 48：1001-1006，2012
4) 佐々木　潔，他：臍ヘルニアに対するスポンジ圧迫法．小児外科 40：1357-1360，2008
5) 迫田晃子，他：圧迫療法で臍ヘルニアの整容性は改善するか？（会議録）．日本小児外科学会雑誌 51：721，2015

［福原里恵］

D　母乳不足感，母乳育児支援

概要

母親が人工乳を足す理由のなかで，「母乳が足りないと思ったから」が大きな割合を占める．母乳が足りないと思う理由は表5[1]に示すように様々あるが，母乳が足りているかどうかの目安ではなく，新生児〜乳児期早期ではふつうのことであることを小児科医が伝えることが大切である．

表5　母親が母乳不足を感じるおもな理由

児の様子
・児がよく泣く，母乳を飲み終わっても抱いていないと泣く
・頻繁に飲みたがる，長い間乳首を離さない
・乳房をすぐに離してしまう
・指やこぶしを吸啜する
・人工乳を補足すると飲む
・長時間続けて寝ない（寝なくなった）
・排便が毎日ない（生後4〜6週以降）
・児が大きいから母乳がもっと必要
・児が小さいから成長のためにもっと必要

母親の様子
・母乳が薄くみえる，あるいはそういわれた
・搾乳しても出ないか，少量しか搾れない
・乳房が張らない，前より柔らかい
・母乳が漏れない（漏れなくなった）
・授乳前は授乳中のオキシトシン反射のサインを感じない（感じなくなった）

〔UNICEF/WHO，BFHI2009 翻訳編集委員会・訳：セッション9　母乳分泌．UNICEF/WHO　赤ちゃんとお母さんにやさしい母乳育児支援ガイド　ベーシック・コース　「母乳育児成功のための10ヵ条」の実践．医学書院，191-204，2009 より著者作表〕

実際には本当の母乳不足は少なく，適切な援助がなされれば，ほとんどの母親が自分の子どもを母乳だけで育てることができる．母乳分泌不全は「授乳方法を適切にし，母親が母乳育児を継続する気持ちをもち，母乳育児に関連する熟練した支援を受けてもなお子どもの正常な発育を維持するだけの母乳を産生できない状態」である．母乳育児を支援する者は，母親がもつ"母乳不足感"と真の"母乳分泌不全"との違いを理解し，それぞれに対して適切な支援を行う必要がある．

新生児評価

体重増加，尿回数，便回数を確認してから通常どおりに診察する．分娩施設退院後の体重増加が25 g/日未満である場合は，**本章3-B**を参照されたい．母乳が不足しているのではないかと不安な母親の目の前で診察しながら，元気に育っていること，母乳が足りていることをわかりやすく伝えることが母乳育児支援につながる．なお，体重は測定時の数値を単独で評価するのではなく，出生時（または退院時）からの体重増加として評価する

表6 エジンバラ産後うつ病自己評価票

最近のあなたの気分をチェックしてみましょう．今日だけでなく，過去7日間にあなたが感じたことに最も近い答えに○をつけてください．
必ず10項目部に答えてください．

1．笑うことができたし，物事の面白い面もあった
　　（0）いつもと同様にできた
　　（1）あまりできなかった
　　（2）明らかにできなかった
　　（3）全くできなかった
2．物事を楽しみにして待った
　　（0）いつもと同様にできた
　　（1）あまりできなかった
　　（2）明らかにできなかった
　　（3）ほとんどできなかった
3．物事がうまくいかない時，自分を不必要に責めた
　　（0）いいえ，全くそうではなかった
　　（1）いいえ，あまり度々ではなかった
　　（2）はい，時々そうだった
　　（3）はい，たいていそうだった
4．はっきりした理由もないのに不安になったり心配したりした
　　（0）いいえ，そうではなかった
　　（1）ほとんどそうではなかった
　　（2）はい，時々あった
　　（3）はい，しょっちゅうあった
5．はっきりした理由もないのに恐怖に襲われた
　　（0）いいえ，そうではなかった
　　（1）ほとんどそうではなかった
　　（2）はい，時々あった
　　（3）はい，しょっちゅうあった

6．することがたくさんあって大変だった
　　（0）いいえ，普段通りに対処した
　　（1）いいえ，たいていうまく対処した
　　（2）はい，いつものようにうまく対処できなかった
　　（3）はい，たいてい対処できなかった
7．不幸せな気分なので，眠りにくかった
　　（0）いいえ，全くそうではなかった
　　（1）いいえ，あまり度々ではなかった
　　（2）はい，時々そうだった
　　（3）はい，ほとんどいつもそうだった
8．悲しくなったり，惨めになったりした
　　（0）いいえ，全くそうではなかった
　　（1）いいえ，あまり度々ではなかった
　　（2）はい，かなりしばしばそうだった
　　（3）はい，たいていそうだった
9．不幸せな気分だったので泣いていた
　　（0）いいえ，全くそうではなかった
　　（1）ほんの時々あった
　　（2）はい，かなりしばしばそうだった
　　（3）はい，たいていそうだった
10．自分自身を傷つけるという考えが浮かんできた
　　（0）全くなかった
　　（1）めったになかった
　　（2）時々そうだった
　　（3）はい，かなりしばしばそうだった

（注）母親に記入してもらうときにはこのタイトルは消す
〔Cox JL, et al.: Perinatal Mental Health: A Guide to the Edinburgh Postnatal Depression Scale. London: Gaskell, 2003　岡野禎治，他（訳）：産後うつ病ガイドブック−EPDSを活用するために．南山堂，2006〕

ことが大切である．

検　査

1. エジンバラ産後うつ病自己評価票（表6）[2]

　母親の不安な気持ちを引き出すのに有効である．育児不安が母乳不足感につながるため，待合室で記入しておいてもらうとよい．1か月健診で全員に記入してもらう施設も少なくない．

　合計得点が9点以上，または項目10が1点以上を越えた場合は，再評価を少なくとも2週間以内に実施する．その場合，エジンバラ産後うつ病自己評価票（Edimburgh Postnatal Depression Scale：EPDS）の内容をみながら，母親が自身の気分について表出できるように促す．母親の抑うつ気分が一時的であるかどうかを明らかにすることは重要である．再評価時点でもEPDSが高い得点である場合，うつ病が示唆される．EPDSは初回面接から母親の心の問題について聞きとり，その後の支援のきっかけとするために有用なツールであるが，この点数をもって産後うつ病と診断するわけではない．次のステップの評価のために産後うつの知識をもつ医療スタッフならびに専門医への受診を勧める．

2. 母乳量測定

　診察後に児の体重を着衣のまま測定し，授乳室にて授乳してもらう．終了後はおむつなど変えることなくそのまま体重を測る．前後の体重変化は児が飲みとった母乳量とする．このときできる限

表7 児が十分に母乳を飲んでいるサイン

- 児が24時間に少なくとも8回母乳を飲んでいる
- 授乳の際, 吸啜のリズムは母乳が出てくるとゆっくりになり, 嚥下の音やごくごく飲み込む音が聞こえることもある
- 児は生き生きとしていて筋緊張がよく, 皮膚の状態も健康である
- 授乳と授乳の間は満足している様子である(ただし, 十分に飲んでいる児が別の理由で機嫌が悪いことはあり, それによって母親が自分の母乳が足りないのだと思い込むこともある)
- 24時間に色の薄い尿で6～8枚(布の)おむつを濡らす(注:紙おむつの場合はもっと少ないこともある)
- 24時間に3～8回便をする. 月齢が進むと便の回数は減ることもある
- 1日平均18～30gの割で体重が着実に増えている
- 母親の乳房は授乳前には張っているような感じがあり, 授乳後には柔らかくなることもある. ただし, すべての女性がはっきりとした変化を経験するわけではない

〔水野克己:補足の適応とその方法. よくわかる母乳育児. 改訂第2版, へるす出版, 170-179, 2012〕

り母乳育児の専門家にも授乳に付き添ってもらい, 抱き方・含ませ方について直すところがあれば母親に伝えてもらう. 時間で(5分など)やめている母親もいるので, できれば時計がないほうが好ましい. 母乳量を母親に伝えるときはよく飲めている, 母親の母乳はしっかりつくられている, というメッセージが伝わるように説明する.

注意点

出産前の女性にバースプランを立ててもらうと, ほとんどが「できれば」母乳で育てたいと希望している. 厚生労働省の平成22年度乳幼児栄養調査によると, 妊娠中の女性の96%が母乳だけで育てたいと考えているが, 生後1か月で母乳のみを与える割合は50%を少し超えるくらいである[3]. このように, 実際に母乳だけで育てられている割合はあまり高くないが, 生後6か月でも90%以上の児が母乳を与えられている. このことから, 日本の母親は人工乳を足しながらも, 母乳育児を続けたいのだろうと推測される.

母親が「母乳が足りないのではないか」と不安を感じることの1つに, 母乳育児についての科学的

エビデンスに基づく情報が不足していることがあげられる. 言い伝えられていることや, 育児書や雑誌に書いてある情報が必ずしも母乳育児についての適切な情報でない場合もある. 産科施設退院時に,「児が十分に母乳を飲んでいるサイン」(表7)[4]を母親に知らせておくと, 母乳が足りているかどうかを自分で確認できる. 母乳不足を訴えて相談してきた母親が実際は母乳不足でない場合,「母乳は足りている」というだけでなく, 不安な気持ちを受け止め, 自信をもつことができるようなカウンセリングを行うことも必要である.

専門家へのコンサルト

母乳不足感への支援は, 母親の育児不安に対する支援である. 適切な情報提供と, 育児技術の伝達, および母親へのエモーショナル・サポートが必要となる. EPDS(表6)の総点が9点以上であったり, 自傷念慮の項目に点数がつくような場合には心理士にコンサルトしたい.

文献

1) UNICEF/WHO, BFHI2009翻訳編集委員会・訳:セッション9 母乳分泌. UNICEF/WHO 赤ちゃんとお母さんにやさしい母乳育児支援ガイド ベーシック・コース 「母乳育児成功のための10ヵ条」の実践. 医学書院, 191-204, 2009〕
2) Cox JL, et al.:Perinatal Mental Health:A Guide to the Edinburgh Postnatal Depression Scale. London:Gaskell, 2003 岡野禎治, 他(訳):産後うつ病ガイドブック－EPDSを活用するために. 南山堂, 2006
3) 厚生労働省雇用均等・児童家庭局:一般蝶篩による乳汁栄養法の割合, 月齢別出生年次別. 平成22年乳幼児身体発育調査報告書. 平成23年10月
4) 水野克己:補足の適応とその方法. よくわかる母乳育児. 改訂第2版, へるす出版, 170-179, 2012

[水野克己]

E 心雑音

概 要

心雑音が聴取される心疾患のなかには退院後に発見されるケースもある. それは産科入院中には哺乳障害などの症状が出なかったり, 定期的な1か月健診まで心雑音が聴取されない場合である.

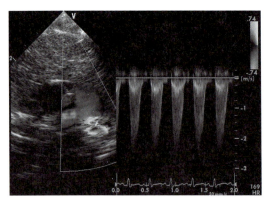

図5　生理的肺動脈分岐部狭窄〔口絵10；p.iii〕
カラードプラによる左肺動脈狭窄の心臓超音波所見．主肺動脈では乱流は生じていないが左肺動脈では2m/sの速い乱流を認める．生理的な心雑音の典型である

その理由としてはその間に起こる肺血管抵抗の低下が考えられる[1]（第Ⅵ章5参照）．この頃の心雑音は，器質的なものでは圧倒的に小さな心室中隔欠損が多く，次いで肺動脈狭窄が多い．しかし，なかには重症な心疾患も含まれる．また，1か月健診でしばしば聴取される無害性心雑音として一過性肺動脈分岐部狭窄の存在は知っておくべきである．

新生児評価

　心雑音を聴取した場合，付随する症状や身体所見が心疾患の重症度評価には欠かせない．チアノーゼや呼吸障害（多呼吸，陥没呼吸など），哺乳不良，肝腫大，末梢循環不全，脈触知不良などがないか，全身を丹念に診察する．心雑音のみで他に症状もなく，哺乳も良好であれば緊急入院は不要である．心雑音に加えて，チアノーゼや哺乳不良，体重増加不良など他に症状がある場合には躊躇せず専門施設へ紹介すべきである．確定診断は小児循環器科医に委ねる．また，1か月健診の頃に確認される心雑音についてはそれまでの経過に問題がなければ，経過観察でもよいし，確定のために専門施設への受診を勧めてもよい．定期的1か月健診のように，特に主訴のない受診で心雑音を聴取した場合，最も頻度の高いものとして，一過性肺動脈分岐部狭窄がある．第2肋間胸骨左縁を最強点とする，高調で滑らかな駆出性収縮期雑音で，側胸部（特に左側）や背部に放散するのが特徴である．生後1～2週頃から聴取し，6か月までに消失することが多い．肺の成長に左右の肺動脈発育が伴わないことが理由ともされる．早産児では半数以上の児で聴取可能な生理的な心雑音である．心臓超音波でみると明らかに分岐後の左肺動脈で血流速の早い乱流を認める（図5）．左肺動脈で認めやすい理由として，左肺動脈に近接する動脈管の閉鎖に伴う組織迷入が狭窄の原因とされる[2]．心房中隔欠損との鑑別を要する．

　器質的な心雑音でこの時期に多いものとしては，圧倒的に小さい欠損孔の心室中隔欠損（筋性部中隔欠損など）が多く，次いで肺動脈弁狭窄が多い．新生児・乳児期に症状を呈する代表的な心疾患の症状発現時期を図6に示した[3]．なかには重症な心疾患も含まれる．症状としては呼吸障害などの心不全症状とチアノーゼがあるが，これらの症状は肺血流の増減で決定する．すなわち，肺血流増加型心疾患では多呼吸や陥没呼吸などの呼吸症状（心不全）が出る．肺血流減少疾患ではおもにチアノーゼを生じる（図7）．どちらが主体かは心疾患の種類による（第Ⅵ章10参照）．

検査・治療

　心雑音のみで他の症状がなく，偶然みつかった心雑音であれば経過観察でよいが，付随症状を有するものや主訴があって来院した場合は，家族の心情を解して心臓超音波などを実施する．チアノーゼを認める場合には，外来で可能な検査としてパルスオキシメータがある．しかし，チアノーゼがなくても心疾患を否定することはできない[4]．可能であれば，体血流動脈性依存性心疾患を除外するために，右上肢と下肢のSpO_2に有意な差がないことも確認する．自院で検査ができない場合は一度専門施設への受診を勧める．専門施設では心臓超音波を含む精査を実施し，心雑音の原因を検索することになる．治療も専門施設に委ねる[5]．

注意点

　なかには出生後しばらくは気づかれない重症心疾患も含まれるので，心雑音以外の心徴候がないか注意深く診察する．

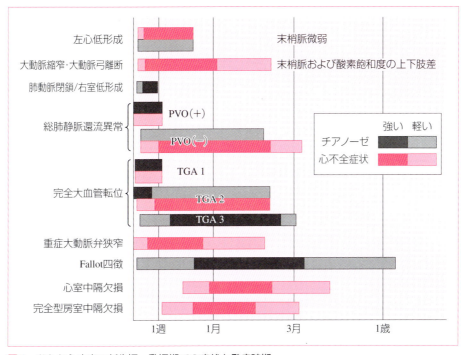

図6 おもな心疾患の新生児・乳児期での症状と発症時期
チアノーゼが主体のもの，心不全が主体のものをその発現時期より分類したものである．重篤な疾患であっても，なかには1か月頃に発現のピークがあるものもある
PVO：pulmonary venous obstruction，TGA：transposition of great vessels
〔中澤　誠：適切な治療のための診断のポイント．中澤　誠(編著)，先天性心疾患．メジカルビュー社，16-23，2014〕

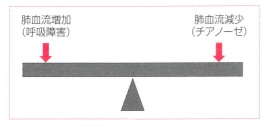

図7 肺血流の増減と臨床症状の関係
肺血流増加型心疾患では多呼吸や陥没呼吸などの呼吸症状が出る．肺血流減少疾患ではおもにチアノーゼを生じる．日齢とともにそのバランスが変化する

家族への説明

心徴候が主訴で来院した場合や付随症状がある場合は，一度は心臓超音波を実施する．そうでなく，偶然の心雑音聴取で，それまでの経過に哺乳不良や体重増加不良などがなければ，検査を実施するかどうかを家族と相談して決める．

専門医へのコンサルト

それまでの経緯をふまえて紹介する．専門医からの返信を参考にして今後の紹介の参考にするとよい．

文　献

1) Rudolph AM：The change in the circulation after birth. Their importance in congenital heart disease. Circulation 41：343-359, 1970
2) 与田仁志, 他：心臓. 梶原眞人, 他(監修), 新生児科シークレット. メディカルサイエンスインターナショナル, 91-128, 2008
3) 中澤　誠：適切な治療のための診断のポイント. 中澤　誠(編著), 先天性心疾患. メジカルビュー社, 16-23, 2014
4) Frank LH, et al.：Critical congenital heart disease screening using pulse oxymetry. J Pediartr 162：445-453, 2013
5) 与田仁志：先天性心疾患：診断から治療方針決定まで. 五十嵐　隆(総編集), 渡辺とよ子(専門編集), 小児科臨床ピクシス16 新生児医療. 中山書店, 242-251, 2010

［与田仁志］

第Ⅷ章 Late preterm 児のケア

第Ⅷ章 Late preterm 児のケア

1 定義と疫学

定義

在胎22週0日以上36週6日以下（37週0日未満）で出生した児を早産児とよぶ．わが国の母子保健統計によれば，早産児の出生率は1980年には4.1%であったものがその後徐々に増加し，ここ10年では5.7〜5.8%である．わが国では，早産児は在胎別に在胎22週以上24週未満，24週以上28週未満，28週以上32週未満，32週以上37週未満に区分されている．早産児の区分は必ずしも世界各国で一定ではない．アメリカでは在胎28週未満は extremely preterm（超早産），28週以上32週未満は very preterm（極早産），32週以上35週未満を moderate preterm，35週以上37週未満を near term，あるいは32週以上37週未満を near term とよんでいたが[1]，2005年に開催された National Institute of Child Health and Development（NICHD）のワークショップ "Optimizing Care and Outcome of the Near-Term Pregnancy and the Near-Term Newborn Infant"[2] により，在胎34週以上37週未満の児を late preterm（LP）とよぶことが決定された．在胎34週は母体ステロイド投与が適応されない在胎の下限であること，在胎34週以上37週未満の児では正期産児に比べて未熟性に基づく合併症のリスクが明らかに高いこと，さらに near term という用語では成熟しているようなイメージをもたれてしまい，そのリスクが過小評価されてしまうことが理由である．

疫学

2010年のわが国の人口動態特別集計から求めた在胎期間ごとの出生数および早産に占める割合を図1に示す．LP児が早産に占める割合は78%で，在胎週数別には34週が9%，35週が18%，36週が51%である．LP児の出生率は1980年からの推移をみると明らかに増加傾向にあり，特に在胎36週の増加が多い（図2）．このような傾向はわが国に限ったことではなく，諸外国でも同様である．

LP児の増加の要因については，アメリカでは高齢出産や多胎の増加，医学的適応による人為的な早産，前期破水，人種差，母体への様々なストレスなどの関与が指摘されている[1〜3]．一方，わが国では一次施設を含めたLP児増加に関する要因分析の検討は少なく，詳細は不明である．

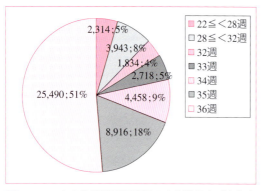

図1 2010年在胎期間別早産児の出生数および出生率（人口動態特別集計）

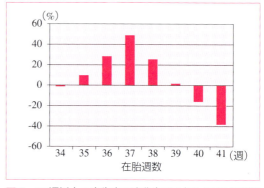

図2 34週以上の出生率の変化（1980年と2010年の比較）（人口動態特別集計）

◯LP児について配慮しなければならない理由

LP児は正期産児に比べれば未熟な状態であり，たとえ出生体重が2,500 g以上であっても，未熟性に関連した合併症のリスクは高いことを認識しておく必要がある．このリスクは，在胎週数が増えるほど低下する．出生直後から呼吸窮迫や新生児仮死など何らかの異常があれば，NICUに入院することになるが，明らかな症状がなければ，産科新生児室や母子同室となってケアを受けることになる．その間にも，低体温や低血糖，哺乳不良，高ビリルビン血症，無呼吸などの異常を示すこともあり，十分な観察が必要である．さらに，正期産児と同じように産科施設を退院しても，授乳に関するトラブルや脱水，体重増加不良，低体温，高ビリルビン血症，下気道感染症などが出現するリスクもある．したがって，小児科医は退院時にこのようなリスクについて保護者に説明するとともに，継続的な観察や支援を行う必要がある．

文 献

1) Raju TN, et al.：Optimizing care and outcome for late-preterm(near-term)infants：a summary of the workshop sponsored by the National Institute of Child Health and Human Development. Pediatrics 118：1207-1214, 2006
2) Raju TN：Epidemiology of late preterm(near-term) births. Clin Perinatol 33：751-763, 2006
3) Engle WA, et al.："Late-preterm"infants：a population at risk. Pediatrics 120：1390-1401, 2007

[板橋家頭夫]

第Ⅷ章 Late preterm 児のケア

2 早期新生児期の異常

● 概　要

　Late preterm(LP)児では出生後早期に正期産児に比べ合併症が出現しやすい．そのおもなものは，呼吸障害(呼吸窮迫，無呼吸)，低体温，低血糖，高ビリルビン血症，哺乳不良である．わが国ではこれらの合併症に関する population-based study は乏しいため，諸外国のデータをもとに解説する．

● 呼吸障害

1．発生率

　アメリカの 19 病院における 2002～2008 年に出生した多数例(233,844 分娩)の検討によれば，19,334 名が LP 児で，NICU に入院したのは 7,055 名(36.5%)であった．さらに呼吸障害が入院理由であったのは 2,032 名(28.8%)だったと報告されている．在胎週別にみた呼吸障害の発生率は図1[1]に示したとおりで，LP 児であっても在胎期間が短いほど高率であった．多重ロジスティック回帰分析では，在胎 39～40 週の児のリスクを 1 とすると，34 週，35 週，36 週の児の呼吸窮迫症候群(respiratory distress syndrome：RDS)の調整済みオッズ比はそれぞれ 40.1，21.9，9.1 で，新生児一過性多呼吸(transient tachypnea of the newborn：TTN)については，14.7，11.1，6.1 であった．表1 には 22 編の論文に基づくシステマティックレビューの結果を示した[2]．

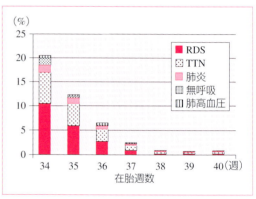

図1 在胎週数別呼吸障害の発生率
〔Hibbard JU, et al.：Respiratory morbidity in late preterm births. JAMA 304：419-425, 2010〕

表1 呼吸障害の発生率と相対リスク(95% 信頼区間)

	在胎期間別発生率				相対リスク(正期産との比較)		
	在胎 34 週	在胎 35 週	在胎 36 週	正期産	在胎 34 週	在胎 35 週	在胎 36 週
新生児一過性多呼吸(TTN)	397/7,808 (5.1%)	432/12,950 (3.3%)	477/23,869 (2.0%)	1,040/ 297,733 (0.35%)	15.4 (11.3〜21.1)	9.6 (7.9〜11.8)	5.7 (5.1〜6.4)
呼吸窮迫症候群(RDS)	456/4,310 (10.6%)	383/6,379 (6.0%)	323/12,167 (2.7%)	672/186,482 (0.36%)	48.4 (18.6〜126)	28.6 (12.2〜66.8)	10.9 (5.9〜20.4)
新生児遷延性肺高血圧	5/561 (0.89%)	3/852 (0.35%)	1/1,960 (0.05%)	17/30,339 (0.06%)	20.8 (7.7〜56.1)	10.3 (1.4〜78.9)	2.6 (0.35〜18.6)
無呼吸	93/4,405 (2.1%)	49/6,591 (0.74%)	52/12,819 (0.41%)	104/205,442 (0.05%)	39.7 (22.5〜70.1)	14.9 (8.0〜27.7)	7.0 (4.9〜9.9)

〔Teune MJ, et al.：A systematic review of severe morbidity in infants born late preterm. Am J Obstet Gynecol 205：374. e1-9, 2011〕

2. 病因

背景にあるのは呼吸中枢や呼吸機能の未熟性で，在胎期間が増えるほど成熟するものの，正期産児に比べれば未熟である．LP児のRDS発生率は前述のように明らかに高いが，母体ステロイドのRDS予防効果についてのエビデンスは確立していない[3]．新生児一過性多呼吸の要因として，LP児では陣痛前に帝王切開で分娩することが比較的多いことや，肺液の吸収にかかわる肺上皮細胞のNaチャンネルの発現は在胎週数に依存していることが推測されている[4]．また，後述する低体温が無呼吸の原因となることもある．

低体温

1. 発生率

システマティックレビューでは，LP児の低体温の発生率は44/2,889（1.5%）で，正期産児を基準とすると相対リスクは10.8（95%CI，4.6～25.0）である[2]．

2. 病因

LP児では正期産児に比べて皮膚が未熟であり，また皮下脂肪や褐色脂肪が少なく，単位体重あたりの表面積が大きい．その他，分娩室内の温度や送風の影響を受けやすく，低体温に陥りやすい．低体温の症状や徴候は非特異的で，低血糖や多呼吸，末梢冷感，代謝性アシドーシスなどがみられる[4]．低体温や寒冷刺激を避けるためには，分娩室内の温度を25℃以上に保つこと，暖かい乾いたタオルで全身を拭くこと，蘇生はラジアントウォーマー下で行うこと，頭部にキャップをかぶせること，などの対応が必要である．

低血糖

1. 発生率

システマティックレビューでは，LP児の低血糖の発生率は504/7,073（7.1%）で，正期産児を基準とすると相対リスクは7.4（95%CI，3.0～18.1）である[2]．

2. 病因

LP児は，グリコーゲン分解能や糖新生能の未熟性，哺乳不良などが要因となって低血糖のリスクが高くなる[5]．低体温でも低血糖を合併する．

高ビリルビン血症

1. 発生率

光線療法や交換輸血などの治療を必要とする高ビリルビン血症の発生率は，システマティックレビューによればLP児で1,245/26,252（4.7%）で，正期産児を対照とした場合の相対リスクは5.0（95%CI，1.7～14.6）である[2]．

2. 病因

ビリルビンの産生増加と排泄低下がLP児の黄疸が増強する要因である．LP児は肝臓が未熟であり，そのため正期産児より黄疸が出現しやすく，またより高度となるばかりか，黄疸も遷延しやすい．その他，哺乳力の未熟性により母乳が十分に摂取できないことによる脱水，それに伴うビリルビンの腸肝循環の増加なども関与する[5]．

哺乳不良

1. 発生率

哺乳不良など授乳に伴うトラブルの発生率は，システマティックレビューによればLP児で200/588（34.0%）で，正期産児を対照とした場合の相対リスクは6.5（95%CI，2.5～16.9）である[2]．

2. 病因

LP児では吸啜および嚥下の協調性が低い．また，口腔内の筋肉の緊張が弱く，円滑に乳房をくわえることも下手なことが多い．その他，消化管の運動機能の未熟さも影響する．母乳を直接授乳させる場合，正期産児に比べて眠っている時間が長いことや，有効な哺乳ができないために，乳房に母乳が残ってしまい乳汁産生が低下してしまう可能性もある．

早期新生児期の管理

表2[5]にLP児の早期新生児期の管理の例を示す．これは，アメリカの特定の施設におけるものであり，わが国の医療事情と異なる部分があるため，各施設でこの内容を参考に管理基準を検討することが望ましい．その他，アメリカのNational Perinatal Associationによるガイドラインも参考になる[6]．

表2 早期新生児期の管理

産科管理の基準	・在胎 35 週以上で出生体重 1,800 g 以上の LP 児は産科新生児管理とする ・在胎 35 週未満で出生体重 1,800 g 未満の LP 児は SCN 管理とする ・在胎 35 週以上であっても分娩室で陽圧呼吸を要した場合には，産科新生児室に移床する前に SCN において少なくとも 6 時間観察する
正常な移行期	・すべての新生児は分娩後に生理的な移行期がある ・LP 児の一部は，正期産児に比べて出生後の移行期が遷延するが，出生後早期に母親や医療者が体温調節に留意することでこのリスクを軽減できる可能性もある
体温調節	・LP 児は，皮下脂肪や褐色脂肪量が少なく，単位体重あたりの表面積が大きいため，出生後 24 時間は低体温に陥るリスクが高い ・体温維持には頭部にキャップを被せることが有効である ・生後 6 時間までは 1 時間ごとに体温を測定し記録する．その後は退院まで 6 時間ごとに測定する 体温が 36℃以下の場合には，児を衣類などでくるみ，さらに頭部にキャップを被せる．それでも体温が 30 分以上 36℃を下回る場合には，ラジアントウォーマー下で再度温める．これでも 36℃を下回る場合には，SCN への移床を考慮する
授乳	・LP 児は，生後 1 日の間に哺乳不良やそれに引き続く脱水のリスクが高い．これは児の神経学的な未熟性に起因する．そのため，LP 児の哺乳状況を詳細に観察し記録する ・授乳量と尿量，排便回数を連日記録する．1 日 3% 以上の体重減少や出生体重の 7% 以上の体重減少がある場合には，SCN スタッフに相談する ・出生後 2 日間は，少なくとも 12 時間に 1 回は熟練したスタッフが LP 児の哺乳能力を評価する．母乳栄養の場合には，専門家が授乳時の姿勢やくわえ方，口腔内から食道・胃への乳汁の移行を観察する ・授乳が円滑にできない場合，他の方法をとる前に SCN スタッフに相談するべきである
血糖コントロール	・糖尿病（1 型，2 型，妊娠）のために治療を受けている母体から出生した LP 児は，通常の IDM と同様の手順で管理する ・LP 児は，グリコーゲン分解能や糖新生能の未熟性，ホルモン調整能の問題があるため，低血糖のリスクが高い ・血糖値の測定は，出生後 1 時間に行う．その後血糖値が 2 回連続して 50 mg/dL 以上となるまで 4 時間ごとに測定する ・血糖値が 50 mg/dL 未満であるときは，低血糖のプロトコールに準じて管理する
黄疸	・LP 児は，肝臓の未熟性と哺乳不良などにより，治療を必要とする黄疸が出現しやすい ・連日経皮ビリルビン測定を行う．基準を参考に必要に応じて黄疸の治療を行う
呼吸窮迫および無呼吸	・肺液の吸収遅延，相対的なサーファクタント欠乏，未熟なホルモンレベルなどにより，LP 児は呼吸窮迫症状を呈しやすい ・正常な移行期であっても，分娩後数時間は呼吸数が 25～100 回/分となることがある．一般的には，分娩後 2 時間の呼吸数は 40～60 回/分である ・中枢性チアノーゼは病的であり，ただちに SCN スタッフに相談する ・無呼吸発作がある場合には，SCN で管理する

SCN：special care nursery，IDM：infants of dieabetic mother

〔Horgan MJ：Management of the late preterm infants：not quite ready for prime time. Pediatr Clin North Am 62：439-451, 2015〕

文献

1) Hibbard JU, et al.：Respiratory morbidity in late preterm births. JAMA 304：419-425, 2010
2) Teune MJ, et al.：A systematic review of severe morbidity in infants born late preterm. Am J Obstet Gynecol 205：374. e1-9, 2011
3) Gyamfi-Bannerman C, et al.：Effect of antenatal corticosteroids on respiratory morbidity in singletons after late-preterm birth. Obstet Gynecol 119：555-559, 2012
4) Nemerofsky SL, et al.：Care of the late preterm infants. In：Campbell DE（ed），Neonatology for primary care. American Academy of Pediatrics, 63-182, 2015
5) Horgan MJ：Management of the late preterm infants：not quite ready for prime time. Pediatr Clin North Am 62：439-451, 2015
6) Phillips RM, et al.：Multidisciplinary guidelines for the care of late preterm infants. J Perinatol 33（Suppl 2）：S5-22, 2013

[板橋家頭夫]

第Ⅷ章 Late preterm 児のケア

3 産科病棟におけるケアと留意点

近年，わが国の late preterm（LP）児の出生割合は増加しており，産科病棟において管理をする機会も増えてきた．LP児は，一見，健康にみえても生理的にも代謝的にも正期産児ほど成熟しておらず新生児期の罹病リスクが高い．そのため，出生後のケアも正期産児と区別する必要がある．

late preterm 児の体格

表1に示すように低出生体重児ではない児も多く存在する[1]．体重だけでは正期産児と区別はつきにくい．

late preterm 児のおもな出生後早期合併症

表2，3に示すように，LP児は正期産児よりも出生後早期合併症も多く[2,3]，NICUへの入院率が高いため[3]，産科病棟におけるケアで留意すべき事項を以下に述べる．

1. 呼　吸

LP児は，呼吸障害を発症する症例も少なくない[2,3]．呼吸器症状が強く，高濃度酸素投与を必要とするような呼吸障害を認める場合は速やかにNICUに管理を依頼する必要がある．また，急性期の呼吸障害を乗り越えたとしても，呼吸中枢の

表1　late preterm 児の出生時の体重

	男児						女児					
	初産			経産			初産			経産		
	10%ile	50%ile	90%ile	10%ile	50%ile	90%ile	10%ile	50%ile	90%ile	10%ile	50%ile	90%ile
34週0日	1,726	2,094	2,444	1,750	2,137	2,526	1,632	2,004	2,383	1,688	2,062	2,467
35週0日	1,880	2,274	2,650	1,916	2,328	2,742	1,786	2,181	2,583	1,848	2,246	2,678
36週0日	2,039	2,454	2,854	2,095	2,528	2,964	1,948	2,361	2,781	2,017	2,435	2,889

〔板橋家頭夫，他：新しい在胎期間別出生時体格標準値の導入について．日本小児科学会雑誌 114：1271-1293，2010 より抜粋〕

表2　late preterm 児と正期産児の出生後早期合併症，医療介入率の比較

	late preterm 児	正期産児
哺乳不良	32%	7%
低血糖	16%	5%
黄疸	54%	38%
体温の不安定	10%	0%
無呼吸	7%	0%
呼吸窮迫症状	29%	4%
輸液の施行	27%	5%
敗血症のための検査	37%	13%
人工換気	3%	1%

〔Engle WA, et al.："Late-preterm" infants: a population at risk. Pediatrics 120：1390-1401, 2007, より引用し作成，一部改変〕

表3　late preterm 児の在胎週別のNICU入院率と出生後早期合併症の発症割合

在胎週数（n）	34週(50)	35週(66)	36週(123)
入院率	100%	73%	35%
低血糖	42%	30%	10%
呼吸障害	56%	21%	14%
哺乳障害	98%	53%	19%
黄疸	36%	29%	25%

〔藤中義史，他：当院におけるLate preterm児に関する検討．日本周産期・新生児医学会雑誌 46：1285-1290, 2010 より引用し作成，一部改変〕

未熟さから無呼吸発作を認める頻度が高い[2,3]. したがって, 一見, 状態が安定していると思われても LP 児は呼吸・循環モニタリングを行う必要がある.

2. 哺　乳

LP 児は正期産児に比べて吸着, 吸綴, 嚥下能力が劣っており, 哺乳に必要な体力が総じて弱い. 哺乳時の無呼吸発作もしばしば経験する. さらに, 哺乳不良が遷延すると体重増加不良や低血糖, 黄疸の発症につながることがある. 哺乳不良が続く場合は輸液管理も必要なことがあり, NICU での管理を検討する必要がある.

3. 低血糖

LP 児は正期産児に比べ低血糖になりやすい[2,3]. 低血糖時の症状(無呼吸, 易刺激性, 活気不良, 筋緊張低下, けいれん等)を認める前に早期発見・早期加療をする必要がある. そのため, 安定した哺乳が確立するまでは頻回の血糖測定をする必要がある. 呼吸障害や哺乳不良等を合併している場合は低血糖のリスクがさらに高くなるため, 速やかに NICU での管理の依頼を検討する.

4. 黄　疸

LP 児は正期産児よりも治療を要する黄疸を発症する頻度が高い[2,3]. 通常の光線療法は産科病棟でも十分可能だが, 早発黄疸, 重症黄疸, 遷延性黄疸の場合には, 黄疸の原因となる基礎疾患の検索, 哺乳不良や体重減少等の症状にも留意する必要がある.

5. 体温調節

正期産児に比べて体温が不安定になりやすい[2]. 36℃台でも徐脈や血圧低下, 呼吸抑制等の症状が出現する可能性があるため, これらの症状を認めるときには, 児の体温の確認が重要である. 逆に, 温めすぎて 38℃以上になると頻脈傾向となり, 呼吸・循環不全による症状や感染症との鑑別が困難になる場合があるため, 体温管理には十分注意を払う必要がある.

6. 感染症

LP で出生した児の母体は, 前期破水や母体感染徴候を認めることも多い[3]. 加えて, 母体から移行した IgG 濃度が正期産児より低く, 感染症に罹患する確率が高いと考えられる[2]. 児に感染徴候(発熱や低体温, 活気不良, 哺乳不良等)が疑われる場合は, NICU での管理を考慮する必要がある.

● パリビズマブ投与の対象

出生週数が 35 週 6 日以下の児についてはパリビズマブ投与の対象となっているため, 退院後はパリビズマブの投与が漏れることがないように留意する必要がある. (パリビズマブ投与については, 第 XI 章 6 を参照).

◎おわりに

LP 児は一見, 正期産児と似たような体格であることがあるが, 前述のように正期産児よりも様々な新生児期の罹病リスクを抱えている. 産科病棟での管理であっても LP 児のケアには特別な配慮が必要であることを忘れてはならない. 家族へも LP 児にはリスクがあることを説明のうえで, 何か症状がある場合には産科病棟から速やかに NICU での管理に切り替えるべきである.

文　献

1) 板橋家頭夫, 他：新しい在胎期間別出生時体格標準値の導入について. 日本小児科学会雑誌 114：1271-1293, 2010
2) Engle WA, et al. : "Late-preterm"infants : a population at risk. Pediatrics 120 : 1390-1401, 2007
3) 藤中義史, 他：当院における Late preterm 児に関する検討. 日本周産期・新生児医学会雑誌 46：1285-1290, 2010

[藤田花織／森岡一朗]

第VIII章 Late preterm児のケア

4 退院後のリスクと健診のあり方

　LP児は，正期産児に比べて新生児期の罹病リスクが高いのみならず，退院後の成長・発達障害のリスクも高いので注意を要する集団であることを認識しておく必要がある．その一方，合併症のないLP児全例に対してルーチンに頭部画像評価や出生施設で長期的な外来フォローアップ行うことは，現実的には難しいことも確かである．したがって，一般の定期健康診断をうまく利用してスクリーニングすることが重要である．

退院後のリスク

1. 退院後早期

　LP児は，入院中には哺乳ができていても，退院後うまく授乳ができず適切な体重増加が得られていないときがある．退院後1〜2週間を目安に退院後の体重増加について確認し，必要な際，適切に支援できる体制をつくっておくことが望ましい．

2. 育　児

　LP児の養育者は，正期産児に比較し出生施設を退院後も何かしらの不安を抱えているケースが多い．LP児は正期産児に比べて眠りがち，哺乳が弱い，むずかりやすい等の特徴があるため[1]，事前にそのような特徴について説明しておくと退院後の不安解消につなげることができる．

3. 体　格

　LP児の成長パターンの1つとして，正期産児に比べて体重・身長ともに小さいままで推移することがある．神戸市のpopulation-based研究では，LP児は3歳時に正期産児の2倍の割合で低身長が発生していた（図1）[2]．そのため，外来でのフォローアップや定期健康診断で体重・身長等の体格の確認は必須である．

4. 精神運動発達

　LP児は正期産児より神経学的障害・発達障害の発症の確率が高い（表1）[3]．以下に，成長段階の特徴と確認項目を示す（表2）[4]．

1) 乳児期

　LP児の約30％に乳児期より理学・作業・言語聴覚療法，特別支援などの介入を要する[4]．正期産児の3倍，脳性麻痺の発症率が高いという報告

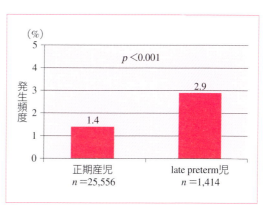

図1 late preterm児の3歳時低身長の発生頻度
〔Nagasaka M, et al.：Incidence of short stature at 3 years of age in late preterm infants：a population-based study. Arch Dis Child 100：250-254, 2015〕

表1 late preterm児と正期産児の神経学的予後の比較

	脳性麻痺		知的障害・発達障害	
	Hazard ratio	95% CI	Hazard ratio	95% CI
late preterm児	3.39	2.54〜4.52	1.25	1.01〜1.54
正期産児	1.00		1.00	

〔Petrini JR, et al.：Increased risk of adverse neurological development for late preterm infants. J Pediatr 154：169-176, 2009 より引用一部改変〕

表 2　late preterm 児の発達予後に関するコホート研究の例

報告者，発表年	対象	評価年齢	結果
Kalia, et al., 2009	50	12 か月	30％ が理学・作業療法などの介入を要する
Nepomnyaschy, et al., 2001	400	2〜4 歳	2 歳で言語の使用，4 歳で読み書き，言語理解，算数が正期産児より劣る
Petrini, et al., 2009	8,341	0〜5 歳半	脳性麻痺のリスクが正期産児より約 3 倍高い
Morse, et al., 2009	7,152	幼稚園前	正期産児より発達遅滞のリスクが 36％ 高い
Talge, et al., 2010	168	6〜7 歳	低い IQ や行動問題と関連がある
Lipkind, et al., 2012	13,207	小学 3 年生	正期産児より特別学級のリスクが 30％ 高い

〔Baron IS, et al.：Late preterm birth：a review of medical and neuropsychological childhood outcomes. Neuropsychol Rev 22：438-450, 2012 より改変して作成〕

がある[3]．修正月齢で定型的な発達をしているかを確認する．

2）幼児期

幼児期になると運動発達に加え精神発達の評価も必要になる．言葉の理解が正期産児よりも劣ることがあり[4]，これらの児は 1 歳 6 か月時健診や 3 歳時健診での言葉の遅れで発見されることになるかもしれない．一見，健常な LP 児でさえ，正期産児と比べて就学前の発達障害児の割合が高くなるとの報告もあるため[5]，集団生活を開始してから指摘される発達障害児がいることも忘れてはならない．

3）学童期以降

学童期以降になると，LP 児のほうが正期産児よりも行動問題や知的障害などの発達障害が多いという報告が散見される[4]．個々に応じた教育環境，福祉サービスの提供等の適切な環境整備が必要となる．

◎おわりに

定期健康診断を行う小児科医は，LP 児は正期産児と比べて成長・発達障害のリスクがあることを念頭に診察を行う必要がある．

文　献

1）田中恭子：late preterm 児の両親へのサポート．ペリネイタルケア 28：1101-1107，2009
2）Nagasaka M, et al.：Incidence of short stature at 3 years of age in late preterm infants：a population-based study. Arch Dis Child 100：250-254, 2015
3）Petrini JR, et al.：Increased risk of adverse neurological development for late preterm infants. J Pediatr 154：169-176, 2009
4）Baron IS, et al.：Late preterm birth：a review of medical and neuropsychological childhood outcomes. Neuropsychol Rev 22：438-450, 2012
5）Morse SB, et al.：Early school-age outcomes of late preterm infants. Pediatrics 123：e622-629, 2009

［藤田花織／森岡一朗］

第VIII章 Late preterm 児のケア

5 育児支援

● 栄養サポート

Late preterm（LP）児は，眠りがちであり母親側から刺激して授乳しなければ授乳回数が減ってしまったり，直接授乳では飲んでいるようにみえても有効吸啜になっていなかったりする．分娩施設退院後，このような状態が続いていると，2週間健診で診察したときには，エネルギー摂取不足に伴う黄疸，体重減少に陥っていることも散見される．

退院時に以下の状況を確認する．
①乳汁摂取量が十分である．
②体重が安定しているか増加傾向，体温が維持できる．
③血清ビリルビン値が安定している～低下傾向である．

また，退院時には予期される出来事を母親に伝えておく．

退院後どのように授乳するのか，直接授乳だけでは十分な乳汁摂取が期待できない場合は搾乳を何回くらい行って補足するのか，家族と一緒によく相談する．退院後は48時間を目安にフォローする．その後のフォローは人工栄養児では少なくとも修正40週まで行い，母乳栄養児に対しては直接授乳のみで安定した体重増加が得られるようになるまでは1週間ごとにフォローする．母乳で育てている母親には搾乳回数・搾乳量，授乳回数を毎日記録してもらう（これをフォローアップのときにもってきてもらうことでどのように母乳育児が進んでいるかわかりやすい）．

ビリルビンなど血液検査のフォロースケジュールも確認する．

LP児をケアする医療者は，適切な栄養をサポートできる知識とスキル，そして態度を示さなければならない．また，適切なコミュニケーションを両親と維持することが大切である．

● 退院時に家族に伝えたいこと

LP児は筋緊張が弱く，吸啜・嚥下・呼吸の調和も不完全であることも多く，児に必要な量の乳汁を飲みとれないことがある．LP児はしばしば乳頭を口腔内に保持するのが困難なため，ニップルシールドを用いることも考慮される．この場合，母乳育児の専門家に紹介してニップルシールドが不要となるまではフォローしてもらう．

眠りがちの児はときどき起こして，24時間に8回以上授乳するよう伝える．母親から促して授乳するよう勧める．

刺激する具体的な方法を以下に示す．
・掛け物を外す．
・服を脱がせる．
・おむつを換える．
・母親または父親と肌と肌が触れあうようにする．
・背中，腕，足をマッサージする．

母親の母乳分泌が十分であるのに，児が必要量を飲みとることができない場合は，搾母乳を補足する．

● 長期的な問題点

近年，学習障害や精神疾患を含む長期にわたる合併症罹患率が高いという報告が散見されるようになった．神経発達に関しては，幼児期[1]～学童期[2]に学習障害を伴う割合が高いこと，LP児が脳性麻痺を発症するリスクは正期産児の3.4倍であること[3]，全体IQ，行動IQが85未満であるリスクがそれぞれ2.35倍，2.04倍であること[4]が報告されている．精神疾患として，LP児は不安・抑うつや注意欠陥/多動性障害を正期産児と比べて高率に認め，母親のIQ，居住環境，社会環境などを

考慮しても，6歳時点での行動異常や認知能力の低下に関連することも報告されている[4]．スウェーデンで行われた54万人を対象としたコホート調査では，在胎33～36週で出生した児が青年期に精神疾患に罹患する危険率は在胎39～41週で出生した児よりも1.2倍高いことが報告されている．また，両親の社会経済状態が低い場合にはさらに危険性が増すことが報告されている[5]．また，ノルウェーで1967～1983年に出生した児（90万人以上）を2003年まで追跡調査した研究によると，在胎34～36週で出生した児は在胎37週以降の児と比べて，脳性麻痺2.7倍，精神発達遅滞1.6倍，統合失調症1.3倍，行動・情緒の異常1.5倍，労働に影響する身体的異常1.4倍，低給与1.1倍であることも報告されている[6]．

　LP児の多くは，正期産児と同様の乳児健診しか受けていない．母親のサポートに関しても，特別な配慮はなされていない．コミュニティベースの前方視的調査（カナダ）結果によると，LP児の母親は正期産の母親に比べて産後，育児不安を感じるという報告[7]，また不安，うつの程度が重く，ストレスを感じやすいという報告も散見される[8,9]．母親の愛着表現は児の脳神経に長期にわたる影響を残すため[10]，児の認知能力を向上させたり，将来の精神疾患罹患を防いだりするためには母親のメンタルサポートも含めた支援が有効かもしれない．

現状で小児科医に期待されること

　児の発達成長を細やかにフォローすること，母親のエモーショナルサポートをエジンバラ産後うつ病自己評価票（Edinburgh Posthatal Depression Seale）などを用いて慎重に行うことであろう．出生体重の低下，在胎週数の短縮と時期を同じくして，虐待相談の対応件数は1999～2007年にかけて4倍近くに増加している．少子化対策のみならず虐待予防の一環としても，両親の育児不安の軽減は重要であり，LP児をもつ両親が安心して子育てができる環境整備の構築は必要であろう．

文　献

1) Morse SB, et al.：Early school-age outcomes of late preterm infants. Pediatrics 123：e622-629, 2009
2) Peacock PJ, et al.：Early school attainment in late-preterm infants. Arch Dis Child 97：118-120, 2012
3) Petrini JR, et al.：Increased risk of adverse neurological development for late preterm infants. J Pediatr 154：169-176, 2009
4) Talge NM, et al.：Late-preterm birth and its association with cognitive and socioemotional outcomes at 6 years of age. Pediatrics 126：1124-1131, 2010
5) Lindstrom K, et al.：Psychiatric morbidity in adolescents and young adults born preterm：a Swedish national cohort study. Pediatrics 123：e47-e53, 2009
6) Moster D, et al.：Long-term medical and social consequences of preterm birth. N Engl J Med 359：262-273, 2008
7) McDonald SW, et al.：A comparison between late preterm and term infants on breastfeeding and maternal mental health. Matern Child Health J 8：1468-1477, 2013
8) Brandon DH, et al.：Emotional responses of mothers of late-preterm and term infants. J Obstet Gynecol Neonatal Nurs 40：719-731, 2011
9) Zanardo V, et al.：Psychological distress and early lactation performance in mothers of later preterm infants. Early Hum Dev 87：321-323, 2011
10) Luby JL, et al.：Maternal support in early childhood predicts larger hippocampal volume at school age. Proc Natl Acad Sci U S A 109：2854-2859, 2012

［水野克己］

第Ⅸ章　胎児発育不全，
SGA児のケア

第Ⅸ章 胎児発育不全，SGA児のケア

1 SGAの定義

SGAとは

1. SGAの定義

　SGA（small for gestational age）は在胎期間別出生時体格値をもとに評価される．そのため，出生した児の正確な身体計測のみならず，在胎期間が適切な時期に適切な方法で評価されていることが前提であることはいうまでもない．International Small for Gestational Age Advisory Board[1]やInternational Societies of Pediatric Endocrinology and the Growth Hormone Research Society[2]では，出生時の体重または身長，あるいはその両者が－2SDを下回る場合と定義されている．この理由は，長期にわたって成長を見守っていく必要のある児が多く含まれているためとしている[2]．

　ICD-10（国際疾病分類第10版）では，出生時の体重と身長ともに10パーセンタイルとしている．出生体重のみが10パーセンタイルを下回っている場合は，light for gestational ageと定義されるが，最近の論文ではあまりこの表記は用いられていない．その理由は明確でないが，重症児の場合，出生時の身長計測が困難であるためかもしれない．

　頭囲も出生時の重要なパラメータの1つである．出生体重，頭囲ともにカットオフポイントを下回る場合はsymmetric SGAといい，妊娠早期から頭囲発育も抑制された状態を示唆する．一方，出生体重はカットオフポイントを下回るが，頭囲が維持されている場合はasymmetric SGAといい，妊娠後期から成長が抑制される環境にあったものの中枢神経系の成長が維持されていたことを推測させる．

2. 胎児発育不全とSGA

　SGAという用語はしばしば胎児発育不全（fetal growth restriction：FGR）と同義のように使用される．しかしながら，SGAは在胎期間別出生時体格値をもとに判定（基準値の10パーセンタイルあるいは－2SD未満）されるのに対し，FGRは胎児発育基準値から判定され，さらに胎児超音波ドプラで臍帯血流の異常を伴うことが多い病的状態であり，子宮内で何らかの要因により発育のポテンシャルが抑制された状態を示唆する．胎児発育に影響する要因は**表1**[3]に示したものが関与する．判定の手段が異なっているため，FGRであった胎児が出生後SGA児と判定されるとは限らない．SGAの原因の多くはFGRに由来するが，一部は人種の相違や社会環境，両親の体格など胎児期の病的状態と無関係の要因もある（**表2**）[1]．

在胎期間別出生時体格値とは

1. 基準値と標準値

　SGAは在胎期間別出生時体格値をもとに評価される．ある特定のpopulationにおいて子宮内発育に影響を与えるような要因（母体疾患や母体年齢，先天異常など）を除外せずに，在胎期間別に横断的に集積された新生児の出生時の体重や身長，頭囲のデータをもとに統計学的処理が施されて作成されたものを在胎期間別出生時体格基準値（reference）という[4]．これまで作成され報告されたもののほとんどが在胎期間別出生時体格値基準値である．胎児の成長は母体の体格や栄養状態の影響を受けるため，在胎期間別出生時体格基準値に影響を与える．また，早産児の生命予後が向上するにつれて，より未熟な在胎や胎児発育不全が高度な胎児に対し，これまでに比べより積極的な介入が行われるようになってきており，このような背景も基準値に影響を与える．

　一方，胎児発育に影響を与えると考えられる諸因子をできるだけ除外した対象の横断的なデータによって作成されたものが在胎期間別出生時体格標準値（standard）である[4]．理論上，FGRの有無

表1 胎児発育に影響する要因

要因	解説
胎児の遺伝的ポテンシャル	胎児や胎盤の発育に必要な遺伝子の発現が必要である
母親の体格と子宮の大きさ	母体の環境に由来する胎児発育の抑制は，個々の妊婦の子宮の大きさや胎盤表面積，胎盤や胎児の発育に重要な子宮の血流に対応する生理的プロセスである
妊娠期間	妊娠期間は胎児発育と関連するが，中枢神経系の発育とより強く関連する
胎児の栄養摂取と代謝（胎児発育の調整）	胎児発育の遅滞は，不適切な胎児への栄養供給を反映している（FGR）
母体栄養	高度な栄養不良があるときにのみ胎児発育が制限される（約10〜20％の発育抑制）
胎盤	胎盤由来のホルモン（特にplacental lactogen）は胎児発育に重要である．胎盤機能不全は胎児発育抑制につながる．胎盤の大きさと胎児発育は直接的な関連性がある
胎盤を経由するブドウ糖，アミノ酸，脂質の輸送	FGR児は血糖値が低い．胎児発育にとって，アミノ酸およびエネルギー供給が重要である．脂肪蓄積は妊娠後期にはじまる
母体・胎児の内分泌調整	妊娠中には，インスリン抵抗性をもたらし，胎盤からのブドウ糖転送を促す母体の成長ホルモンとplacental lactogenが増加する．母体が糖尿病の場合には，胎児へのブドウ糖供給の増加はインスリン分泌を促し，胎児の脂肪蓄積を促進する（巨大児）

〔Nafday SM : Abnormalities of fetal growth. In : Campbell DE(eds.), Neonatology for primary care. American Academy of Pediatrics, 323-344, 2015〕

表2 SGA児として出生するリスク因子

胎児側の要因	染色体異常	21，18，13トリソミー，Turner症候群
	他の染色体異常	常染色体の欠損，環状染色体
	遺伝疾患	骨形成不全，Bloom症候群
	先天異常	Potter症候群，心奇形
母体側の要因	全身疾患	高血圧，腎疾患，進行期の糖尿病，膠原病
	感染症	トキソプラズマ，風疹，サイトメガロウイルス，マラリア，トリパノソーマ，HIV
	栄養状態	やせ，妊娠中の体重増加不良
	嗜好など	喫煙，アルコール，覚醒剤，薬剤（ワルファリン，抗癲癇薬，抗腫瘍薬，葉酸を低下させる薬物）
子宮/胎盤要因	胎盤の形態異常	単一臍帯動脈，臍帯卵膜付着，二葉胎盤，胎盤血管腫，梗塞
	子宮－胎盤血流不全	
	前置胎盤	
	低位胎盤	
	常位胎盤早期剥離	
統計学的要因	母体年齢	若年妊娠，高齢妊娠
	母体の体格（体重，身長）	
	母体や両親の人種	
	既往分娩歴	初産，多産，SGA児出産
その他	多胎妊娠	双胎間輸血症候群

〔Lee PA, et al. : International Small for Gestational Age Advisory Board consensus development conference statement : management of short children born small for gestational age, April 24-October 1, 2001. Pediatrics 111 : 253-261, 2003〕

が評価できるとともに，早産児の栄養管理の指標として用いる場合に有用な指標となりうる．しかし，対象の除外基準の項目を増やせば増やすほど標準値の作成対象となる新生児の数が減少し例外的な存在となる．早産そのものが異常分娩であると考えると，たとえ胎児発育に影響する明らかな要因がなかったとしても，早産児の横断的データによって作成された標準値が在胎期間別にみた望ましい出生時の体格であるのかどうかの保証はない．

2. わが国の在胎期間別出生時体格値の特徴

　最新版のわが国の在胎期間別出生時体格値は，2010年に厚生労働科学研究班により作成された[5~7]．作成のためのデータは，日本産科婦人科学会周産期登録委員会の協力を得て，同委員会登録データベース(2003～2005年，147施設)を用いた．得られたデータのうち，多胎児や死産児，胎児水腫，重篤な先天奇形，在胎期間や性別が不明な児，在胎42週以後で出生した児，出生時の計測値が明らかな外れ値である例を除く143,370名を対象に，在胎期間別出生体重および身長に関する基準値の作成が試みられた．しかし，作成された在胎期間別出生体重基準値は，それ以前に作成されたもの[8]に比べて男女ともに早産において10パーセンタイル値が下方にシフトしており，最大で約400g程度少ないことが明らかとなった．この要因は，帝王切開で出生していた早産児の出生体重が経腟分娩児に比べて低いためであった．経腟分娩と帝王切開による分娩で出生した対象で作成された在胎期間別出生体重基準値は，近年のわが国の周産期医療を反映した結果ではあるが，これまで用いられていた基準値に比べて出生体重の10パーセンタイル値が大きく低下することになる．これにより，従来light for gestational ageであった児の多くがAGA(appropriate for gestational age)児として判定されることになる．また，この基準値を発育指標として栄養管理を行うことにより神経予後にも影響を与えることが懸念される．このような理由により，経腟分娩で出生した104,748名を対象に，基準値というよりは標準値に近い位置づけで作成する方針となった．また，今回初めてLMS法を用いた．これは，Box-Cox変換を使い現量値曲線のパーセンタイル値を求める方法で，スプライン関数により平滑化した．Lはλ(Box-Cox変換係数あるいは歪度)を，Mはμ(中央値)を，Sはσ(変動係数)を意味し，これらのパラメータを用いることにより，ある在胎のSDスコアの計算も可能である[9]($SDスコア= [(計測値/M)^L-1]/[L \times S]$).

　在胎期間別出生時体格値は，出生体重については男女間およびそれぞれの性別で初産・経産で差を認めたため，4つのグループで作成した．身長と頭囲については男女および初産・経産で差を認めなかったため一括して作成した．なお，在胎期間別出生時体格値については日本小児科学会ホームページを参照されたい[10]．

文　献

1) Lee PA, et al.：International Small for Gestational Age Advisory Board consensus development conference statement：management of short children born small for gestational age, April 24-October 1, 2001. Pediatrics 111：253-261, 2003
2) Clayton PE, et al.：Management of the child born small for gestational age through to adulthood：a consensus statement of the International Societies of Pediatric Endocrinology and the Growth Hormone Research Society. J Clin Endocrinol Metab 92：804-810, 2007
3) Nafday SM：Abnormalities of fetal growth. In：Campbell DE (ed), Neonatology for primary care. American Academy of Pediatrics, 323-344, 2015
4) Bertino E, et al.：Neonatal anthropometric charts：what they are, what they are not. Arch Dis Child Fetal Neonatal Ed 92：F7-10, 2007
5) 板橋家頭夫, 他：日本小児科学会新生児委員会報告　新しい在胎期間別出生時体格標準値の導入について．日本小児科学会雑誌114：1271-1293，2010
6) 日本小児科学会新生児委員会：「新しい在胎期間別出生時体格標準値」の修正について．日本小児科学会雑誌114：1771-1806，2010
7) Itabashi K, et al.：New Japanese neonatal anthropometric charts for gestational age at birth. Pediatr Int 56：702-708, 2014
8) 小川雄之亮, 他：日本人の在胎別出生時体格基準値．日本新生児学会雑誌34：624-632，1998
9) Cole TJ：Fitting smoothed centile curves to reference data. J R Stat Soc 151：385-418, 1988
10) 日本小児科学会新生児委員会報告：新しい在胎期間別出生時体格標準値」(修正版)
http://www.jpeds.or.jp/uploads/files/saisin_100924.pdf

[板橋家頭夫]

第Ⅸ章 胎児発育不全，SGA児のケア

2 早期新生児期のリスク，産科病棟におけるケアと留意点

● 出生後の診察

1. 一般的な診察

FGRを伴って出生した正期産SGA児では，表1に示すような所見がみられる．体重ばかりでなく，身長や頭囲も小柄なsymmetric SGA児については，染色体異常やTORCH症候群の有無も念頭において診察する．前者では特徴的な顔貌や外表の形態異常，後者では皮膚の発疹や点状出血，肝臓や脾臓の腫大の有無を確認する．

2. 在胎期間の推定

SGAの有無を評価する際に，在胎期間が正確かどうかを確認する．妊娠早期に胎児超音波検査が実施されていれば問題はないが，未受診妊婦から出産した場合にはnew Ballardスコアをもとに在胎期間を推測する必要がある．しかし，このスコアを用いて評価する場合に，神経学的所見は影響を受けないが，SGA児でみられやすい外表所見（皮膚のしわや乳腺組織，女児の外陰部など）のために，より未熟な児として評価される可能性がある．

● 出生後早期のSGA児のリスクとその対応

出生時の体重や身長をもとにSGA児であると診断された場合には，新生児仮死がなく児が元気であっても様々なリスクが表れることを念頭にケアをすることが重要である．表2[1]には，在胎34週以上のSGA児に関連する生後早期のリスクとその対応を示す．特に留意しなければならないのは，低体温，低血糖，および多血症である．なお，TORCH症候群や染色体異常が疑われるときは，それに応じて必要な検査を行う．

1. 低体温

新生児仮死を認める場合には，ラジアント

表1 正期産SGA児の身体診察所見

部位	所見
皮膚の性状	乾燥，きめが粗い，落屑，しわ，時に胎便による黄染
皮膚色	暗赤色（多血がある場合），蒼白（末梢血管の収縮）
成熟徴候	胎脂が少ない，爪が長い
表情など	油断のない表情，ぎくしゃくした動き
頭部	縫合が広い，大泉門が拡大
臍帯	細い，時に胎便による黄染
神経系	刺激に対する過剰な反応，筋緊張の亢進，Moro反射の亢進，高度のFGRではフロッピーであったり，すぐにぐったりとする

ウォーマー下で適切な蘇生を行う．体温が安定するまで出生直後から30分ごとに体温測定を行い，その後は4時間ごとに測定する．児を抱布し，頭部にはキャップを被せて体温の低下を防ぐ．

2. 低血糖

明らかな徴候がない場合でも出生後1〜2時間で血糖値を測定する．出生時に元気であれば低血糖を防ぐためにも生後できるだけ早く授乳を開始する．血糖値が25〜40 mg/dLとボーダーラインで，低血糖の症状がなければ頻回の授乳（母乳が得られない場合には人工乳）を行う[1]．それでも授乳前の血糖値の上昇がみられない場合には，経静脈的なブドウ糖投与を考慮する．また，哺乳力が弱く，嘔吐もみられ，頻回授乳が困難なときは，速やかに輸液を開始する．

3. 多血症

児が元気であっても，SGA児に対しては生後6〜8時間に静脈から採血を行う．ヘマトクリットが65％以上，またはヘモグロビンが22 g/dL以上であれば多血症と診断する．この場合，まず輸液を行うが，多血症に起因すると考えられる徴候（心拡大や頻脈，低血糖，血小板低下，神経症状，

259

表2 late preterm・正期産・過期産で出生した SGA 児の異常

異常	背景にある病態	管理
仮死	急性/慢性低酸素状態，胎盤機能不全，アシドーシス，グリコーゲン備蓄低下，臍帯血乳酸値増加（pH が正常の場合もある）	適切な蘇生
胎便吸引症候群，遷延性肺高血圧症	低酸素状態	NICU へ搬送
低体温	寒冷環境，低酸素状態，低血糖，脂肪量の低下，熱遮断低下，体表面積が多い，カテコラミン低下	熱喪失の防止 適切な保育環境 適切な栄養管理
低血糖	脂肪蓄積の低下，頭部が体格に比して大きい（ブドウ糖消費が大），高インスリン血症，未熟な肝酵素，G6P 発現低下，ケトン体産生の低下	頻回の血糖測定 早期授乳 ブドウ糖輸液
肺出血	低体温，多血症，低酸素血症，寒冷刺激	寒冷刺激および低酸素状態の回避，アドレナリンの気管内投与，FFP 投与，人工換気による高い PEEP 設定
多血症，過粘度症候群	低体温，多血，低酸素状態，DIC	水分およびブドウ糖，酸素投与，部分交換輸血
その他の血液学的異常	エリスロポエチン産生増加，血小板減少，白血球減少，凝固系の異常（PT，PTT 延長），FDP 増加，貯蔵鉄の低下	肝機能検査 凝固能検査
高ビリルビン血症	多血	ビリルビン測定 必要に応じて光線療法
急性尿細管壊死，急性腎不全	低酸素，虚血	循環系のサポート
免疫系の異常	子宮内低栄養，先天感染，リンパ球の数・機能の低下，免疫グロブリンの低下	適切な栄養管理 必要に応じ特異抗体の投与

＊早産児では，その他に未熟児網膜症や壊死性腸炎，限局性腸管穿孔のリスクも高い
FFP：新鮮凍結血漿，PEEP：呼気終末陽圧，DIC：播種性血管内凝固
〔Nafday SM：Abnormalities of fetal growth. In：Campbell DE（ed.），Neonatology for primary care. American Academy of Pediatrics, 323-344, 2015 より引用一部改変〕

呼吸窮迫，乏尿など）がみられる場合やヘマトクリットが 70％ を超えるときは，部分交換輸血が必要[2]となるため，専門施設に搬送する．

文献

1) Nafday SM：Abnormalities of fetal growth. In：Campbell DE（ed.），Neonatology for primary care. American Academy of Pediatrics, 323-344, 2015
2) 新生児医療連絡会（編）：多血症．NICU マニュアル．第5版，332-335, 2014

[板橋家頭夫]

3 SGA児の予後と健診時の留意点

SGA児にはいわゆるnormal smallも含まれるので一概にはいえないが，出生時の身体計測値が基準値より下回っている程度が高度なほど，成長や発達に問題が生じる可能性が高いと考えられ，注意深いフォローが必要である．

● 成長について

1. 自然歴

多くのSGA児では出生後急速に身長が伸び，約90%が生後2歳頃までに基準値の−2SDを超えキャッチアップする[1]．わが国におけるSGA児（この調査では出生体重あるいは身長のどちらかが10パーセンタイル未満の児）の1, 3, 5歳の縦断的な検討でも3歳以後は約90%のキャッチアップ率で，ほぼ欧米の報告と同程度であった[2]．2〜3歳までに身長が−2SDを超えない場合には，その後キャッチアップする可能性が低く，+0.5SD程度の自然増しか期待できない．わが国では長期的な報告はないが，身長がキャッチアップしてもSGA児は小児期〜成人期を通じて小柄なことが多く，平均すると身長は基準値の−1SD程度低い[1]．

国内調査で在胎期間別にSGA児の身長の自然歴について検討したところ，在胎32週未満のSGA児が3〜5歳時点でキャッチアップする割合は，在胎32週以上SGA児に比べて明らかに低いことが示されている（図1）[2]．

2. SGA性低身長症とは

わが国のガイドラインによればSGA性低身長症とは，「SGA児で出生した児のうち身長SDSが2歳までに−2SDを超えてキャッチアップしない児」と定義されている[3]．SGAの判定には，新しく作成された在胎期間別出生時体格値を用いる[4,5]．新しい出生時体格標準値が導入されることになっても，SGAの判定は正確な在胎期間の評価が大前提であることはいうまでもない．妊娠の1st trimesterに胎児超音波検査による妊娠期間の評価が行われていたのか，あるいは最終月経から判定された場合には出生後にnew Ballardスコアによって在胎期間が評価されたのかを確認しておく必要がある．

本症は成人の低身長症の約20%を占める[6]．思春期の開始は正常範囲内であってもAGA（appropriate for gestational age）児に比べて早い傾向にあり，思春期の身長の伸びが少ないために成人身長が低くなると考えられている．本症の基本的な病態は成長ホルモン分泌不全（growth hormone deficiency：GHD）がないことである．一部の症例では24時間の分泌量が少ないことやGH反応不良

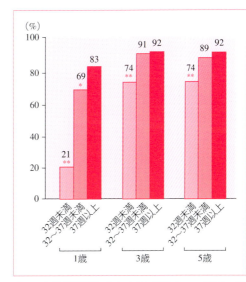

図1 在胎期間別にみたSGA児のキャッチアップ率の縦断的推移
　＊：$p=0.001$ vs. 37週以上
＊＊：$p<0.001$ vs. 32〜37週未満，37週以上
〔Itabashi K, et al.：Longitudinal follow-up of height up to five years of age in infants born preterm small for gestational age；comparison to full-term small for gestational age infants. Early Hum Dev 83：327-333, 2007 より作図〕

261

表1　SGA性低身長症のGH療法ガイドライン

	FDA-approved indication（2001）	EMEA-approved indication（2003）	SGA consensus 2006		Present guide line
治療開始年齢	≧2歳	≧4歳	2 to 3.9歳	≧4歳	≧3歳
開始時身長SDS	―	<−2.5 SD	<−2.5 SD	<−2 SD	<−2.5 SD
治療開始前成長率SDS	キャッチアップなし	<0 SD	キャッチアップなし		<0 SD
参考となる両親の身長中間値SDS	―	身長SDS<両親の身長中間値−1 SD	―	―	―
投与量（μg/kg/日）	70	35	35 to 70 効果に応じて増量できる安全域		33 to 67 効果に応じて増量できる安全域

注：太枠内がわが国のガイドライン，SDS：SDスコア

〔田中敏章，他：SGA性低身長症におけるGH治療のガイドライン．日本小児科学会雑誌111：641-646，2007〕

などの関与しているという報告があるものの[7]，血清GH分泌量やIGFBP-1測定がSGA児のキャッチアップの予測に役立つという一致した見解はない[3]．

3. SGA性低身長症に対する成長ホルモン療法

わが国では，2008年10月にSGA性低身長症に対するGH療法が認可された．**表1**にこれらのGH治療ガイドラインの概要を，**表2**にはわが国のガイドラインのうちGH治療開始条件示した[3]．本症に用いられるGH投与量はGHDに使用される量より高用量であり，また不必要なGH投与を回避するうえでもSGA性低身長症以外の疾患を否定しておく必要がある．少なくとも1種類以上のGH分泌刺激試験を行い，GHDが否定できなければさらに他のGH分泌刺激試験を行って最終的な診断を確定すべきである．その他，Turner症候群との鑑別が必要であるならば染色体検査も考慮する．なお，Silver-Russell症候群は適応から除外されていない[8,9]．GH療法の効果は，身長の伸び以外の効果も報告されている（**表3**）[10〜14]．

生活習慣病のリスクについて

Barkerらは，心血管系疾患による死亡やメタボリックシンドローム（高血圧，肥満，インスリン抵抗性，脂質異常症）のリスクが低出生体重児（多くがFGRと考えられる）に多いこと，さらに小児期の急速なキャッチアップがそのリスクに関与することを報告している[15,16]．SGA児が過体重や肥満となるリスクは必ずしも高くはなく，FGRが高度

表2　GH治療の開始条件

SGA性低身長症児のうちで，年齢，成長率SDスコア（SDS），身長SDSがいずれも以下の条件を満たす場合にGH治療を開始できる

暦年齢が3歳以上，成長率SDSが0 SD未満，身長SDSが−2.5 SD未満

　a）治療終了基準

思春期に入り，最大成長率を過ぎて年間成長率が2 cm/年を下回るときは，GH治療を終了することが望ましい

　b）治療量

33 μg/kg/日（または，0.23 mg/kg/週）で開始し，反応が悪ければ67 μg/kg/日（または，0.47 mg/kg/週）まで増量してもよい

　c）治療前および治療中3〜6か月ごとの検査

血算，検尿，生化学（AST，ALT，ALP，CK，血糖，総蛋白，BUN，クレアチニン，総コレステロール，Na，K，Cl，Ca，Pなど），IGF-1（3〜6か月ごと）

HbA1c，空腹時または随時血糖，TSH，fT$_4$，骨年齢（半年〜1年ごと）

〔田中敏章，他：SGA性低身長症におけるGH治療のガイドライン．日本小児科学会雑誌111：641-646，2007〕

であればむしろ小児期〜成人期ではやせ傾向にあることもまれではない．最近の研究によれば，正期産SGA児とAGA児出身の6歳時点の体重や身長，BMIをマッチ（過体重の児は含まれていない）させた検討では，lean body mass，脂肪量に差はなかったが，SGA児では皮下脂肪量は少ないにもかかわらず内臓脂肪量が多く，その結果空腹時血清インスリン濃度やインスリン感受性を増加させる役割をもつ血清high molecular weight（HMW）

表3 身長以外のGH療法の効果

体組成に対する効果[10〜12]
　　骨密度↑, lean body mass↑, 体脂肪↓
脂質代謝異常の改善[10,11]
血圧の正常化[10,11]
頭囲増加・IQ増加（身長の増加とは関連性がない）[13]
心理面に対する効果[14]

アディポネクチンは低値であったという[17]．また，20歳代のメタボリックシンドロームや心血管系疾患のリスク（HDLコレステロールの低下，インスリン抵抗性，中性脂肪の増加）は，生後3か月の成長速度が最も関与していたとの報告[18]もある．

SGA児の発達

1. AGA児との比較

SGA児の大脳容量は，同じ在胎のAGA児に比べて少なく，特に皮質の灰白質容量で顕著である[19]．多くの研究によりSGA児はAGA児より知的発達や学力（学歴），社会的適応能力，行動などに問題が起こるリスクが高いことが示されている．その程度はより出生時の体格が抑制されている児ほど顕著である．IQの較差については使用した検査法やSGAの定義によっても影響を受けるが，おおむね−1 SDの範囲内（15ポイント未満）である[19]．認知テストではSGA児は様々なドメインでAGA児に比べて劣っている．オーストラリアで行われたコホート研究では，社会的背景も含めた交絡因子を調整しても男女ともに学習障害のリスクが高いことや，女児ではFGRの程度が高度なほどAD/HDのリスクが高いことが報告されている[20]．

2. 頭囲と発達

出生時の頭囲は胎児期の中枢神経系の成長を反映すると考えられ，出生時の頭囲と発達の関連性を示唆する報告もある．しかし，Galeらによる詳細な研究よれば，様々な交絡因子を調整しても，出生時の頭囲よりその後の頭囲の発育のほうが9歳時点のIQに影響するという[21]．したがって，フォローアップにおいては体重や身長のみならず頭囲の計測も重要である．

3. 栄養と発達

前述したように頭囲の成長はその後の精神運動発達と関連性はあるが，Morleyらの研究では生後9か月まで強化された人工栄養の投与によって頭囲は増加するものの，期待に反して9歳時点の発達は促進されず，むしろ女児では対照に比較して悪かったという[22]．この結果は，中枢神経系の発達には栄養摂取量も重要ではあるが，それ以上に栄養の質がより大きなウェイトを占めていることを示唆するものと考えられ，少なくともフォローアップ外来では母乳の分泌が維持されているのであれば，それを継続することが優先されるべきであると思われる．

SGA児の健診

現在，SGA児について最適な健診のスケジュールやその内容についてコンセンサスは得られていないが，以下の点に留意すべきである．

①乳児期ではメタボリックシンドロームや生活習慣病の予防のための特別な介入は不要である．

②児の状態が安定しており哺乳量も十分であるならば，体重が乳幼児身体発育値に達していなくとも，意図的に人工栄養に変更したり，人工栄養を加えたりしない．

③SGA児の身長が2歳までにキャッチアップしない場合には，専門施設に紹介する．

④乳幼児期は，体重や身長のみならず，頭囲も測定する．

⑤乳児期に急速な成長がみられる場合には，メタボリックシンドロームや生活習慣病のリスク因子を有する可能性がある．

⑥乳児期のSGA児に対してメタボリックシンドロームや生活習慣病のリスク因子を発見するための血液生化学検査をルーチンに行うことについてのエビデンスはない．

文献

1) Clayton PE, et al.：Management of the child born small for gestational age through to adulthood：a consensus statement of the International Societies of Pediatric Endocrinology and the Growth Hormone Research Society. J Clin Endocrinol Metab 92：804-810, 2007

2) Itabashi K, et al.：Longitudinal follow-up of height up to five years of age in infants born preterm small for ges-

tational age；comparison to full-term small for gestational age infants. Early Hum Dev 83：327-333, 2007

3）田中敏章，他：SGA 性低身長症における GH 治療のガイドライン．日本小児科学会雑誌 111：641-646, 2007

4）板橋家頭夫，他：日本小児科学会新生児委員会報告　新しい在胎期間別出生時体格標準値の導入について．日本小児科学会雑誌 114：1271-1293, 2010

5）日本小児科学会新生児委員会：「新しい在胎期間別出生時体格標準値」の修正について．日本小児科学会雑誌 114：1771-1806, 2010

6）Hokken-Koelega AC, et al.：Children born small for gestational age：do they catch up? Pediatr Res 38：267-271, 1995

7）Dahlgen J：Management of short stature in small-for-gestational age children. In：Kiess W, et al.(ed), Small for gestational age；cause and consequences. Karger, Basel, 116-126, 2009

8）日本小児内分泌学会成長ホルモン委員会：SGA 性低身長症における GH 療法の実施上の注意．2008 年 10 月 16 日 http://plaza.umin.ac.jp/~jspn/SGA.pdf

9）日本小児内分泌学会，他：SGA 性低身長症の GH 療法の実施上の注意(2010 年 10 月 4 日改訂版) http://jspe.umin.jp/medical/files/SGA.GH2010.10.4.pdf

10）Sas T, et al.：Body composition, blood pressure, and lipid metabolism before and during long-term growth hormone(GH)treatment in children with short stature born small for gestational age either with or without GH deficiency. J Clin Endocrinol Metab 85：3786-3792, 2000

11）Willemsen RH, et al.：Long-term effects of growth hormone(GH)treatment on body composition and bone mineral density in short children born small-for-gestational-age：six-year follow-up of a randomized controlled GH trial. Clin Endocrinol(Oxf)67：485-492, 2007

12）Arends NJ, et al.：GH treatment and its effect on bone mineral density, bone maturation and growth in short children born small for gestational age：3-year results of a randomized, controlled GH trial. Clin Endocrinol(Oxf)59：779-787, 2003

13）Hokken-Koelega A, et al.：Effects of growth hormone treatment on cognitive function and head circumference in children born small for gestational age. Horm Res 64(Suppl 3)：95-99, 2005

14）Tanaka T, et al.：Growth promoting and psychological effects of high-dose growth hormone treatment in children with intrauterine growth retardation. Clin Pediatr Endrocrinol 9：7-17, 2000

15）Barker DJ：The fetal and infant origins of adult disease. BMJ 301：1111, 1990

16）Barker DJ, et al.：Type 2(non-insulin-dependent)diabetes mellitus, hypertension and hyperlipidaemia(syndrome X)：relation to reduced fetal growth. Diabetologia 31：62-67, 1993

17）Ibáñez L, et al.：Visceral adiposity without overweight in children born small for gestational age. J Clin Endocrinol Metab 93：2079-2083, 2008

18）Leunissen RW, et al.：Timing and tempo of first-year rapid growth in relation to cardiovascular and metabolic risk profile in early adulthood. JAMA 301：2234-2242, 2009

19）De Bie HMA, et al.：Brain development, intelligence and cognitive outcome in children born small for gestational age. Horm Res Paedriatr 73：6-14, 2010

20）O'Keeffe MJ, et al.：Learning, cognitive, and attentional problems in adolescents born small for gestational age. Pediatrics 112：301-307, 2003

21）Gale CR, et al.：Critical periods of brain growth and cognitive function in children. Brain 127(Pt 2)：321-329, 2004

22）Morley R, et al.：Neurodevelopment in children born small for gestational age：a randomized trial of nutrient-enriched versus standard formula and comparison with a reference breastfed group. Pediatrics 113(3 Pt 1)：515-521, 2004

[板橋家頭夫]

第 X 章 多胎児のケア

第Ⅹ章　多胎児のケア

1 産科病棟におけるケアと留意点

　産科病棟における多胎児のケアは，多胎児それ
ぞれの状態と母親への支援を常にペアで考えるべ
きである．多胎妊娠が母児それぞれに及ぼす影響
についてもよく理解し，個々の家族の課題を理解
したケア計画を作成し実施することが大切である．

多胎児を出産した母親

　多胎児を出産した母親への留意点を以下に述べ
る．

　①不妊治療による多胎の場合は母親の年齢が
35歳以上にピークがある[1]．高齢出産では妊娠高
血圧症などのリスクが高くなり，産後の体力の回
復に時間がかかる．

　②多胎妊娠では切迫早産予防のため長期安静を
余儀なくされ，下肢の筋力低下や骨密度低下など
による産後の腰痛や骨折のリスクが高くなる．

　③多胎児それぞれに対応した母乳哺育確立のた
めの支援が必要である．

　④児がNICUに入院する可能性も高く，出生直
後の母子分離がある．子どもへの愛情が偏らない
よう，入院中から配慮が必要である．同じわが子
であっても，母親にとっては育てやすさ，育てに
くさを感じることがある[2]．

多胎児

1. 多胎児は早産率が高く出生体重が少ない

　厚生労働省による出生動向の報告によると，早
産率は単産では4.7％，複産では57.0％であった．
出生体重の平均は単産では3,020ｇ　複産では
2,200ｇで，低出生体重児（2,500ｇ未満）の割合は，
単産では8.3％，複産では73.7％であった[3]．多く
の多胎児は出生直後に母子分離されて，全身管理
の目的でNICU入院や保育器に収容される．

2. 多胎児のなかでの差

　多胎児は様々な理由で多胎間の体格差がみられ

ることが少なくない．合併症の有無，睡眠，哺乳
力などの違いがあり，その結果で成長・発達に差
が出る．

3. 先天異常

　一卵性双胎では先天奇形の頻度が二卵性の場合
より高く，2〜3％あり，品胎ではさらに高く4.5％
との報告がある[4]．高齢出産では年齢があがるに
伴い染色体異常の発生率はあがる．

産科病棟における留意点

　母親がどちらの児にも同じように愛情をかけら
れるように，それぞれのケアにも参加できるよう
配慮が必要で，特に母子同室や授乳の機会を均等
にするような，個々の状況にあわせた工夫が望ま
れる．

　生後1〜2か月間は授乳回数が多く，母親にとっ
て多胎児への授乳は睡眠不足が続きやすく体力的
にも負担となるが，多胎であるから母乳が足りな
くなるとは限らないので，母乳哺育への支援は柔
軟性をもって対応する．母親が授乳に慣れてきた
ら同時授乳の方法を試して，子どもたちの睡眠リ
ズムが重なれば母親に休息がとれることなども説
明する．退院後も継続した授乳支援が大切である．

　低出生体重などの状況から，入院期間は単産の
場合より長くなるが，その期間を利用して育児に
慣れること，母親自身の体力回復や下肢の筋力回
復を促す支援を実施する．

　両親の愛着が偏らないようにするために，多胎
児の退院は原則，同時にできるように調整する．
しかし極端な体重差がある場合，一緒に退院する
ことが難しいこともありうる．退院後病院に残っ
ている児への面会の方法などについて，入院中に
検討する必要がある．

　退院後の育児支援について，入院中から地域の
保健師や訪問看護師などと連携して会っておく．

母が望んでいるのは，多胎児の育児についての経験者の具体的な情報や支援であるので，その地域で得られる多胎の家族会などの情報を伝える．

文献

1) 吉田穂波：人口動態統計からみた長期的な出生時体重の変化と要因について．保健医療科学 63：2-16，2014
2) 渡辺とよ子：多胎児への育児支援．周産期医学 39：230-234，2009
3) 厚生労働省：平成22年度「出生に関する統計」の概況 人口動態統計特殊報告．平成22年12月9日報道発表資料．
4) 宇賀直樹，他：多胎新生児のリスクと予後．産科と婦人科 69：890-895，2002

［渡辺とよ子］

第 X 章　多胎児のケア

2 退院後の育児支援

　わが国では多胎妊娠は妊婦 100 人に 1 人，多胎児は 50 人に 1 人の割合で，その約半数が不妊治療による多胎である．核家族において同時に複数の育児をすることは母親 1 人の力では困難がある．

　大木は，2010 年に 10 都府県の多胎児の当事者団体の協力を得てアンケート調査を行い，多胎児を育てる母親が「わが子を虐待しているのではないか」と感じている割合は，1 人の子どもを育てる母親の 2 倍近くにのぼることを明らかにし，調査結果より多胎児の子育ては身体的，精神的，経済的負担が積み重なり産後うつや育児困難，虐待リスクが高いことを報告している[1]．

多胎児の育児が難しい要因

　一絨毛膜性双胎では双胎間輸血症候群や児の間での発育の差などが生じやすく，児の救命や長期予後にも大きな影響を与える．一絨毛膜性双胎では二絨毛膜性双胎に比べて神経学的後遺症の頻度が 10 倍にもなると報告されている[2]．

　多胎児の間での胎内での成長の大きな差は卵性にかかわらず生じる可能性があり，出生後の成長発育にも影響を及ぼす．多胎のうち 1 人に外科疾患や脳性麻痺などの医療や療育が必要な状況は，他の合併症のない多胎児の養育にも困難をきたすことがある．

母親の状況

　実際の育児にかかる手間も時間もかかるうえに，経済的負担も大きくなる．このような状況に睡眠不足や慢性的な疲労が重なっているのが，多胎を育てる母親の状況である．しかも不妊治療の場合は高齢初産の割合が多く不慣れな育児であるが，祖母の年齢も高くなり支援として頼りにはならないこともある．

　母親の多くは多胎児が生まれたことや子どもの障害なども自分自身に責任があると感じ，現実の子育てに肉体的にも精神的にも疲弊し，抑うつ的になっている場合も少なくない．

　家族の育児能力を超える負担や母親のうつ状態などは，子どもの成長発育の障害として表れることがある．体重増加曲線から外れてくる原因不明の体重増加不良などは，家族機能の SOS と考えていねいな対応をする必要がある．虐待が疑われたからといって，母親を叱りつけるようなことは逆効果であり，むしろどのような支援ができるかを考えることが必要である．

多胎児の育児支援

　多胎児の育児には身体的，精神的，経済的負担が積み重なり産後うつや育児困難，虐待リスクが高いことから，予防的には妊娠中からの多胎児両親学級の開催や，早期介入支援，乳幼児期の育児支援，多胎家族同士が出会える集まり，インターネットを利用した情報提供など多面的な長期にわたる支援が必要である．

1. 早期介入支援と継続

　出産した医療機関と地域医療福祉機関が連携して，組織的に継続的な支援を行うことが必要である．病院との連携のなかで虐待が疑われる場合は，家族ともよく話し合い，児を病院や乳児院で一時預かることも考慮する．

2. 育児支援，託児，利用費軽減

　直接的な育児支援では，市町村が実施主体となる「育児支援家庭訪問事業」（1 歳まで）を利用した保健師の派遣や，低出生体重児などであれば「訪問看護」を利用することもできる．民間のベビーシッター派遣などより格安で利用できるサービスでは，市町村が主体となりボランティアを養成しており，外出支援ヘルパー，託児サービスなども自治体により様々な育児支援事業がある．事業と

しては,「一時保育事業」(保育所において一時的な保育),「地域子育て支援センター」(相談・指導),「ファミリーサポートセンター」(支援提供者と,利用者の双方が登録し,保育所の送迎,派遣され自宅での託児等),「双生児等多胎児家庭育児支援事業」(全国保育サービス協会の事業,多胎児がベビーシッターを利用した場合に一部を助成する),などがある.

3. 多胎家族の会などピアサポート組織

多胎育児に必要なのは当事者同士が集まりであり,仲間がいることで互いに励まされる.現在は多胎児に関連する家族会は,多くの市町村等でも開催運営している.

多胎家族に行政機関や大学病院など多職種も加わり運営する「いしかわ多胎ネット http://ishikawa-tatai.net/」「一般社団法人 日本多胎支援協会 http://jamba.or.jp/」などで,多胎に関する情報提供や電話相談などの他,様々な支援をしている.

4. 家庭内での育児のポイント

家庭での育児は母親だけが担うものではないが,24時間子どもとすごすのは母親であり,多胎児の世話で休む間もない生活が予想される.母親がストレスをためる前に,十分に睡眠をとるための支援を確保することが大切である.また授乳に関してもストレスをためないように,必ずしも母乳栄養にこだわらなくてもよいことを伝える.

多胎児を育てる場合は,各々の個性を尊重して育てることが大切であり,セットで扱わないことなども注意すべきポイントである.

文 献

1) 大木秀一:多胎妊娠の医学的知識と多胎家庭の現状に沿った支援.助産雑誌 68:290-295, 2014
2) 渡辺とよ子:多胎児への育児支援.周産期医学 39:230-234, 2009

[渡辺とよ子]

第XI章 育児支援，母子保健

第XI章　育児支援，母子保健

1 愛着形成

愛着とは

　愛着とは個体がある危機的状況に接し，あるいはまた，そうした危機を予知し，恐れや不安の行動が強く喚起されたときに，特定の他個体への近接を通して，安全の感覚を回復維持しようとする傾向をいうが，これは必ずしも人間にのみみられるわけではなく，哺乳類や，鳥類の仔に共通している．Bowlbyは人間の子どもと養育者（通常は親）との間に形成される情緒的結びつきを指し，人間の乳児には特定の他者に接近し，結びつこうとする傾性が生まれつき備わっていて，この充足を通して，安全であるという感覚を得るとした[1]．この意識にはのぼらない乳児期早期に自分の愛着に対して養育者がどのように対処したかが，乳児の心のなかにモデルとなって根づき，その後の人間関係の形成や，さらに彼らが親になるときの子どもへの対処スタイルのもととなるとされている．養育者が子の愛着欲求へどのような敏感さで応答するかによってそのスタイルは規定される．すなわち乳児の自己感のなかで自分は愛され手助けしてもらえる価値ある存在であるという確信と他者や自分の存在する世界が信頼に足るものかという主観的確信（基本的信頼感）を獲得し，それをもとにした内的作業モデルを発達させていく．この内的作業モデルは一生を通じて生き続け，他者への信頼や人間関係への自信の有無につながるという．

　ヒトの脳は生物学的に社会体験によって組織化されるようにできていて，人間的刺激を認識し，探索し，切望する回路を生来的にもっている．脳の調整・制御機能の成熟とその能力の範囲は相互作用的環境としての人間とのかかわりの質に依存している．乳幼児期早期は養育者とのかかわりにより，この人間脳の機能を獲得していく時期であ

り，それぞれのパターンが発現されていく．養育者からの分離に反応して乳児は苦悩と調節不全に陥るとき，大脳辺縁系が活性化され，「闘争か逃走」とよばれる警告システムが起動されるが，これは心的外傷の原型である．したがって，この分離反応を調整してくれる対象の存在がこの機能の発達に不可欠であり，その対象との相互調整の繊細さがその後の発達に強く影響する．その結果，乳児の心に根づく他者との交流のパターンを内的作業モデルとよぶ．

　早期の心のありようや他者との相互作用での自己の内的作業モデルは，愛着の4つのパターンを発現する手続き記憶として表出される．その4つのパターンとは安定型，不安定/回避型，不安定/抵抗型および無秩序/混乱型として，対人関係の基礎となっていく．

　この愛着パターンは世代間伝達とよばれるように自分が養育者になったときに被養育者からの非言語的・言語的メッセージへの応答のパターンと敏感さに強く影響する．

赤ちゃん部屋のお化け

　われわれは赤ちゃんをみると，この子にははてしなく豊かな未来があるという．確かに物理的時の流れは過去・現在・未来と流れている．しかし，現実のわれわれ各人はそれぞれの過去をもち，その過去から未来を想像，もしくは想定して，過去と未来をつないで現在を生きている．そうしてみると，新生児には過去がほとんどない，したがって未来もないことになる．新生児は現在という壮大な時空間に漂っている存在である．新生児を養育する親は，新生児の現在に自分の過去と未来をあたかも，新生児のものであるかのようにはめ込み，新生児に向き合うことになる．

　「赤ちゃんは過去と未来を引き連れて，現在に

272

やってくる」．

　Fraibergは「赤ちゃん部屋のお化け」と名づけて子育て中の親には親自身の記憶されてない過去からの招かざる来訪者があり，親の過去からの侵入者は油断した瞬間に魔法円を突破し，親に取りつき，わが子とのかかわりの瞬間に過去を再演させると述べている．この時期に親子がしっかりと見守られていないと愛着の過程が滞り，虐待の世代間伝達が発現し，子どもの内的作業モデルに歪みが生じてくる[2]．

● 親になる[3]

　妊娠中からの親になるいとなみの大きな課題は，まず自分自身とわが子の命を守り抜くことであり，ついで，直観的にわが子のことを感じとり，親と子の関係性の世界を作ることである．妊娠中の女性の親になる準備過程は，12週頃までは妊娠そのものへの戸惑いが強く，12週を過ぎて，妊娠継続に自信をもつと親になるための想像のプロセスは一気に加速する．その頃から胎児との連携ともいえる状態が生まれるが，それは一方ではワクワクするような期待であり，他方では喪失の恐れも抱き，その間を揺れ動きながらどうにかバランスをとろうとする．16〜17週になると妊婦は胎児の動きを躍動感をもつ活き活きとした確かな存在としてとらえる．すなわち身体的物理的胎児が生きた者として存在しているという認識をもつようになる．身体変化や身体経験，また自分の過去の子としての体験などに基づき妊婦は赤ちゃんのイメージ・想像を膨らませ，同時に，自分自身のアイデンティティとして母親になること（いわゆる母性）の世界も育てていくことになる．そうした女性のいとなみには歪曲された幻想を抱き，得体の知れない不安を伴いワクワクする気持ちと喪失への恐れが含まれているので女性は両価的心理のバランスをとろうとしつつ，いままでの安定した心の状態が身体変化を伴いながら揺れ動くことになる．こうしたいとなみは30週頃まで拡大していくが，32週以後急に停止する．それは出産そのものに集中し，分娩という未知のリスクへの防衛機制である．また，それは，妊娠のいとなみのなかで育んだものをリセットし，生まれてくる赤ちゃ

んと現実に対面するための準備ともいえる．出産は妊娠中に獲得した母子像，命を尽くす出産体験，そして現実の赤ちゃんと身体的にも母親となった自分に向き合うという混沌としたカオスの状態ともいえよう．出産後に，わが子にしっかりと出会えた親は，そのカオスのなかからわが子という現実と，母親になるという未来が具体化していく．カオスは新しく生まれる母性というアイデンティティを獲得するために必要なことであろう．

　妊娠中は，胎児の様々なニーズのほとんどは自動的ともいってよいほど子宮胎盤を介して母親の身体が連続的に提供している．日常のなかで自覚する，しないにかかわらず，妊婦の意識は妊娠している自分のお腹に集中している．妊婦には愛すべき対象として胎児を知っていて，ともにあるという感覚をもち，その胎児との分離や喪失を回避するために保護し，そのニーズを満足させたいと願っているといえる．これを母親の胎児愛着とよぶ．

　出産後は児自らが何らかのサインを出すことで，間欠的に母親がそのニーズを満たすことになる．すなわち，出産後母親は自分の胸と，その胸にいるわが子に意識を集中するといえる．平成17年度にわれわれが行った2,080組の母子についての調査でも母親になった実感が湧いたときは産んだ瞬間が43.3％であるが，早期母子接触31.6％，乳首を吸われたとき33.7％，抱っこして児が泣き止んだとき25.3％，授乳がうまくいったとき10.4％という結果が得られており，明らかにわが子との関係性づくりが母親の胸にいるわが子との間でいとなまれていた[4]．光田らの報告では大阪府における0歳児の虐待死では圧倒的に生後1か月未満が多く，そのうちの80％以上が生後0日であったという[5]．いってみれば生まれたわが子を抱く前に殺してしまったといえよう．

　産後2〜4週の母親の機能的核磁気共鳴法を用いた研究ではわが子の泣き声に対して情動の初期中枢である闘争か逃走反応を引き起こす扁桃核と，それを昇華させる前頭皮質，表情を制御する小脳が特異的に活動しているが，産後3〜4か月になるとその活動は消え，イメージの概画を創り出す視床と愛情の中枢といわれる前帯状束が活動す

ることが報告されている[6]．こうした脳機能の所見は，ほどよい母親とは産後数週間は子どものあらゆるニーズを理解し，対応しようとし(母親の原初的没頭)，子どもの成長とともに子育てのみには没頭しなくなり，そうなると子どもの成長と母親の養育との互恵的相互作用がスムーズに機能して，母親の個人的課題が不当に侵害されなくても子どものニーズが満たされるようになることと関連づけられる．そうしてみると新生児期には親となり，子となるための生理的メカニズムが強く働き，それは母子が一体となることで達成されるといえよう．このいとなみのなかで母親の子に対する役割は胸に抱っこすることで出生という激変を体験したわが子に安心感を与え，あやすことで，未分化の感情を制御し，わが子の生の体験を映し返し，体験を意味づけ，わが子が欲求するものをちょうどよく差し出すことで対象を提示し，わが子の欲求を満たすことで原始的自己効力感をもたらす機能をはたすことである．ともにあることで母子の相互的・互恵的関係性が育まれ，直観的育児へと導かれていくことになる．

新生児期の愛着形成への支援 —出産直後からの母子同室

　親と子が安心して同じ場ですごすとき，お互いの間で身体的・心理的交流が起きる．新生児はそれなりに自己を調整する力があるが，それは限られたものであり，同時に母親の自己調整力は新生児に勝っているとはいえ，母親アイデンティティが育ちあがる混沌とした世界からの発達であることから必ずしも万全とはいえない．そうした交流のなかで，母親は直観的に新生児の出すサインをとらえ，同時に新生児の生気情動に共感して新生児の情動を調律しようとする．また，新生児自体も母親の情動状態に自分の内的情動の世界を生気動態として発現し，母親の情動状態に調律されていく．母親と子が安心して向き合うとき，新生児は身体の動き，発声に自分の内的な状態をサインとして出すため，母親はわが子を抱き，それに応じるように声をかけ，あやしとして児を揺すり，授乳する．

　産褥入院の短い間に，小児科医，産科医，助産師，その他が見守りながら親子が出す快のサイン，不安のサインに侵入的ではない感性豊かな応答をすることで，親と子の愛着のプロセスの第一歩がはじまり，退院後の親子のいとなみのモデルを提供できると考えられる．

<hr>

文　献

1) Bowlby J/仁木　武(監訳)：第2章アタッチメント理論の起源．アタッチメント理論の起源－母と子のアタッチメント　心の安全基地．医歯薬出版，25-46，1993
2) Fraiberg S, et al.：Ghosts in the nursery. A psychoanalytic approach to the problems of impaired infant-mother relationships. J Am Acad Child Psychiatry 14：387-421, 1975
3) 堀内　勁：胎児・新生児の精神(心)の発達とディベロップメンタルケア．日本ディベロップメンタルケア(DC)研究会(編)，ディベロップメンタルケア．メディカ出版，37-49，2014
4) 堀内　勁，他：親子関係の早期確立のための母乳育児の達成度調査及び母親の満足度調査．厚生労働科学研究費補助金(子ども家庭総合研究事業)妊娠・出産の快適性確保のための諸問題の研究(主任研究者　橋本武夫)．平成16年度分担研究報告書，6，2004
5) 光田信明：児童虐待の産科的背景．周産期医学 44：17-23，2014
6) Swain JE：Baby stimuli and the parent brain：Functional neuroimaging of the neural substrates of parent-infant attachment. Psychiatry(Edgmont)5：28-36, 2008

[堀内　勁]

第XI章 育児支援，母子保健

2 母子健康手帳の活用

◉母子健康手帳を十分に知る

1. 母子健康手帳とは

「母子手帳」とよぶことが多いが，正式には「母子健康手帳」である．母子保健法に基づいて市町村ごとに交付される．

妊娠期から産後そして新生児期から乳幼児期まで一貫して，母と子の両方の健康記録を，必要に応じて医療関係者が記載・参照し，また保護者自らも記載し手元に保管するよう工夫されている．

妊娠・出産・子どもの健康の記録と必要な情報が1冊にまとめられた，日本が世界に誇る，すぐれた母子保健ツールである．

日本の母子健康手帳は，妊産婦死亡と乳幼児死亡の改善を目指す具体的なツールとして，発展途上国を中心に世界各国に普及している．

2. 母子健康手帳の歴史

母子健康手帳の原形は，1942年（昭和17年）に妊婦登録制度と同時につくられた「妊産婦手帳」である．戦時中の物資の乏しい時代に，妊産婦手帳をもった妊婦には米や砂糖，出産用の脱脂綿などが特別配給されたため，全国に一気に普及したという．

終戦後1948年（昭和23年）には，妊産婦自身の健康管理だけでなく，対象を子どもまで拡大して，「母子手帳」が発行された．母子を一体として1冊の手帳で健康管理する体制が日本からスタートしたのである．

1965年（昭和40年）に母子保健法が制定され，母子手帳は「母子健康手帳」と名称が変更された．妊婦健診には，血色素，血液型，尿検査の記入欄が設けられ，また保護者の記録欄が加えられ，妊娠・出産・育児に関する情報も充実した．

その後おおむね10年ごとに見直しがなされ，最新版は2012年（平成24）に改正された．

3. 母子健康手帳の内容

母子健康手帳の様式は厚生労働省令で定められ，全国共通の部分（省令様式）と各市町村によって独自に記載内容を作成できる部分（任意様式）で構成されている．

省令様式は，妊娠中の経過，出産の記録，乳幼児期の健康診査の記録，予防接種の記録，乳幼児身体発育曲線などである．任意様式は，日常生活の注意，子育て上の注意，妊産婦・乳幼児の栄養の摂取方法，予防接種に関する情報などである．なお，母子健康手帳の交付とあわせて，妊婦健康審査・妊婦歯科健診・予防接種などの受診券や補助券を交付される場合が多い．

一般的に手帳の前半には母子の健康についての記録（妊娠中の経過，出産の記録，乳幼児期の健康診査の記録，予防接種の記録，乳幼児身体発育曲線など）が，後半には母子保健の情報（日常生活の注意，子育て上の注意，妊産婦・乳幼児の栄養の摂取方法，公的サービスに関する情報など）が掲載されている．さらに児童憲章と心肺蘇生法が記載されている．

小児科医は母子健康手帳についてもっと知っておく必要がある．自分の市町村の手帳を手にとってじっくりと全体の内容を確認しておくとよい．

新生児のケアをする小児科医は，里帰り分娩などでたくさんの種類の健康手帳をみる機会がある．全国各地の特徴ある母子健康手帳に，その熱心な工夫をみることができる．

◉小児科医が活用する

1. 妊娠・分娩歴・産科入院中の情報を得る

産科を退院した新生児が小児科外来を受診あるいは入院したときは，母子健康手帳を必ず確認する．下記のような母子に関する種々の情報を得ることができる．

図1 出産の情報

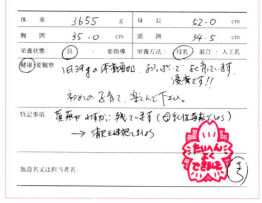

図2 母子手帳へのメッセージ

①母親の情報：年齢，体格，健康状態，過去の妊娠出産歴と児の性別や出生体重，妊娠中の問題（血圧，尿蛋白，尿糖），血液型や不規則抗体の有無，感染症の有無（梅毒，HBV，HCV，HIV，風疹，HTLV-1，クラミジア，GBS など）．

②出産の情報：在胎週数，分娩日時，胎位，分娩方法，出生の児の状態（図1，Apgar スコアを記入するが，2012 年の改正で記載欄が削除されてしまった）．

③新生児の情報：生後の体重，ビタミン K_2 シロップ投与，新生児マススクリーニング・新生児聴覚スクリーニング検査の結果など．

2. 1 か月健診での活用

1) 記録と育児支援のツールとして

計測値や栄養状態，栄養法，健康・要観察の記載だけでなく，支援的なメッセージや指導内容やアドバイスを書き込むようにする．母親が子育てに自信をつけ前向きになるように促すこと（エンパワーメント；empowerment）が大切で，「非常に順調です，優秀です，よく育っています」といった褒める言葉をかけて，同時に母子健康手帳にメッセージを記載するように心がける（図2）．指導内容も，おむつかぶれには「赤くなったら拭かずに洗う」，乾燥肌には「沐浴後皮膚がしっとりしているうちに速やかに保湿剤を塗る」など具体的に記載するとよい．

2) 便色カードの利用

胆道閉鎖症の早期発見のために，便の色を黄色いかどうかを聞くだけでなく，必ず便色カードを一緒にみて何番の色にあたるか（4〜7 番であること）を確認する（口絵 9，付録 2 参照）．黄疸が続き，便の色が 1〜3 番のように黄色が薄くなることがあれば小児科を受診するよう指導する．

3) 入院記録を提供

児が NICU や GCU に入院した場合，入院経過の要点（診断名，酸素や呼吸器の使用の有無など）を記録する．退院時要約から貼付用のシートなどを作成して母子健康手帳に貼付すると便利である．

保護者の活用を促す

1. 子どもに関するすべてのことを記録する

健康診査ごとの「保護者の記録」の欄を記載すること，小児科や歯科を受診するときなどいつも持参して医師に記載してもらったり検査結果を貼ったりすること，身長や体重を計測する機会があれば身体発育曲線にプロットしていくこと，などを指導する．

そして，健康に関すること以外でも，はじめて寝返りした・はじめて立ったなど，子どもの発達，母親の気持ちや両親からのメッセージなどの，わが子に関するいろいろなことを書き込んで活用するように伝える．

子どもが成人したときに両親から母子健康手帳を手渡してあげることもアドバイスするとよい.

2. 子育てに関する信頼できる情報源

手帳の後半には,子育てのなかで役立ついろいろな情報があるので,ゆっくり読んで利用するようにアドバイスする.育児雑誌やインターネットの子育ての情報があふれるなか,信頼できる情報として小児科医が勧めるべき情報提供ツールである.

子ども期を通して活用する母子健康手帳へ

最新の改正で,18歳までの身体発育曲線(身長と体重)が掲載された.これまで就学前で終了していたが,小学校・中学校の身体発育の記録を書き込めるようになった.

保護者も小児科医も,子どもに関する様々な記載を積極的に記入し続けるよう心がけたい.

子どもの成長・発達は切れ目のないものであり,学童期・青年期まで継続して使える母子健康手帳に進化することが望まれる.

参考文献

- ・厚生労働省:母子健康手帳の交付・活用の手引き.平成24年3月
  http://www.niph.go.jp/soshiki/07shougai/hatsuiku/index.files/koufu.pdf
- ・中村安秀:母子健康手帳の活用.田原卓浩,他(編),総合小児医療カンパニア 乳幼児を診る.中山書店,36-42,2015
- ・佐藤和夫,他:正期産新生児の望ましい診療・ケア.日本未熟児新生児学会雑誌24:419-441,2012
- ・横田俊一郎:小児医療における育児の重要性.田原卓浩,他(編),総合小児医療カンパニア 乳幼児を診る.中山書店,4-9,2015

[佐藤和夫]

第XI章　育児支援，母子保健

3 乳幼児突然死症候群

定　義

　乳幼児の突然死は1969年にアメリカのNational Institute of Child Health and Human Development（NICHD）の「乳児の突然死に関する第2回国際会議」において一疾患単位として定義され，乳幼児突然死症候群（sudden infant death syndrome：SIDS）として各国で広く認識されるようになった．わが国でも1981年に厚生省（当時）心身障害研究班によりSIDSの定義が行われたが，その後も世界的水準とわが国の現状を考慮して改訂が行われ，平成17年の厚生労働省研究班ガイドラインにより，「それまでの健康状態および既往歴からその死亡が予測できず，しかも死亡状況調査および解剖検査によってもその原因が同定されない，原則として1歳未満の児に突然の死をもたらした症候群」と定義されている[1]．それまでまったく健康と思われていた乳児が，主として睡眠中に突然の心肺停止状態で発見される疾患で，1歳未満の児に起こるとされている．

　乳幼児突発性危急事態（apparent life threatening event：ALTE）は平成24年度厚生労働科学研究班により「呼吸の異常，皮膚色の変化，筋緊張の異常，意識状態の変化のうち1つ以上が突然発症し，児が死亡するのではないかと観察者に思わしめるエピソードで，回復のための刺激の手段・強弱の有無，および原因の有無を問わない徴候とする」と定義され，死亡に至らないまでも突然の変化を示す徴候とされている[2]．

疫　学

　厚生労働省の統計からSIDS発症は年間150人前後と報告されており，出生6,000〜7,000人に1人の割合で発症していると推定される．SIDSの発症月齢は生後2〜5か月に最も多く，生後6か月を越えると次第に減少する．

　SIDSに対する社会的関心を惹起するとともに，重点的な普及啓発活動を実施するため，厚生労働省では毎年11月をSIDS対策強化月間と定めてSIDSの予防に関する取り組みの推進を行っている．欧米諸国における疫学調査から，うつぶせ寝，喫煙，人工乳，暖めすぎなどがリスク因子として注目されるようになり，リスク因子を避けようというキャンペーンが行われるようになった．わが国でも平成9年の疫学調査報告から男児，早産児，低出生体重児，冬季，早朝から午前，うつぶせ寝，周囲での喫煙，人工栄養児などがリスク因子としてあげられている[3]．対策強化月間ではこの調査をもとにうつぶせ寝を避ける，周囲での喫煙をやめる，できるだけ母乳で育てる，ことを中心にキャンペーンが行われている．

新生児の突然死と急変

　近年，産科医療補償制度の整備に伴って早期新生児期における突然死および急変が注目されるようになった．全国の主要周産期施設を対象とした調査からは，早期新生児期急変の発症率は分娩1,000あたり全急変0.176〜0.233，このうちSIDSあるいは原因不明の急変は0.006〜0.008であったことが報告されている[4]．

　早期新生児期は新生児にとっては子宮内の環境から分娩を経て突然外界の環境に適応せざるを得ないという大きな変化の時期であり，突然死，急変などが発症した場合には原因究明に関しては慎重に行う必要がある．

病　態

　病理学的にはSIDS剖検例において副腎周囲の褐色脂肪織の残存，小肺動脈中膜の肥厚，肝髄外造血の残存，脳幹部神経膠細胞増多，皮質下白質

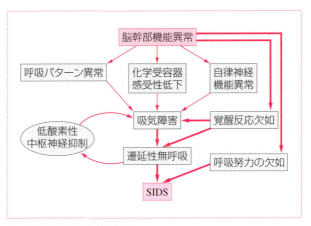

図1 SIDS発症機序の仮説
〔Hunt CE, et al.：Sudden infant death syndrome：1987 perspective. J Pediatr 110：669-678, 1987〕

軟化などを認めたことから慢性低酸素症の影響が報告され，生存中の低酸素症または虚血の存在が示唆された[5]．慢性低酸素症の原因としては睡眠中に繰り返す閉塞性無呼吸などの関連が示唆された(図1)[6]．睡眠生理学的検討においてSIDS発症前にポリグラフ検査を受けていた児のデータから，SIDSで死亡した児においては睡眠中の無呼吸の頻度が多かったこと，体動が少なかったことなどが報告された[7]．またSIDSを発症する児では十分な覚醒反応が起こらず，さらに覚醒反応の伝達過程に何らかの異常が存在することが示唆された[8]．病理組織学的検討から中枢神経系におけるセロトニン系などの神経伝達物質の異常が関与していることが示唆されている[9]．このような何らかの素因をもった児に呼吸抑制を起こすようなリスク因子が重なった場合に異常事態から回復できず死に至る可能性があると考えられる．

診断と鑑別診断

SIDSの多くは心肺停止の状態で発見されることがほとんどであり，呼吸管理，胸骨圧迫，血管確保などの救命処置が速やかに行われる必要がある．それまで健康と思われた乳児に突然発症するため，血液検査，胸部X線検査をはじめとする画像検査など，可能な検査を実施し原因の究明に努める．これらの検査で死亡原因となるような所見が得られなかった場合，SIDSの可能性を考慮する．また，RSウイルス，百日咳などの呼吸停止をきたす可能性のある感染症の検索，GC/MSやタンデムマス分析などを用いた代謝疾患の検索[10]なども可能な限り行っておくことが望ましい．代謝疾患では過去に無呼吸発作の既往や，原因不明の新生児死亡や乳児死亡の家族歴を認めることがある．

SIDSの診断に際しては既往歴，家族歴，死亡状況をできる限り聴取しておくことが重要である．SIDSでは過去に無呼吸，チアノーゼなどの既往をもつことは少なく，また，発症前に軽度の感冒様症状を呈することが多い．死亡状況や検査所見から死亡原因が明らかでない場合には可能な限り剖検(法医解剖，病理解剖など)を実施する．厚生労働科学研究班により「乳幼児突然死症候群(SIDS)診断ガイドライン(第2版)」が作成され，SIDSの診断には死亡状況調査および解剖が必要であり，死亡状況を把握することと把握した死亡状況を剖検時にも参考にできることを目的として，「問診・チェックリスト」(図2)が作成されている[2,11]．臨床的にSIDSが疑われても剖検がなされない場合あるいは死亡状況が把握できない場合には死因の分類が不可能であるため，死亡診断書(死体検案書)上は「12. 不詳」とする．

SIDSの診断に際しては既往歴，家族歴，健康状況，発症状況，解剖所見などを総合的に検討する必要があることから，臨床医，法医，病理医，警察などが共通の認識のもとに協力して行われることが望まれる．

図2 乳幼児突然死症候群(SIDS)診断のための問診・チェックリスト　厚生労働省 SIDS 研究班　2012 年(平成 24 年)版

〔厚生労働省 SIDS 研究班：乳幼児突然死症候群(SIDS)診断ガイドライン(第2版)．2012年(平成 24 年)10 月　http://www.mhlw.go.jp/bunya/kodomo/pdf/sids_guideline.pdf〕

文　献

1) 厚生労働科学研究(子ども家庭総合研究事業)：乳幼児突然死症候群(SIDS)診断のためのガイドライン作成およびその予防と発症率軽減に関する研究(主任研究者　坂上正道)．平成 17 年度報告書

2) 厚生労働科学研究費補助金成育疾患克服等次世代育成基盤研究事業：乳幼児突然死症候群(SIDS)および乳幼児突発性危急事態(ALTE)の病態解明および予防法開発に向けた複数領域専門家による統合的研究(研究代表者　戸苅　創)．平成 24 年度報告書

3) 厚生省心身障害研究：乳幼児突然死症候群に関する研究—保健婦による聞取り調査結果(主任研究者　田中哲郎)．平成 10 年度報告書

4) 大木　茂，他：出生後分娩施設での新生児急変に関する全国調査．日本未熟児新生児学会雑誌 24：73-81，2012

5) Takashima S, et al.：Cerebral white matter lesions in sudden infant death syndrome. Pediatrics 62：155-159, 1978

6) Hunt CE, et al.：Sudden infant death syndrome：1987 perspective. J Pediatr 110：669-678, 1987

7) Kahn A, et al.：Sleep and cardiorespiratory characteristics of infant victims of sudden death：a prospective case-control study. Sleep 15：287-292, 1992

8) Kato I, et al.：Incomplete arousal processes in infants who were victims of sudden death. Am J Respir Crit Care Med 168：1298-1303, 2003

9) Narita M, et al.：Serotonin transporter gene variation is a risk factor for sudden infant death syndrome in the Japanese population. Pediatrics 107：690-692, 2001

10) 山口清次：乳幼児突然死予防におけるタンデムマス・スクリーニングの意義．日本 SIDS・乳幼児突然死予防学会雑誌 11：30-34，2011

11) 厚生労働省 SIDS 研究班：乳幼児突然死症候群(SIDS)診断ガイドライン(第2版)．2012 年(平成 24 年)10 月 http://www.mhlw.go.jp/bunya/kodomo/pdf/sids_guideline.pdf

[加藤稲子]

4 メディアリテラシー

メディアリテラシーとは

リテラシー(literacy)とは，読み書きする能力，ある分野に関する知識やそれを活用する能力を示す．メディアリテラシー(media literacy)は，メディアを主体的に読み解く力，評価する力，活用する力を示す．

電子メディアの乳幼児への影響

幼児期早期までの電子メディア使用が有益である証拠はなく，むしろ言語発達への悪影響が指摘されている[1〜4]．乳幼児では，心身の発達に大切な時間や体験を奪ってしまうこと(displacement theory)が問題である．

アメリカ小児科学会(American Academy of Pediatrics：AAP)は，乳幼児にとって両親や養育してくれる人との「じかにふれあうかかわりあい」が決定的に重要であると強調し，小児科医は「2歳以下の乳幼児にテレビやビデオをみせないよう」に親に指導すべきだと勧告している[1]．日本小児科医会からも同様の提言がなされている（表1）[5]．

周産期からのメディアリテラシーの必要性

近年，急速に広まったスマートフォン(スマホ)は子育てのなかにも入り込んでいる．多くの母親が，授乳中にケータイ・スマホを使い，赤ちゃんを泣きやませるアプリ，あやすアプリ，知育アプリ（教育的効果は証明されていない）を利用している[6]．すなわちこの時期に必要な「授乳をはじめとする五感を介した親子のふれあい」を奪ってしまっている現状がある．

したがって，「愛着形成や子どもの発達」への悪影響を防ぐために，妊娠中や新生児期からのメディアリテラシーが必要なのである．

表1 「子どもとメディア」の問題に対する提言（日本小児科医会）

1. 2歳までのテレビ・ビデオ視聴は控えましょう．
2. 授乳中，食事中のテレビ・ビデオの視聴はやめましょう．
3. すべてのメディアへ接触する総時間を制限することが重要です．1日2時間までを目安と考えます．
4. 子ども部屋にはテレビ，ビデオ，パーソナルコンピューターを置かないようにしましょう．
5. 保護者と子どもでメディアを上手に利用するルールをつくりましょう．

〔日本小児科医会「子どもとメディア」対策委員会：「子どもとメディア」の問題に対する提言．2004 http://jpa.umin.jp/download/media/proposal02.pdf〕

どのように啓発するか

AAPは，「小児科医は，2歳までは電子メディアを制限すること，そして子どもにとって自由な遊びこそ重要であることを親に説明すべき」と勧告している[2]．

妊娠中・新生児期の場合は，母親(両親)教室，プレネイタルビジット，1か月健診などで，「授乳する，抱っこする，見つめあう，語りかける」といった親子のふれあいの重要性と電子メディアの危険性を以下のようなメッセージで伝えることが大切である．

・赤ちゃんにテレビやスマホはいりません．
・お母さんとの"じかにふれあうやりとり"が大切です．
・テレビやスマホは，一方通行で人工的な刺激なので心身の発達によくありません．
・目をみてたくさん語りかけましょう．身体を使って遊びましょう．
・少し大きくなったら，外遊びや絵本の読み聞かせをしてあげてください．

そして，待合室や授乳室などにスマホの子育てに警鐘をならした日本小児科医会の啓発ポスターを掲示することも有用である（図1；HP よりダウンロード可）．

文献

1) Media Education. American Academy of Pediatrics. Committee on Public Education. Pediatrics 104：341-343, 1999
2) Council on Communications and Media, et al.：Media use by children younger than 2 years. Pediatrics 128：1040-1045, 2011
3) Zimmerman FJ, et al.：Associations between media viewing and language development in children under age 2 years. J Pediatr 151：364-368, 2007
4) 加納亜紀，他：テレビ・ビデオの長時間視聴が幼児の言語発達に及ぼす影響．日本小児科学会雑誌 108：1391-1397, 2004
5) 日本小児科医会「子どもとメディア」対策委員会：「子どもとメディア」の問題に対する提言．2004
http://jpa.umin.jp/download/media/proposal02.pdf
6) 佐藤和夫：子どもとメディア．田原卓浩，他（編），総合小児医療カンパニア 乳幼児を診る．中山書店, 140-145, 2015

［佐藤和夫］

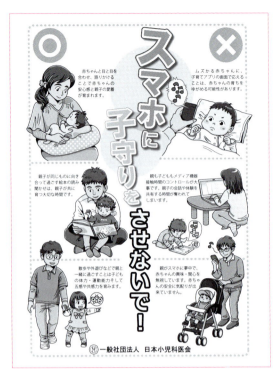

図1　日本小児科医会の啓発ポスター
〔http://jpa.umin.jp/download/update/sumaho.pdf〕

第XI章 育児支援，母子保健

5 特定妊婦（社会的ハイリスク）から出生した児と母への支援

特定妊婦とは

出産後の子どもの養育について出産前の支援が特に必要な妊婦を「特定妊婦」（児童福祉法第6条の3第5項）と定義されている．表1に項目一覧を示した．

妊娠中から家庭環境におけるハイリスク要因を特定できる妊婦であり，具体的には，不安定な就労など収入基盤が安定しないことや家族構成が複雑，親の知的・精神的障害などで育児困難が予測される場合などがある．このような家族は妊娠届が提出されていなかったり，妊婦健診が未受診の場合もある．

子どもの側から母子関係をみる小児科医は，新生児期，それ以前の母体胎児情報を得ることが必要となる．新生児を扱う医師は，産科からの情報とあわせて，地域との連携を普段から確立しておくことが，このような妊婦から生まれてくる子どもたちへの権利侵害を未然に防ぐことにつながる．

特定妊婦の詳細について，われわれが知っておくべき内容を，対応する法律，行政で取り組みを行っている組織についてあげ，アプローチがしにくい条件を，子どもを護り，親となるべき妊婦への地域と一体になった支援に向けられるような連携に向けたい．

妊娠初期，出産前後を通してハイリスク症例を早期発見するためのチェックリストなどが，日本産婦人科医会によって「妊娠等について悩まれている方のための相談援助事業連携マニュアル」[1]として作成されている．マニュアルの冒頭には，「望まない妊娠・出産」が虐待死の事例の多くにみられる特徴であるということが記載されており，地域とともに妊娠前からの産科医との連携による，ハイリスク症例の認識の大切さがこのマニュアル作成の発端となっている．

特定妊婦，その児への支援に関する職種，法令

1. 地域・行政

以下に地域・行政の支援組織をあげる．

①特定妊婦として妊娠期からの継続的な支援が必要と判断される場合：要保護児童対策地域協議会（市町村：母子保健または児童福祉主管部署）．

②飛び込み出産などにより，出生した乳児が要保護児童または要支援児童に該当する場合：市町村：母子保健または児童福祉主管部署または児童相談所．

2. 病院での関連職種，部署

各部署職種間の院内連携と，地域との連携が必要である．

①助産師：産科外来においてハイリスク例抽出のスクリーニングの実施．生活背景や家族の状況の把握に加え出産後の生活や育児の支援提供体制の確認．外来と病棟間の連携が必要である．

②ソーシャルワーカー：地域，行政との連携の調整，生活環境調査と妊婦，出産後の母と児が利用可能な行政システムの抽出，紹介．

③臨床心理士：妊婦，家族との信頼関係の構築への対応．

妊娠葛藤

妊娠葛藤は，特定妊婦に関する項目の1つで，

表1 特定妊婦に関する項目一覧

1．若年	5．妊婦健康診査未受診等
2．経済的問題	6．多胎
3．妊娠葛藤	7．妊婦の心身の不調
4．母子健康手帳未発行・妊娠後期の妊娠届	8．その他

〔厚生労働省：養育支援事業訪問ガイドライン http://www.mhlw.go.jp/bunya/kodomo/kosodate08/03.html〕

高額な医療費，つわりのひどさ，妊娠による高血圧，流産など，多くの不安から，お腹の子どもに対してやさしい気持ちになれず，妊娠の継続について悩む状態をいう．

望まれずに生まれた子どもたちは親からの虐待を受ける可能性が極めて高く，成長に伴い，興奮しやすく，集中力が足りず勤勉さに欠けるといわれている．これらは妊娠葛藤からの影響が考えられている．

対応策と実際

1. 相談窓口の開設

都道府県ではじめて大阪府が大阪府立母子保健総合医療センターに設置した「にんしんSOS」では，2年半に実事例で2,716人が相談し，飛び込み分娩や新生児死亡に至りかねない状況を防止できたと考えられたのは257人（9.5%）と報告している．

2. 赤ちゃんポスト[2]

2007年5月より，厚労省が違法性を確定せず，熊本県で運用が開始されている．胎児からの人権を認めるドイツで，2000年に保育所・幼稚園をもつ施設に開設された「Baby Klappe」を参考としている．現在の施設数は80か所以上に増加している．この背景には，ドイツでは妊娠葛藤を和らげる様々なシステムがあり，匿名出産（自分で育てられない，育てないと決定したときに，身元を明らかにすることなく，費用を支払うことなく病院で出産できる制度がある），さらにその後マザーチャイルドハウスという施設で8週間の思い直す時間的余裕が与えられている．熊本県の「赤ちゃんポスト」は開設後7年間で101件，10%は障がい児の預け入れで，半数が染色体異常との報告がある．

3. 母子健康手帳未発行

すべての自治体で，妊娠届出により母子健康手帳と妊婦健診受診補助券が交付され，妊産婦健診や乳幼児健診を受けるとともに育児等の相談も行うことができるとされているが，妊娠届は自発的に行うものであり子どもの虐待による死亡事例等の検証報告のなかでは，届出をされずに虐待死に至る症例も報告されている．

4. 低年齢層への性教育の必要性

2013年，わが国の20歳未満の若年出産数は約13,000で，全出生に対して1.3%であった．大都市では中学3年の約3割に性行為経験があるといわれている．性感染症に対する知識も少ない結果としての早産増加は，母となった若年妊婦にも少なからずショックであり，わが子への愛着がもてないことから虐待に至るという負の連鎖が想像される．学校での教育に，命の大切さと性教育を取り入れることが，このような親子をつくらない予防策として取り入れられるべきと思われる．

アメリカでは若年妊婦へのアプローチで，ドゥーラがはたす役割は大きいと報告されている[3]．ドゥーラとは，出産前・出産中・出産後を通して母親に対して身体的支援とエモーショナル（emotional）な支援を継続して行い，絶えず情報を提供し，自分自身も出産を経験した女性で，助産師とは違った役割をもった女性のことをいう[4]．

5. 新生児科医師の視点からの検討[5]

研修医を対象とした日本未熟児新生児学会（現・日本新生児成育医学会）主催教育セミナーでは，いわゆる「赤ちゃんポスト」設置・運用に対し，グループ討議の結果として，①「こうのとりのゆりかご」および公的支援システムについての知識をもつこと，②育児困難を抱える親に対して育児支援サービスの情報提供を行うこと，③児童・生徒に対して適切な性教育を行うことを，提言している．

文献

1) 日本産婦人科医会：妊娠等について悩まれている方のための相談援助事業連携マニュアル．平成26年3月改訂版
http://www.jaog.or.jp/all/pdf/jaogmanual.pdf
2) 田尻由貴子：赤ちゃんポスト "こうのとりのゆりかご" から見えてくる家族の原点．日本新生児看護学会誌 19：2-9，2013
3) Edwards RC, et al.：Breastfeeding and complementary food：randomized trial of community doula home visiting. Pediatrics 132（Suppl. 2）：S160-166, 2013
4) 竹内　徹：ドゥーラの働き．ペリネイタルケア 26：445-445，2007
5) 大川夏紀，他：新生児科医からみた赤ちゃんポスト「こうのとりのゆりかご」の是非．日本未熟児新生児学雑誌 21：134-138，2009

［側島久典］

6 パリビズマブ投与の適応

RSウイルス感染症重症化のリスク

RSウイルス(respiratory syncytial virus)は気道感染を起こす代表的な病原体であり、わが国では冬季に流行し、毎年12月から翌年の1月頃に感染のピークを迎える[1]．成人や年長小児での感染症は、上気道に限定する感染症で、単なる風邪症候群の1つであり臨床的に問題となることはまれである．一方、乳幼児の感染症では重症化して下気道感染症を起こし、入院治療が必要となる症例が発生する．一般の乳幼児が下気道感染を起こす割合はおよそ5%といわれているが、なかでも早産児、先天性心疾患、慢性肺疾患(chronic lung deisease：CLD)あるいは気管支肺異形成(broncho-pulmonary dysplesia：BPD)を合併する児、さらには免疫能の低下した児、Down症候群児では、重症化の頻度がさらに高くなることが知られている(図1)．そこで、このようなRSウイルス重症化のリスクの高い児には、RSウイルス感染症の重症化を抑制するために、抗RSウイルスモノクローナル抗体であるパリビズマブ(シナジス®)を投与する．

パリビズマブ

パリビズマブは、マウスで得られた抗RSウイルスモノクローナル抗体をヒトに投与できるように改良した遺伝子組み換えIgGである．この抗体は、図2に示すように、RSウイルスのF蛋白に結合し、RSウイルスの増殖を抑制する．ただし、この作用は下気道でのみ認められ、上気道では存在しない(図3)．すなわち、上気道で増殖したRS

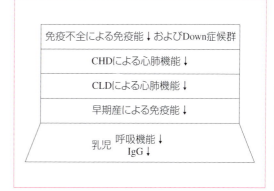

図1 RSウイルス感染症重症化のリスク
CHD：congenital heare disease(先天性心疾患)，CLD：chronic lung disease(慢性肺疾患)

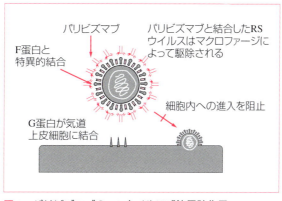

図2 パリビズマブのRSウイルス感染予防作用

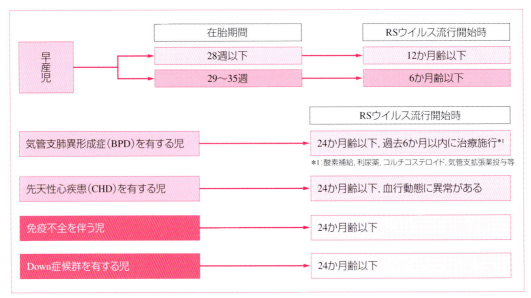

図4 パリビズマブの適応疾患

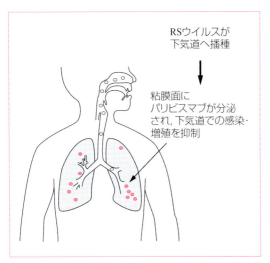

図3 パリビズマブのRSウイルス感染重症化抑制機序

ウイルスが下気道に播種してさらに増殖するのを防止する．したがって，パリビズマブはRSウイルス感染の重症化は抑制するが，感染そのものは予防できない．パリビズマブを用いた臨床試験では，RSウイルス感染症重症化のリスクの高い早産児およびBPDを有する児に投与し，その有効性が確認された[2]．実際には，早産児およびBPDを有する児でRSウイルス下気道感染による入院率が約50％減少した．この重症RSウイルス感染症の予防効果はわが国の症例対照比較試験でも確認された[3]．

パリビズマブの適応疾患

RSウイルス感染症重症化のリスクの高い児が対象となる．さらに，リスクにより，適応年齢が異なる．図4にパリビズマブ投与が適応となる疾患を示す．各疾患ともガイドラインが作成されており，ガイドラインに則ることが必要である[4〜6]．

パリビズマブの投与方法

パリビズマブは，RSウイルス感染症の流行シーズンに先駆けて月1回筋肉内に，通常は大腿前外側部の筋肉内に投与する．この方法でRSウイルス感染の重症化の抑制に必要なIgGの血中濃度を維持することができる．図5は実際の投与方法で，流行シーズン中は1回/月の投与が必要である．投与開始月と終了月は，国立感染症研究所の感染症サーベイを参考にして，各地域の流行状況に応じて決定する[7]．なお，投与中にRSウイルス感染症を起こした場合にも，流行シーズンの終了時まで投与を継続する．

◎おわりに

乳幼児にとってRSウイルス感染症は大きなインパクトを与えているが，現在重症化の抑制のた

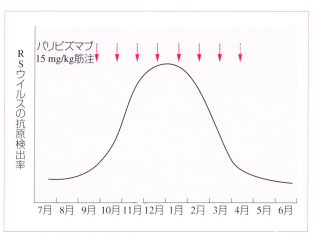

図5 パリビズマブの投与方法

めにパリビズマブを使用できるのはハイリスク児のみである．したがって，パリビズマブ投与の適応児を適切に選択し，RSウイルス感染症の重症化を確実に予防する必要が小児科医に求められている．

文献

1) McIntosh K : Respiratory Syncytial Virus In : Evans AS, et al.(eds), Viral Infections of Human. Plenum Publishing Co, New York, 691-711, 1997
2) Palivizumab, a humanized respiratory syncytial virus monoclonal antibody, reduces hospitalization from respiratory syncytial virus infection in high-risk infants. The IMpact-RSV Study Group. Pediatrics 102 : 531-537, 1998
3) Kusuda S, et al. : Results of clinical surveillance during the Japanese first palivizumab season in 2002-2003. Pediatr Int 48 : 362-368, 2006
4) パリビズマブの使用に関するガイドライン作成検討委員会：RSウイルス感染症の予防について（日本におけるパリビズマブの使用に関するガイドライン．日本小児科学会雑誌 106：1288-1292，2002
5) 先天性心疾患児におけるパリビズマブの使用に関するガイドラインガイドライン作成検討委員会：先天性心疾患児におけるパリビズマブの使用に関するガイドライン．日本小児科学会雑誌 108：1548-1551，2004
6) 森　雅亮，他：免疫不全児およびダウン症候群のおけるRSウイルス感染重症化リスクとその感染予防．日本小児科学会雑誌 118：9-16，2014
7) 国立感染症研究所：RSウイルス感染症
http://www.nih.go.jp/niid/ja/10/2096-weeklygraph/1661-21rsv.html

［楠田　聡］

付録 1　産科医療補償制度の補償対象

詳細については産科医補償制度のホームページ(http://www.sanka-hp.jcqhc.or.jp)を参照されたい.

[1]　補償対象基準

2009 年 1 月 1 日から 2014 年 12 月 31 日までに出生した場合と 2015 年 1 月 1 日以降に出生した場合で, 補償対象基準が異なります.

2009 年 1 月 1 日から 2014 年 12 月 31 日までに出生したお子様の場合

1. 出生体重 2,000 g 以上, かつ, 在胎週数 33 週以上のお産で生まれていること
　　または
2. 在胎週数 28 週以上であり, かつ, 次の(1)または(2)に該当すること
　(1) 低酸素状況が持続して臍帯動脈血中の代謝性アシドーシス(酸性血症)の所見が認められる場合(pH 値が 7.1 未満)
　(2) 胎児心拍数モニターにおいて特に異常のなかった症例で, 通常, 前兆となるような低酸素状況が前置胎盤, 常位胎盤早期剝離, 子宮破裂, 子癇, 臍帯脱出等によって起こり, 引き続き, 次のイからハまでのいずれかの胎児心拍数パターンが認められ, かつ, 心拍数基線細変動の消失が認められる場合
　　イ　突発性で持続する徐脈
　　ロ　子宮収縮の 50% 以上に出現する遅発一過性徐脈
　　ハ　子宮収縮の 50% 以上に出現する変動一過性徐脈

2015 年 1 月 1 日以降に出生したお子様の場合

1. 出生体重 1,400 g 以上, かつ, 在胎週数 32 週以上のお産で生まれていること
　　または
2. 在胎週数 28 週以上であり, かつ, 次の(1)または(2)に該当すること
　(1) 低酸素状況が持続して臍帯動脈血中の代謝性アシドーシス(酸性血症)の所見が認められる場合(pH 値が 7.1 未満)
　(2) 低酸素状況が常位胎盤早期剝離, 臍帯脱出, 子宮破裂, 子癇, 胎児母体間輸血症候群, 前置胎盤からの出血, 急激に発症した双胎間輸血症候群等によって起こり, 引き続き, 次のイからチまでのいずれかの所見が認められる場合
　　イ　突発性で持続する徐脈
　　ロ　子宮収縮の 50% 以上に出現する遅発一過性徐脈
　　ハ　子宮収縮の 50% 以上に出現する変動一過性徐脈
　　ニ　心拍数基線細変動の消失
　　ホ　心拍数基線細変動の減少を伴った高度徐脈
　　ヘ　サイナソイダルパターン
　　ト　アプガースコア 1 分値が 3 点以下
　　チ　生後 1 時間以内の児の血液ガス分析値(pH 値が 7.0 未満)

[2] 除外基準

以下のいずれかの原因で発生した脳性麻痺でないこと

1. 先天性の要因（遺伝子異常など）

2. 新生児期の要因（分娩後の感染症など）

3. 妊娠もしくは分娩中における妊産婦の故意または重大な過失

4. 地震，噴火，津波等の天災または戦争，暴動などの非常事態

また，生後6ヶ月未満で亡くなられた場合は，補償対象となりません.

※出生年による基準の違いはありません

[3] 重症度の基準

運営組織が定めた重度脳性麻痺の障害程度基準によって，身体障害者障害程度等級の1級または2級に相当する脳性麻痺であると認定されること

※出生年による基準の違いはありません

〔産科医療補償制度ホームページ．http://www.sanka-hp.jcqhc.or.jp/outline/compensation.htmlより転載〕

付録2　便色カードの使い方

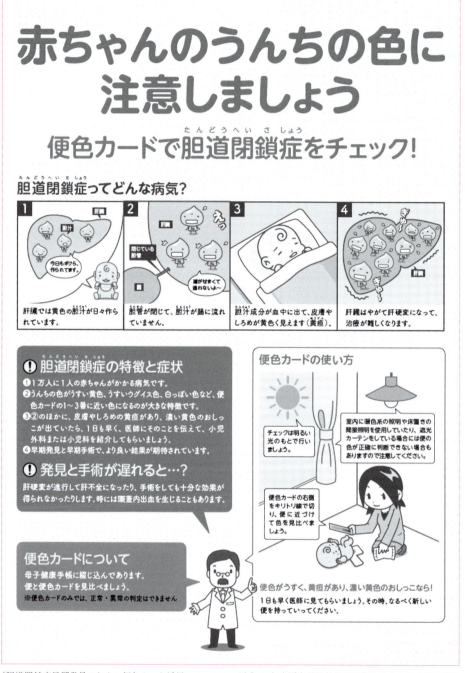

〔胆道閉鎖症早期発見のための便色カード活用マニュアル：平成23年度厚生労働科学研究費補助金成育疾患克服等次世代育成基盤研究事業小児慢性特定疾患の登録・管理・解析・情報提供に関する研究（研究代表者　松井　陽）．平成24年（2012）年3月　https://www.ncchd.go.jp/center/benshoku/for_medicalperson/docs/manual2.pdf〕

索 引

和 文

あ

愛着形成	272
アウトブレイク	126, 127
赤ちゃんとお母さんの感染予防対策	
5ヵ条	17
赤ちゃん部屋のお化け	273
赤ちゃんポスト	284
アシルカルニチン	144
圧迫法	236
アディポネクチン	263
アポロ型ケア	2
アミノ酸	144
―代謝異常症	145
安全基準（チャイルドシート）	154

い

育児支援	276
―志向	5
異常なIII音	171
異常なIV音	171
異所性甲状腺	201
異所性精巣	215
磯部らのスコアリング	85
一過性肺動脈分岐部狭窄	240
移動性精巣	215
医療安全対策	12
インスリン抵抗性	73
陰嚢水腫	218
インフルエンザ	48
―，季節性	48
―，新型	48

う・え

右左シャント	182
うつ病	73
エアリーク	111
疫学（late preterm 児）	244
疫学調査（感染）	127
エジンバラ産後うつ病自己評価票	
	238, 254
エンパワーメント	27, 276

お

黄疸	160, 230, 250
―，新生児	139
―，生理的	160
―，遷延性	230
―，早発	140, 160
―，閉塞性	138, 230
―，母乳性	230
―，溶血性	160
嘔吐	174
オクトレオチド	189

か

オセルタミビル	48
解離性チアノーゼ	182
拡張期雑音	170
仮性メレナ	193
家族面会	124
過体重	73
ガマ腫	201
カルテ	4
還元ヘモグロビン	181
看護配置	4
間主観性	29
感染経路別予防策	126
感染防止策	126
感染予防	114
乾燥血液濾紙	144
嵌頓	218
ガンマグロブリン静注療法	161

き

機械分娩	73
気管支喘息	71
気管支肺異形成	285
奇形	104
―症候群	104
―，血管	210
―，上部尿路	216
―，静脈	210
―，直腸肛門	74, 177
―，リンパ管	213
器質的な心雑音	240
季節性インフルエンザ	48
期待される体重増加	233
虐待	85
キャリア妊婦	44
―から出生した児のフォローアッ	
プ	46
急性胃粘膜病変	194
巨大膀胱短小結腸腸管蠕動不全症	
	176
巨頭症	197

け

経産	14
経皮黄疸計	139
下血	193
血液型不適合	160
結核	55
―症，新生児	55
―，先天性	55
血管奇形	210
血管腫	209
血小板減少	81

こ

血糖値の生理的変動	122
健康志向	5
原初的没頭	2
―，母親の	274
後遺症なき生存	185
口蓋床	203
口蓋裂	202
交換輸血療法	161
高血圧	81
膠原病	69
抗甲状腺薬	66
合指症	206
甲状舌管嚢胞	200
甲状腺機能亢進症	66
口唇口蓋裂	202
口唇裂	202
光線療法	161
後天性免疫不全症候群	40
高ナトリウム血症	172
高ビリルビン血症	140, 247
呼吸窮迫症候群	158
呼吸循環動態の移行	88
呼吸障害	246, 249
国際蘇生連絡委員会	89
個人標識	98
骨折	196
言葉の遅れ	252
コンサルテーションセンター	146

さ

在胎期間別出生時体格基準値	98
在胎期間別出生児体格値	256
臍帯血ミルキング	107
サイトメガロウイルス	51
臍肉芽	131
―腫	236
臍の処置	130
臍ヘルニア	236
サイン	
―，児が十分に母乳を飲んでいる	
	239
―，児の空腹の	133
搾母乳	136
左右シャント血流	169
サリチル酸亜鉛華デンプン	130
産科医療補償制度	19
―再発防止委員会	117
産後ケアセンター	6
酸素投与試験	182
産瘤	195

し

ジアゾキシド	189
支援体制	85
児が十分に母乳を飲んでいるサイン	239
子宮内感染	101
子宮内胎児死亡	81
子宮内膜症	73
自己調整	3
自己免疫疾患	69
死産	81
―率	73
自宅訪問	6
ジドブジン	41
児の空腹のサイン	133
死亡率	
―，周産期	8
―，新生児	8
―，乳児	8
―，妊産婦	8
周産期医療体制整備指針	8
周産期虐待予防	29
周産期死亡率	8
収縮期雑音	170
出血傾向	81
出血点	166
出生前診断	24
常位胎盤早期剥離	81
症候性低血糖	188
硝酸銀液	131
状態抑制	2
小頭症	197
上皮真珠腫	208
上部尿路奇形	216
情報	
―，新生児	119
―，胎児	119
―，分娩	119
―，母体	119
静脈奇形	210
初期嘔吐	174
初産	14
助産録	13
新型インフルエンザ	48
真菌感染症	167
神経学的後遺症	185
人工妊娠中絶	24, 26
心雑音	169, 239
―の聞こえない疾患	171
―の種類と聴取部位	170
―の評価	169

―，器質的な	240
―，無害性	240
心疾患	
―，先天性	186, 285
―，チアノーゼ性先天性	158
―，動脈管依存性	183
新生児	
――乳児消化管アレルギー	174, 194
― TSS 様発疹症	167, 222
―一過性多呼吸	158
―黄疸	139
―仮死	111
―仮死児	88
―結核症	55
―健診シート	13
―死亡率	8
―情報	119
―遷延性肺高血圧症	85, 111, 158
―蘇生	91
―蘇生法	88
―蘇生法アルゴリズム	91, 92
―蘇生法プログラム	88
―聴覚スクリーニング検査	142
―聴覚スクリーニングマニュアル	142
―搬送	107, 110
―発作	191
―マススクリーニング	144
―メレナ	193
―薬物離脱症候群	84
真性メレナ	193
身体診察	97, 119
―所見，正期産 SGA 児の	259
身体発育曲線	277
陣痛抑制薬	14
心的外傷	272
腎尿細管異形成	176
診療録	4

す

水痘	61
髄膜炎	185, 186
スクリーニング検査（HTLV-1）	44
スコアリング	
―，Finnegan らの	85
―，磯部らの	85
スマートフォン	281

せ

生活習慣病のリスク	262
正期産 SGA 児の身体診察所見	259
生気情動	274

生気動態	3
成人 T 細胞白血病	44
精巣	
―，異所性	215
―，移動性	215
―，停留	214
―，非触知	215
―，片側性触知停留	215
正中頸嚢胞	200
正中頸裂	201
成長ホルモン療法	262
生理的黄疸	160
生理的症状	12
生理的体重減少	172
脊髄髄膜瘤	74, 111
脊柱管内との交通	220
世代間伝達	29
遷延性黄疸	230
前期破水	101
潜在性二分脊椎	220
染色体異常	104
全身性エリテマトーデス	69
先天異常	84
―症候群	104
先天性結核	55
先天性歯	208
先天性心疾患	186, 285
先天性水痘症候群	61
先天代謝異常	186
先天難聴	142
先天麻疹	60

そ

躁うつ病	84
早期新生児期の管理	248
早期母子接触	3, 99, 109, 126
双極性障害	84
総合周産期母子医療センター	8
早産	74
―児	8, 285
双胎	14
早発黄疸	140, 160
創部感染	73
鼠径ヘルニア	218
蘇生	106
―処置	88

た

第 IX 因子複合体製剤	138
退院時診察	151
体温低下	163
胎児アルコール症候群	74
胎児機能不全	81, 102

胎児死亡	74	―療法	95	脳波検査	191
胎児情報	119	停留精巣	214	**は**	
胎児毒性	148	電子メディア	281	肺血管抵抗	169
胎児発育不全	256	**と**		敗血症	185, 186
―に影響する要因	257	ドゥーラ	284	肺血流減少疾患	241
体重減少	135	頭蓋骨縫合早期癒合症	197	肺血流増加型	241
―,生理的	172	頭蓋内出血	65, 186	梅毒	51
体重増加		頭血腫	195	排尿遅延	176
―不良	233	統合失調症	84	排便遅延	176
―,期待される	233	糖尿病		ハイリスク症例	283
胎盤早期剥離	81	―母体	76	発達障害	251
―,常位	81	―,妊娠	73, 76	発熱	163
胎便吸引症候群	102, 158	動脈管依存性心疾患	183	母親学級	18
多血症	259	トキソプラズマ	51	母親の原初的没頭	274
多呼吸	179	特定妊婦	283	母親の胎児愛着	273
―,新生児一過性	158	特発性血小板減少性紫斑病	64	パリビズマブ	285
多職種	5	特発性新生児・乳児ビタミンK欠乏		パルスオキシメータ	108, 181
多胎児	266, 268	性出血症	137	**ひ**	
脱落膜らせん動脈	79	吐血	193	非触知精巣	215
胆汁うっ滞	230, 231	トラウマ表象	29	歪成分耳音響放射	143
単純ヘルペス	51	**な**		ビタミンK欠乏性出血症	
タンデムマス法	144	内的作業モデル	272	―,特発性新生児・乳児	137
短頭	198	内的状態	3	―,二次性新生児・乳児	137
胆道閉鎖症	231	何となく元気がない	185, 186	ビタミンKサイクル	136
蛋白尿	81	**に・の**		ビタミンK_2シロップ	137, 228
ち		二次性新生児・乳児ビタミンK欠乏		ヒト免疫不全ウイルス	40
チアノーゼ		性出血症	137	肥満	73
―性先天性心疾患	158	日本新生児成育医学会	9	標準予防策	126
―と呼吸障害の有無による心疾患		日本版新生児蘇生法	88, 91, 102	ビリルビン	160
の分類	183	―ガイドライン	89	**ふ**	
―,解離性	182	乳児期帯状疱疹	62	不安(妊婦)	27
地域周産期母子医療センター	8	乳児血管腫	210	不安障害	84
チャイルドシート	154	乳児死亡率	8	不安神経症	73
超音波(出生前診断)	25	乳汁栄養法(HTLV-1)	45	風疹	51
長頭	198	乳汁選択(HTLV-1)	44	副耳	204
直腸肛門奇形	74, 177	乳児揺さぶられ症候群	33	浮腫	81
チラーヂンS®	67	乳幼児突然死症候群	84, 99, 278	ブドウ球菌性熱傷様皮膚症候群	167
て		乳幼児突発性危急事態	99, 117, 278	プレネイタルビジット	16
帝王切開	73	尿(生後早期の)	135	プロスタグランジン製剤	182
ディオニソス型ケア	2	尿素回路異常症	145	分娩情報	119
定義(late preterm児)	244	尿道下裂	215	**へ**	
定義(SGA)	256	尿道口	176	閉塞性黄疸	138, 230
定期健康診断	252	尿道閉鎖	177	ペリネイタルビジット	16
低血糖	122, 134, 172, 188, 250, 259	妊産婦死亡率	8	ヘルペス感染症	167
―症状	123	妊娠葛藤	283	便(生後早期の)	135
―のリスク因子	123	妊娠高血圧症候群	73, 79	便色カード	276
―,症候性	188	妊娠中毒症	79	片側性触知停留精巣	215
―,無症候性	188	妊娠糖尿病	73, 76	**ほ**	
低出生体重児	8	妊娠への祝福	16	帽状腱膜下血腫	195
低身長	251	妊婦のキャリア判定の手順	44	母子関係改善	114
低体温	247, 259	脳性麻痺	117, 251	母子関係確立	12

母子感染予防（HTLV-1） 44
母子健康手帳 16, 228, 275
母指多指症 205
母子同室 3, 114, 126, 274
母子保健 8
　―ツール 275
補足 234
　―の必要性 135
母体血清マーカー 25
母体死亡 81
母体情報 119
母体搬送 20
発疹 166
母乳 74, 85
　―育児 126
　―育児推進 114
　―育児成功のための10か条 132
　―移行 150
　―産生量を増やす方法 234
　―性黄疸 230
　―不足感 237
　―分泌不全 237
哺乳不良 247, 250

ま・む
魔菌 208
麻疹 60
末梢循環不全 181
慢性肺疾患 285
無害性心雑音 240
無呼吸 179, 250
無症候性低血糖 188

め・も
メディアリテラシー 281
メレナ
　―，仮性 193
　―，真性 193
　―，新生児 193
網羅的診察 119
沐浴 129
モニタリング 186

ゆ・よ
有機酸代謝異常症 145
誘発耳音響放射 143
ゆっくり体重が増える児 233
溶血性黄疸 160
羊水検査 25
羊水混濁 102
羊水穿刺 24

ら・り・る・れ
ラポール 17
両親学級 18

療法
　―，ガンマグロブリン 161
　―，交換輸血 161
　―，光線 161
　―，成長ホルモン（GH） 262
　―，低体温 95
臨床的絨毛膜羊膜炎 21
リンパ管奇形 213
累計母子感染率（HTLV-1） 45
類皮囊胞 200
レシチン含有製剤 138

わ
腕神経叢麻痺 195

欧　文

A
AABR（automated auditory brain-stem response） 142
aEEG（amplitude-integrated EEG） 191
AIDS（acquired immune deficiency syndrome） 40
ALTE（apparent life threatening event） 99, 117, 278
Apert 症候群 199, 207
Apt テスト 194
ATL（adult T cell leukemia） 44
AZT 41

B・C・D
B 型肝炎ウイルス 36
B 群溶連菌 57
C 型肝炎ウイルス 37
CoSTR（Consensus in Science with Treatment Recommendation） 89
Crouzon 症候群 199
Down 症候群 285
DPOAE（distortion product OAE） 143

F・G
family-centered care 6
Finnegan らのスコアリング 85
gallop 音 171
GBS（group B Steptococcus） 57
GDM（gestational diabetes mellitus） 73, 76
GH 療法ガイドライン 262
Goldenhar 症候群 204
GRADE（Grading of Recommendation Assessment Development and Evaluation） 89

H・I
HAM（HTLV-1-associated myelopathy） 44
HBV（hepatitis B virus） 36
HCV（hepatitis C virus） 37
HELLP 症候群 81
HIV（human immune deficiency syndrome） 40
HTLV-1（human T cell leukemia virus type 1） 44, 45
　―関連脊髄症 44
ILCOR（International Liaison Committee on Resuscitation） 89
intact survival 185
ITP（idiopathic thrombocytopenic purpura） 64

L・M・N
large for gestational age 73
late preterm 児 244, 246, 249, 253
light for gestational age 81
lingual thyroglossal duct cyst 200
loving tender care 11
minimal handling 11
NCPR（neonatal cardiplumonary resuscitation） 88, 91, 102
NICU 8
NIPT（non-invasiveprenatal screening testing） 24, 26
not doing well 185, 186
NTED（neonatal toxic shock syndrome-like exanthematous disease） 167, 222

O・P・R
OAE（otoacoustic emissions） 142
Pfeiffer 症候群 199
PIH（pregnancy indused hypertension） 73, 79
Poland 症候群 207
PPHN（persistent pulmonary hypertension of newborn） 85, 111, 158
RDS（respiratory distress syndrome） 158
RS ウイルス 285

S
SGA（small for gestational age） 73, 256
　―児 259, 261
　―児の健診 263
　―児の発達 263
　―の身体診察所見，正期産 259
SIDS（sudden infant death syn-

drome) 99, 278
Sjögren 症候群 69
SLE(systemic lupus erythematosus)
69
SSRI(selective serotomin reuptake
inhibitor) 85
SSSS(staphylococcal scalded skin
syndrome) 167

T・U

TEOAE(transient evoked OAE) 143
TORCH 症候群 51
TSST-1 222
TTN(transient tachypnea of the
newborn) 158
urorectal sinus malformation
sequence 177

数字・ギリシャ文字

1 か月健診 228
II 音の亢進 171
2 週間健診 226
β 酸化異常症 145

- **JCOPY** 〈(社)出版者著作権管理機構 委託出版物〉
  本書の無断複写は著作権法上での例外を除き禁じられています.
  複写される場合は, そのつど事前に, (社)出版者著作権管理機構
  (電話 03-3513-6969, FAX03-3513-6979, e-mail：info@jcopy.or.jp)
  の許諾を得てください.

- 本書を無断で複製(複写・スキャン・デジタルデータ化を含みます)する行為は, 著作権法上での限られた例外(「私的使用のための複製」など)を除き禁じられています. 大学・病院・企業などにおいて内部的に業務上使用する目的で上記行為を行うことも, 私的使用には該当せず違法です. また, 私的使用のためであっても, 代行業者等の第三者に依頼して上記行為を行うことは違法です.

日本小児科学会新生児委員会編

新生児のプライマリ・ケア

ISBN978-4-7878-2210-9

2016 年 5 月 20 日　初版第 1 刷発行

編　　　集	公益社団法人　日本小児科学会新生児委員会
発 行 者	藤実彰一
発 行 所	株式会社　診断と治療社
	〒100-0014　東京都千代田区永田町 2-14-2　山王グランドビル 4 階
	TEL：03-3580-2750(編集)　03-3580-2770(営業)
	FAX：03-3580-2776
	E-mail：hen@shindan.co.jp(編集)
	eigyobu@shindan.co.jp(営業)
	URL：http://www.shindan.co.jp/
装　　　丁	長谷川真由美
印刷・製本	三報社印刷株式会社

©公益社団法人　日本小児科学会, 2016. Printed in Japan.
乱丁・落丁の場合はお取り替えいたします.

[検印省略]